Dramatherapeutische Praxis

Eine Übungssammlung

Doris Müller-Weith
Nina Dudek
Klaus Wührl-Struller

Schibri-Verlag
Berlin • Milow • Strasburg

Bibliografische Information Der Deutschen Bibliothek
Die Deutsche Bibliothek verzeichnet diese Publikation in der Deutschen Nationalbibliografie; detaillierte bibliografische Daten sind im Internet und über http://dnb.de abrufbar

Milow 60 • 17337 Uckerland
Tel.: 039753/22757
E-Mail: info@schibri.de
www.schibri.de

Druck: Hoffmann-Druck, Wolgast

Printed in Germany

ISBN 978-3-86863-137-1

Inhaltsverzeichnis

Vorwort
Unser „Schneckenbuch" ist da! 7

Einleitung 9

Kapitel 1
Körper – Bewegung – Raum **11**

Kapitel 2
Geschichten **67**

2.1. Mythen, Märchen, Lieblingsmärchen 68

2.2. Vorlagen 72

2.3. Eigene Geschichten 76

2.4. Phantasiereisen 98

Kapitel 3
Rollen und Figuren **119**

Kapitel 4
Dramatherapie mit biografischem Material **169**

Kapitel 5
Häufige Themen **195**

5.1. Wahrnehmungsschulung 196

5.2. Ich und die Anderen: Bindung Beziehung Vertrauen 209

5.3. Umgang mit Gefühlen, Konflikt und Aggression 240

5.4 Gruppendynamik 278

Kapitel 6
Dramatherapie mit besonderen Materialien **291**

Anhang **329**
Autorinnen und Autoren 330
Stichwortverzeichnis 334

Vorwort

Unser „Schneckenbuch" ist da!

Liebe Theater- und DramatherapeutInnen, liebe KollegInnen!

Vor rund drei Jahren begann unsere Reise, aus der fixen Idee, eine Nachschlagesammlung mit dramatherapeutischen Übungen erstellen zu wollen, Taten werden zu lassen.
Nun halten Sie unser deutschsprachiges Nachschlagewerk von Drama- und TheatertherapeutInnen für KollegInnen mit rund 155 Übungen zu verschiedenen Themenkomplexen als Praxishandbuch in Ihren Händen.

Die Themenvielfalt und -auswahl unseres Übungsbuches ergibt sich aus den Erfahrungen der HerausgeberInnen und unserer Co-AutorInnen in ihren Praxisfeldern, außerdem aus der gezielten Suche von Seiten der HerausgeberInnen nach Übungen zu ihnen wichtig erscheinenden Themen-Feldern. Daraus entstanden die vorliegenden 6 großen Kapiteleinteilungen zu den Themengebieten „Körper Bewegung Raum", „Geschichten", „Figuren und Rollen", „Biografie", „Häufige Themen" und „Dramatherapeutische Übungen mit besonderen Materialien". Diese Kapitel enthalten Übungen für jegliches Klientel im Kindes-, Jugend-, Adoleszenz-, Erwachsenen- und Seniorenalter. Anwendungsgebiete können u. a. sein: Klinik, Forensik, Paartherapie, freie Praxis, Suchttherapie, Erwachsenenbildung, Familientherapeutische Einrichtungen und Sozialarbeit. Jede der Übungen ist verschlagwortet. Diese Schlagwörter finden sich hinten im Buch als alphabetisch geordnete Liste mit Seitenangaben wieder.

Die HerausgeberInnen haben sich bemüht, eine möglichst praxisorientierte und sinnvolle Bandbreite an Übungen zu präsentieren, die die direkte Arbeit mit Ihren KlientInnen, PatientInnen und TeilnehmerInnen erleichtern soll. Dabei wurde darauf verzichtet, bei jeder Übung anzugeben, mit welcher Klientel sie durchführbar ist. Die Entscheidung, ob eine Übung zu den TeilnehmerInnen Ihrer Gruppen- oder Einzeltherapie passt, legen wir in die kompetenten Hände der jeweiligen KollegIn. Weder die Inhaltsgliederung noch das Stichwortverzeichnis orientiert sich an Krankheitsbildern oder Diagnosen von Systematiken wie beispielsweise der ICD-10. Ebenso versteht sich dieses Buch nicht als Manual für bestimmte institutionelle Settings wie Reha-Kliniken, Forensik, Suchtberatungsstellen o. ä. Die Kompetenz, für die jeweiligen KlientInnen sowie den jeweiligen organisatorischen und institutionellen Rahmen das angemessene methodische Vorgehen festzulegen, liegt alleine bei der TherapeutIn und ihrem fachlichen Umfeld. Dieses Buch kann lediglich Hilfestellungen und Anregungen innerhalb eines methodischen Vorgehens bieten. Darum verstehen wir alle Angaben zu Indikationen, Zielgruppen, Settings usw. als Vorschläge, die zwar in der Praxis erprobt sind, die aber jederzeit von der AnwenderIn nach eigenem Ermessen verändert oder angepasst werden können.

Dieses Buch ist ein Werk von vielen AutorInnen mit zum Teil jahrzehntelanger Erfahrung in verschiedensten Feldern der theater- und dramatherapeutischen Praxis. Die HerausgeberInnen haben die Sammlung angestoßen, die einzelnen Beiträge geordnet und in eine einheitliche Form gebracht. Es war jedoch nicht unser Anliegen, den beigetragenen Übungen ihre eigene

Handschrift zu nehmen. Daraus ergeben sich in Stil, Ausführlichkeit, Gewichtung, Wortwahl und anderen Details durchaus Unterschiede in den einzelnen Übungsbeschreibungen. Diese Unterschiede wurden sehr bewusst akzeptiert und in weiten Teilen erhalten.

Bei der Beschreibung der Übungen wird durchlaufend die weibliche Form „Therapeutin" anstelle von TherapeutIn für die Rolle der Leitung verwendet. Dies ist kein Zufallsprodukt, sondern von den drei HerausgeberInnen wohl überlegt und entschieden worden. Der Grund ist ein pragmatischer: Da es weitaus mehr weibliche als männliche Theater- und DramatherapeutInnen gibt, haben sich die HerausgeberInnen für die weibliche Form des Wortes Therapeut und für die männliche Form der Bezeichnung der Teilnehmer entschieden.

Wir freuen uns besonders, den Schibri-Verlag als Verlagspartner gewinnen zu können, der bereits das Buch „Spielend Leben Lernen" von Doris Müller-Weith, Lilli Neumann und Bettina Stoltenhoff-Erdmann 2008 und im Herbst 2013 die Methodensammlung von Sandra Anklam und Verena Meyer „Life. On Stage." herausgegeben hat.

An dieser Stelle bedanken sich die HerausgeberInnen bei den Co-AutorInnen, die ihre kostbare Zeit dazu verwendet haben, die wertvollen Schätze ihrer langjährigen Arbeit zu verschriftlichen und allen NutzerInnen dieses Buches zur Verfügung zu stellen.

Wenn Sie daran interessiert sind, Kontakt zu den AutorInnen der einzelnen Übungen aufzunehmen, finden Sie im Anhang des Buches jede AutorIn mit Kurzbiographie und Kontaktdaten vertreten.

Den NutzerInnen wünschen wir viel Spaß beim Durchstöbern, Nachschlagen, Sich vertiefen, Entdecken und natürlich Anwenden dieser Übungssammlung.

Die HerausgeberInnen

Einleitung

Dramatherapie ist eine wesentliche Errungenschaft des 21. Jahrhunderts. Obwohl es eine Anzahl historischer Beispiele therapeutischer Wirkungsweisen von Ritual und Theater gibt (Jones 2007, Jennings 1994, 2009), wurde erst in den letzten Jahren eine systematische Bestandsaufnahme von Dramatherapie als einer klinischen, gesellschaftlichen und erzieherischen Praxis erhoben (Casson 2004, Macfarlane 2012, Jennings 2011).

Für die Dramatherapie gibt es mittlerweile in vielen Ländern eine formelle Ausbildung. Die Tatsache, dass die Ausbildungen verschieden sind und jeweils angepasst werden an eine spezifische Kultur begrüße ich sehr. Eine innovative dramatherapeutische Unternehmungslust in Deutschland zeigt, dass es ein großes Bedürfnis für kontinuierliche Erweiterung und Weiterentwicklung gibt.
Ich erinnere mich an meine sehr frühe Arbeit in der Anstalt Wittekindshof, in der Nähe von Minden in den 60er Jahren. Ich habe dort eine therapeutische Theatergruppe für Dutzende von Insassen mit schweren Lernproblemen angeboten. Inhalt waren Grundübungen aus dem Drama, der Pantomime und der Darbietung. Die Abenteuerlustigeren innerhalb der Belegschaft und der Ärzte nahmen daran teil, was dazu führte, dass ein Kurs mit Grundübungen in Wittekindshof und in Roteborg angeboten wurde.
Wichtig ist, dass Dramatherapie, wie auch das Theater, organisch ist und sich entsprechend der Bedürfnisse seiner Teilnehmer und den steigenden Fähigkeiten seiner Praktizierenden entwickelt. Dies ist der Grund, warum dieses neue Buch über Dramatherapie so bedeutsam ist, da es aus einem wachsenden Bewusstsein von einer Integration des Theaters, des Dramas und der Heilpraxis in Deutschland hervorgeht.
Dies ist ein sehr praktisch orientiertes Buch und führt seine Leser durch die wichtigen Elemente dieser Arbeit. Es beginnt mit einem Schwerpunkt auf dem Körper durch Bewegung, Atmung und Stimme. Es kann nicht genug betont werden, dass alle Drama-Arbeit mit dem Körper beginnt und der Körper für viele Teilnehmer Konflikte und Spannungen beinhaltet, die ihn davon abhalten, seine „authentische Stimme" zu finden.
Im Kapitel Geschichten wird gezeigt, dass die Arbeit mit Geschichten mehrere Facetten umfasst: Mythen und Märchen, archetypische Geschichten und persönliche Erzählungen. Die Arbeit mit Geschichten ist fundamental für die Dramatherapie; was ist Theater, wenn nicht Erzählung in Aktion? Kulturelle Geschichten helfen, die Identität von Menschen zu stärken und Mythen aus einer anderen Kultur zeigen neue Perspektiven und Einsichten in das Menschsein.
In Rollen zu schlüpfen, eröffnet Wege, neue Aspekte von sich selbst und anderen zu entdecken und Figuren aus Theaterstücken und Mythen zu spielen, ermöglicht ein tieferes Verständnis der Komplexitäten des Lebens. Dieser Ansatz zur Rollenarbeit wahrt die Sicherheit einer „Distanz", um den Teilnehmern eine Entdeckung von persönlichen und Gruppendynamiken zu ermöglichen.

Biographisches Theater wiederum gibt Menschen die Möglichkeit, Aspekte ihres Lebens in die Form einer Geschichte zu bringen und diese vor einem Publikum aufzuführen, das darüber Zeugnis ablegt; dies erlaubt einer Person, Aspekte ihres Lebens in eine therapeutische und künstlerische Aufführung zu integrieren.

Um den Körper, die Geschichten, die Rollen und das Nachspielen effektiv zu üben, sollten die Praktizierenden über ein funktionierendes Modell verfügen, das Selbst zu verstehen: denken, fühlen und reflektieren. Es ist wichtig, dass Kognition, Management von Gefühlen und Gruppendynamiken in den dramatherapeutischen Lehrplan eingebunden sind, die spirituelle Dimension nicht zu vergessen. Dies ist besonders hilfreich für das Verständnis und die Praxis der rituellen Dramatherapie.

Die große Mehrzahl von Büchern über Dramatherapie gibt es in Englisch (in UK und in den USA) mit einer kleinen Anzahl an Titeln in anderen europäischen, östlichen und asiatischen Sprachen. Deshalb ist es sehr begrüßenswert, dass dieses Buch in deutscher Sprache geschrieben wurde.

Deutsche Dramatherapeuten sind auch aktiv in der neu geformten europäischen Vereinigung von Dramatherapeuten, was eine sehr willkommene Initiative ist.

Dramatherapie ist eine lebendige Methode, die einen wesentlichen Einfluss auf die Teilnehmer hat. Wenn es in Gesellschaft und Erziehung mehr Theater gäbe, würde weniger Dramatherapie gebraucht werden. Theater kann als „vorbeugend" gesehen werden und Dramatherapie als „heilend". Sie integriert alle Formen von Kunst durch Bewegung und Stimme, Spiel und Geschichten, Design und Malen, Rollen und Masken, Ritual und Texte. Sie ist mystisch, aber auch praktisch, ist transformativ und auch affirmativ.

Dieses leicht verständliche Buch ermöglicht der Dramatherapie, ein größeres Publikum zu erreichen und erleichtert die größere Verbreitung eines sehr wichtigen Mittels, mehr Freude in eine geplagte Welt zu bringen.

Dr. Sue Jennings
Stratford-upon-Avon and Wells, UK
Brasov, Romania
2014

Dramatherapist, storyteller
Specialist in Neuro-Dramatic-Play
Honorary Fellow, Leeds Metropolitan University

Kapitel 1

Körper – Bewegung – Raum

1.0.1 Tanz mit Enge, Mitte und Weite

1. **Stichwörter**
   Kontaktschwierigkeiten; Selbsteinschätzung; Abgrenzung; Bipolare Störung; Depression; Essstörung; Tanz; Innen-/Außenwelt; Warming-up

2. **Organisation und Setting**
   Einzel- oder Gruppensetting
   Material: Musik, die Motive von Enge und Weite hat.

3. **Absicht oder Ziel**
   Wechsel zwischen Innen- und Außenwelt spüren. Freie Entscheidung treffen – wann ziehe ich mich zurück, wann öffne ich mich? Wie fühlen sich die verschiedenen Ebenen an: Innerlich, nah bei mir und Öffnung nach außen?

4. **Beschreibung**
   Im ersten Durchgang beginnen die TN von einem Ort im Raum aus, sich frei zur Musik zu bewegen. Dann auf Ansage innerlich eine Kugel spüren, die innerhalb ihres Körpers rollt, z. B. vom Herzen, in den Bauch, in ein Bein bis in den Fuß, in das andere Bein, über Bauch, Brust, Schulter in einen Arm usw. durch den ganzen Körper. Im zweiten Schritt sollen die TN sich fühlen, als ob sie in einer engen Röhre stecken und darin tanzen. Im dritten Schritt sind die Bewegungen so groß wie möglich und beziehen den ganzen Raum mit ein.
   Im zweiten Durchgang dürfen die TN frei entscheiden, wann sie in die eine oder andere Qualität wechseln und den Tanz entweder innerlich, in der Röhre oder groß im ganzen Raum gestalten.
   Anschließend kann ein Sharing stattfinden.

5. **Varianten**
   Erweiterung des Tanzes kann sein, mit den anderen TN dabei in Kontakt zu kommen und eine Art tänzerischen Dialog zwischen Rückzug, bei sich bleiben oder intensivem Kontakt zu bilden.

6. **Dauer**
   Mit Einführung ca. 15–20 Minuten. Dazu kommt die Zeit des Sharings je nach Gruppengröße.

7. **Indikation und Kontraindikation**
   Kontaktschwierigkeiten, mangelnde Selbsteinschätzung, Schwierigkeiten sich zu öffnen oder im Gegenteil bei „überstülpender Persönlichkeit" bzw. fehlender Abgrenzung, Bipolare Störung, Depression, Essstörung.
   Nicht ideal, aber im Einzelfall möglich bzw. trotzdem richtig: Psychose, schizophrene Tendenzen.

8. Fokus
Die TN sollten klar zwischen den 3 Möglichkeiten entscheiden – keine Mischformen. Die Therapeutin sollte beobachten, welche Tendenzen sich im Einzelnen zeigen. Darauf kann sie im Sharing hinweisen und sie erhält Material/Erkenntnisse für die weitere Arbeit.

9. Auswertung
Die Therapeutin sollte auf Tendenzen und Einseitigkeiten achten. Sie kann dazu diagnostische Einsichten erhalten – wozu neigt der TN, was geht, was geht nicht. Daraus können weitere Kontaktmöglichkeiten zu sich oder zu den Anderen als Ziel erstellt und passende weitere Settings geplant werden.

10. Bemerkungen
Die Übung ist als Warming-up ideal zu weiteren Übungen oder Improvisationen, die den TN durch theatrale Wege veranschaulichen, wie der Kontakt zu ihnen selbst oder zu anderen ist. Mit den 3 Räumen kann dazu ein Einstieg in weitere Übungen geboten werden.

11. Tipp
Als Musik eignet sich z. B. gut Armand Armar.

12. Quelle
Tanztherapeutische Fortbildung mit eigenen Modifikationen.

Beitrag von Annette Haage-Riedlinger

1.0.2 Tanz „My roots"

1. **Stichwörter**
Warming-up; Ich-Raum-Phase; Kontakt; Achtsamkeit; Körper; Bewegung; Ressourcen

2. **Organisation und Setting**
Einzel- oder Gruppensetting
Material: Passende Musik, CD-Player/Anlage

3. **Absicht oder Ziel**
Dieser Tanz stellt dar, wie der Mensch mit seinen Wurzeln verbunden ist und durch diese Kraft schöpfen kann, um in den Himmel hinein zu wachsen. Er kann sich immer wieder aufrichten dank seiner Wurzeln. Sie sind das, was ihn ausmacht und er kann sich immer wieder durch sie regenerieren. Auch der Baum hat ein weit verzweigtes Wurzelwerk, das man nicht sehen kann, da es unter der Erdoberfläche verborgen ist. Gerade dieses Wurzelgeflecht, das nicht gesehen wird, nährt den Baum und gibt ihm Kraft. Wenn wir einem Menschen begegnen, dann können wir ebenfalls nicht sofort unter die Oberfläche schauen. Der Tanz ist eine Einladung sich auf die Dinge zu besinnen, die Einem Kraft spenden und sich der Dinge bewusst zu werden, die Einen ausmachen.

4. **Beschreibung**
Die TN stehen in einem Kreis, jeder nimmt sich selber in den Arm und wiegt sich hin und her.
Bei „my roots" gehen die TN in die Hocke und setzen die Hände vor sich auf die Erde.
Bei den Worten „reaching high up to the sky" stehen die TN auf, streichen mit ihren Händen an ihrem Körper entlang nach oben und strecken die Hände himmelwärts.
Bei den Worten „I go my way" gehen alle durch den Raum und können, wenn sie einem anderen Menschen begegnen, ihn sachte an der Hand berühren. Das darf sein, muss aber nicht geschehen.
Dies wiederholt sich ein paar Mal.
Wenn die Musik schneller wird, tanzen die TN jeder für sich durch den Raum. Bei den Textstellen „my roots" können die TN wieder in die Hocke gehen und den Tanz von neuem beginnen.
Zum Ende des Songs kommen die TN wieder zu einem Kreis zusammen und wiegen sich hin und her.

5. **Varianten**
Für ungeübte Menschen und TN, die eventuell keinen Zugang zu ihrem Körperbewusstsein haben empfiehlt es sich, den freien Teil, bei dem man sich im Raum bewegen kann, einzuschränken, da dies als Überforderung erlebt werden kann. Hier reicht es, Bewegungen am Platz zu machen.

6. **Dauer**
Der Tanz dauert inklusive Erklärungen ca. 10 Minuten. Anschließend können sich die TN über ihre Erfahrungen austauschen.

7. Indikation und Kontraindikation

Die Übung ist gut für das Warming-up geeignet. Durch die fröhlich-besinnliche Musik wird von Anfang an die Achtsamkeit der TN auf sich selbst und auf die eigenen Bedürfnisse gelenkt. Die Übung eignet sich gut als Einstieg in eine ressourcenorientierte Arbeit.

8. Fokus

Die TN achten darauf, wie es ihnen jetzt gerade in diesem Moment geht. Sie lassen den Alltag hinter sich und kommen ganz im Setting an. Die Konzentration richtet sich auf das eigene Ich und seine aktuellen Bedürfnisse. Die TN sind achtsam mit sich selber und nehmen dann im Verlauf des Tanzes in dieser Achtsamkeit Kontakt mit ihrer Außenwelt auf. Die Therapeutin sollte im Vorfeld einschätzen, wie viel Freiheit im freien Teil des Tanzes für die TN sein darf. Wenn es einem TN zu viel wird, kann dieser durch die bereits eingeübten Bewegungen des Wurzelns und Sich-in-den-Himmel-Streckens, die auch am Platz ausgeführt werden können, wieder zu sich selbst geführt werden und neue Sicherheit gewinnen.

9. Auswertung

Die Therapeutin kann beobachten, welche TN sich in welchem Teil wie verhalten. D.h. ob die jeweiligen Stärken eher bei freien oder gebundenen Bewegungsabläufen liegen. Daraus kann sie Aufschluss über Anknüpfungspunkte für die Ressourcenarbeit und die Abgrenzung der TN erhalten: Was ist vorhanden, was muss entwickelt, was sollte gestärkt werden?

10. Bemerkungen

Es ist gut, wenn der Raum Platz für genügend Bewegungsfreiheit lässt. Der CD-Player/ die Anlage sollte nicht zu leise sein.

11. Tipp

12. Quelle

Entwickelt von Peter Dudek, Facharzt für Neurologie und Psychotherapie, Yogalehrer.

Beitrag von Nina Dudek

1.0.3 Status

1. **Stichwörter**
Status; Gefühle; Körperempfinden; Selbstwahrnehmung; Fremdwahrnehmung; Körper-Psyche-Wechselwirkung

2. **Organisation und Setting**
Einzel- oder Gruppensetting
Erkenntnisreicher ist diese Übung im Gruppensetting. Allerdings kann eine Sensibilisierung für den Zusammenhang von Körperhaltung und Emotion auch im Einzelsetting hergestellt werden.

3. **Absicht oder Ziel**
Ziel dieser Übung ist es, die Wechselwirkung zwischen Körper und Psyche zu erleben: Körperzustände beeinflussen psychische Zustände und umgekehrt. Außerdem geht es um die Themen Selbst- und Fremdwahrnehmung, sowie um die Erweiterung des eigenen Rollen- und damit Handlungsrepertoires.

4. **Beschreibung**
Die Gruppe wird eingeladen, sich in 2 Gruppen durch den Raum zu bewegen und nach und nach folgende Haltungen einzunehmen:

Gruppe 1 (Hochstatus):
Kopf hoch, Brust raus, Fußspitzen leicht nach außen gestellt, langsames Geh-Tempo, Blickrichtung von oben nach unten, Arme locker neben dem Körper.

Gruppe 2 (Tiefstatus):
Kopf und Schultern hängen lassen, Fußspitzen leicht nach innen gestellt, hohes Geh-Tempo, Blickrichtung von unten nach oben, Arme und Hände an Kleidung und am Körper nestelnd in Bewegung halten.

Wenn die Haltungen eingenommen sind, sollen die TN die Wahrnehmung aus dieser Körperhaltung heraus nach außen hin weiten: Wie geht es mir hier? Wer ist hier noch im Raum? Wer bin ich? Welchen Beruf könnte ich haben? Welche emotionale Befindlichkeit habe ich?
Im Anschluss daran werden die Gruppen und damit der Status gewechselt. Dann kann ein Austausch über das Erlebte stattfinden. Fragestellungen zur Reflexion: Wie ist es mir ergangen? Was fiel mir leicht, was fiel mir schwer? Welche Phantasien, Gefühle, Impulse und Assoziationen hatte ich in den jeweiligen Haltungen?

5. **Varianten**
Im Anschluss an die Status-Einführung werden die TN eingeladen, sich für einen Status zwischen 1 und 3 zu entscheiden, wobei 1 den niedrigsten und 3 den höchsten Status bezeichnet. Nacheinander geht jeder in einem der drei Modi auf die Bühne, spricht den Satz: „Dieser Raum gehört mir!" und geht wieder ab. Die anderen stellen Vermutungen an, für welchen Status sich diejenige entschieden hat und begründen diese Vermutungen über die Beschreibung (und nicht Bewertung!) der Körpersprache. Variationssatz: „Meinst du etwa, ich hätte Angst vor dir?"

Eine andere Variationsmöglichkeit besteht darin, mit den Zuständen frei zu improvisieren und darüber Rollen zu entwickeln, oder aber auch Alltagssituationen in verschiedenen Status zu spielen.

6. Dauer

Die Gruppenübung dauert mit Auswertung ca. 20 Minuten. Die sich daran anschließende Erweiterung (s. Varianten) bei einer Gruppengröße von 6 bis 8 TN ungefähr noch einmal so lang.

7. Indikation und Kontraindikation

Hinreichender Realitätskontakt und -kontrolle ist Voraussetzung für die Durchführung dieser Übung.

8. Fokus

Die TN sollen vor allen Dingen auf die emotionalen und psychischen Empfindungen achten, die sich bei der Einnahme der unterschiedlichen Körperhaltungen einstellen. Die Therapeutin kann während der Einheit darauf achten, wie schwer oder leicht es den TN fällt, die unterschiedlichen Zustände einzunehmen und abzulegen, um gegebenenfalls Hilfestellungen für das eine oder andere zu geben (z. B. zum Entrollen).

9. Auswertung

Bei der Auswertung mit den TN kann die Therapeutin aufgrund der Rückmeldungen über Phantasien und Emotionen Rückschlüsse auf den jeweiligen Sensibilisierungsgrad für Zusammenhänge zwischen Körperausdruck und Empfinden ziehen.

10. Bemerkungen

Über die extremen Kontraste von Hoch- und Tiefstatus fällt es den TN häufig leichter, sich auch mit damit verbundenen eigenen Themen zu beschäftigen. Sätze wie: „Im Tiefstatus komme ich mir vor wie Quasi Modo oder wie in meiner letzten Depression." können heilsames Lachen auslösen und einen anderen Zugang auch zu schwierigen Themen ermöglichen.

11. Tipp

Im Anschluss an diese Übung ist es manchmal sinnvoll, als Hausaufgabe mit der „Status-Brille" in die Öffentlichkeit zu gehen und andere Menschen und auch sich selbst zu beobachten. Die Beobachtungen daraus können wieder hilfreiche Ansatzpunkte für die weitere Arbeit geben.

12. Quelle

Keith Johnstone hat diese Übung ursprünglich für den Theatersport entwickelt. Allerdings liegt der Fokus hier im Machtgefälle innerhalb der Beziehung zwischen zwei Bühnenfiguren und weniger im Zusammenhang von Körperausdruck und Gefühl.

Beitrag von Sandra Anklam

1.0.4 Wachsende Skulptur

1. Stichwörter

Themenfindung; Impulskontrolle; Körperkontakt; Bezug zueinander; Statuentheater; Standbilder

2. Organisation und Setting

Gruppensetting

3. Absicht oder Ziel

Exploration von Themen und wichtigen Aspekten für die TN, Verflüssigung[1] von Mustern, Impulskontrolle, spielerischer Körperkontakt, aufeinander Bezug nehmen.

4. Beschreibung

TN A geht auf die Bühne, positioniert sich in einer bestimmten Haltung, sagt, als was er sich positioniert (z. B.: „Ich bin das Tabu") und friert danach ein. Dann kommt TN B, positioniert sich zu A und sagt, was er ist (z. B.: „Ich bin derjenige, der das Tabu versteckt"). Dann kommt TN C dazu, positioniert sich zu A und B (z. B.: „Ich bin derjenige, der Nix versteht"). Dann löst sich A und sagt, wen er von der Bühne mitnimmt (z. B. denjenigen, der das Tabu versteckt.). Jetzt befindet sich noch eine Person auf der Bühne, die wiederholt, was sie darstellt (hier: „Ich bin derjenige, der Nix versteht"). Nun kommt ein neuer TN D auf die Bühne und positioniert sich neu zum noch verbliebenen C (z. B.: „Ich bin derjenige, der versteht"), E kommt und positioniert sich zu D und C (z. B.: „Ich bin eine Schranke zwischen den beiden") usw.

5. Varianten

Die 3-er-Bilder können auch in Bewegung gebracht werden und Ausgangspunkt für Improvisationen sein.

Eine andere Variante:

TN A geht auf die Bühne, nimmt eine Körperhaltung zu einem Thema ein und benennt, was er darstellt – z. B. „Ich bin ein mulmiges Gefühl." Dann kommt TN B auf die Bühne und positioniert sich zu A – z. B. „Ich bin der Bauch, in dem das mulmige Gefühl wohnt." Nach und nach verbauen sich so alle TN zu einem großen Standbild.
Die TN können auch explizit dazu aufgefordert werden ihren Anteilen einen emotionalen Ausdruck zu geben, oder diese mit Eigenschaften zu versehen (z. B.: „Ich bin ein dünner hungriger Bauch").

6. Dauer

Bei einer Gruppengröße von 6 bis 8 TN dauert die Übung ca. 15 Minuten.

1 Verflüssigung: Neugestaltung, Neuerfindung und Dekonstruktion von Haltungen, Überzeugungen, Verhaltensweisen, Mustern und Perspektiven (körperlich und psychisch) und damit einhergehend eine Erhöhung der Durchlässigkeit für alternative Einstellungen.

7. Indikation und Kontraindikation

Diese Übung ist aufgrund der klaren Struktur für so gut wie alle Zielgruppen geeignet. Für eher zurückhaltende und ängstliche Klienten eignet sich eher die Variation, in der sich nach und nach alle Spieler verbauen, weil sie so ein Teil von vielen und weniger exponiert sein dürfen.

8. Fokus

Der Fokus der TN soll darauf liegen, einander zu ergänzen und auch Details im Bild der anderen zu spielen (z. B.: „Ich bin der Bauchnabel", „Ich bin die Kälte, die das mulmige Gefühl umgibt", etc.). Bei größeren Gruppen ist darauf zu achten, dass die ersten TN Positionen einnehmen, die sie gut eine Weile halten können. Hilfreich für spielunerfahrene und eher zurückhaltende TN ist es, diesen durch die Struktur vorzugeben, dass und wann sie ein Bild ergänzen, indem beispielsweise der Reihe nach vorgegangen wird.

9. Auswertung

Bei der Beobachtung können folgende Fragestellungen für die weitere Interventionsplanung hilfreich sein: Wer gibt welche Impulse (z. B. eher ergänzend, harmonisierend oder eher verschärfend, divergierend)? Auf welcher Ebene werden Bilder gebaut (abstrakt, konkret, konflikthaft, humorvoll)? Wie und durch wen wird Körperkontakt hergestellt oder vermieden? Wie flüssig ist der Prozess?

10. Bemerkungen

11. Tipp

Manchmal ist es aufschlussreich, die Übung auch dann weiterlaufen zu lassen, wenn bei einigen TN das Interesse daran schon erlahmt, weil sich oft erst nach einer ganzen Zeit andere Schichten und Themenfelder offenbaren. Dazu sollte die Therapeutin in der Lage sein, auch Leerstellen und Bewegungslosigkeit im Prozess auszuhalten.

12. Quelle

Die Grundform des einander ergänzenden oder kontrastierenden Bildaufbaus kenne ich aus dem Statuentheater – einer Übungsform aus dem „Theater der Unterdrückten" nach Augusto Boal.

Beitrag von Sandra Anklam

1.0.5 Wassertropfen

1. **Stichwörter**
   Bewegungsrepertoire erkunden; Bewegungsrepertoire erweitern; In Bewegung kommen; Kontakt mit anderen TN; innerer Zensor

2. **Organisation/Setting**
   Einzel- oder Gruppensetting
   Material: Musik ist dabei sehr wichtig (z. B. Gotan Project – Lunatico).

3. **Absicht oder Ziel**
   Experimentelle Erkundung und Erweiterung des Bewegungsrepertoires mithilfe eines inneren Bildes. Umgehen des inneren Zensors.

4. **Beschreibung**
   Die TN werden eingeladen, sich vorzustellen, dass sie auf ihrem Zeigefinger einen kleinen Wassertropfen balancieren. Dieser Wassertropfen soll nach und nach über den ganzen Körper wandern. Der TN soll dabei immer wissen, wo sich der Tropfen gerade befindet und diesem mit seinem Blick folgen. Der Tropfen wird durch Bewegungen von einzelnen Körperteilen bewegt und darf beispielsweise auch von einem Körperteil zum anderen hüpfen.
   Wer mag, darf seinen Wassertropfen zwischendurch parken (z. B. im Mund) und sich an den Rand setzen, um den anderen zuzuschauen.
   Es bietet sich an, mindestens zwei Lieder mit unterschiedlicher Qualität anzubieten, weil sich so auch unterschiedliche Bewegungsqualitäten entwickeln können.
   Im Anschluss an die Übung kann ein Austausch über das Erfahrene und Gesehene stattfinden.

5. **Varianten**
   Für bewegungsunerfahrene Menschen kann es hilfreich sein, zuerst mit der Vorstellung zu arbeiten, sich im Wasser zu bewegen – zu schwimmen, zu tauchen, sich von Wellen tragen zu lassen. Auch hier kann Musik helfen, die Vorstellung zu verdichten.
   Das Bild des Wassertropfens kann auch durch erweiterte oder andere Bilder ersetzt werden, die jeweils andere Körpererfahrungen auslösen: ein kalter Tropfen, ein warmer Tropfen, eine kleine Ameise, eine stachelige Kastanie, ein Wattebausch, eine Murmel.
   Eine weitere Variante besteht darin, zu Zweit oder zu Dritt mit einem Tropfen in Bewegung zu kommen.

6. **Dauer**
   Ca. 15 Minuten.

7. **Indikation und Kontraindikation**
   Bestimmte Bilder können bei TN Ängste auslösen – gerade die Vorstellung, dass etwas den eigenen Körper berührt, kann für manche TN schwierig sein. Hier gilt es, diesen die Möglichkeit zu geben, ihr eigenes Bild zu finden, oder aber die Übung von außen anzuschauen.

8. Fokus

Die Therapeutin sollte bei der Einführung des Bildes darauf achten, dass sie den Wassertropfen verspielt und augenzwinkernd einführt, damit die Wahrscheinlichkeit von Abwehr möglichst klein gehalten wird.
Die TN sollen sich bei der Übung vor allen Dingen auf den Weg des Wassertropfens über den Körper und nicht auf die Außenwirkung konzentrieren, damit der innere Zensor sich nicht einmischen kann.

9. Auswertung

Die Therapeutin kann darauf achten, inwieweit die TN bekannte oder aber andere Bewegungsmuster aktivieren und ausprobieren und gegebenenfalls dazu einladen, dies zu tun. Sie kann beispielsweise unterschiedliche Raumebenen (hoch, tief, eng, weit) oder Tempi ansagen.

10. Bemerkungen

Es lohnt sich immer, auch die Zuschauenden zu Wort kommen zu lassen, weil die Fokussierung der TN auf das Bild des Tropfens sehr berührende und innige Sequenzen produziert, die die TN in der Rückkoppelung durch Beobachter ermutigen und stärken.

11. Tipp

Manche Gruppen haben so viel Freude an dieser Übung, dass sie sich als Anfangs-, Abschluss- oder „Belohnungsritual" etabliert hat. Dabei sind schon tolle Improvisationen entstanden, indem z. B. nur ein einziger Tropfen in der Gruppe unterwegs war.

12. Quelle

Diese Form der Arbeit mit Bildern zu Musik stammt aus dem Ausdruckstanz.

Beitrag von Sandra Anklam

1.0.6 Hutspiel

1. **Stichwörter**
   Bewegung; Nachmachen; Vormachen; Einführung; ins Spiel kommen

2. **Organisation und Setting**
   Gruppensetting
   Material: ein Hut

3. **Absicht oder Ziel**
   Spielerisches Nachahmen. Ausprobieren übernommener Formen und Bewegungen.

4. **Beschreibung**
   Ein TN setzt den Hut auf und kann tun, was er möchte. Die anderen TN müssen Handlungen und Worte des „Vormachers" kopieren. Wenn er keine Lust mehr hat, setzt der TN den Hut einem anderen TN auf den Kopf. Die Übung ist zu Ende, wenn alle, die es wollen, den Hut einmal auf hatten.
   Je nach Voraussetzungen der TN kann es hilfreich sein, wenn die Therapeutin als Erste den Hut aufsetzt, um den TN Anhaltspunkte für Möglichkeiten und Timing zu geben.

5. **Varianten**
   Die Übung kann mit oder ohne Sprache durchgeführt werden.

6. **Dauer**
   Je TN ca. 2 Minuten. Je nach Spielfreude der Gruppe sind teilweise erhebliche Abweichungen möglich.

7. **Indikation und Kontraindikation**
   Es handelt sich um eine Theaterspiel-Einführungsübung. Keine Kontraindikation, aber je nach Symptomatik können TN Schwierigkeiten mit der Übung haben. Die Übung ist ungeeignet bei einem zu hohen Anteil ängstlicher TN in der Gruppe. Dann springt der Funke nicht über und die Übung kann Frustrationen und Überforderungsgefühle auslösen.

8. **Fokus**
   Die TN nehmen in der Übung zwei grundverschiedene Positionen ein. Die eines passiv Kopierenden und die eines aktiv gestaltenden Vormachers. Für die Reflexion ist es wichtig, beide Erlebniswelten genau abzufragen. Erfahrungsgemäß werden beide Ebenen von Patienten sehr unterschiedlich erlebt.
   Da das Vormachen häufig mit viel Hemmung verbunden ist, ist die Freiwilligkeit wichtig. Mindestens eine gewisse Freiwilligkeit muss auch für das Nachmachen gelten, da sich sonst manche TN u. U. gezwungen fühlen und sich sehr mechanisch und von sich selbst getrennt erleben.
   Ein weiterer Fokus kann sein, inwieweit die TN in der Rolle des Vormachers es der Gruppe ermöglicht zu folgen. Manchen TN fällt es schwer, ein Gespür dafür zu entwickeln, was und wie viel sie der Gruppe zumuten. Hier kann eine bewusste spätere Wiederholung helfen, ein Gespür für den Anderen zu entwickeln.

9. Auswertung
Je nach Setting kann die Auswertung und Reflexion in der Gruppe einen tiefen Einstieg in therapeutische Prozesse ermöglichen.

10. Bemerkungen
Bei dieser Übung ist es oft sehr schwer vorhersehbar, wie die einzelnen TN reagieren. Zur Einführung ist folgende Alternative möglich: Zunächst tun sich nur je zwei TN zusammen, einer geht durch den Raum, die andere Person muss den Gang kopieren, nach und nach können Handlungen dazu kommen. Dann Erweiterung zu drei TN, vier usw.

11. Tipp
Der Hut sollte angenehm zu tragen sein und keinesfalls alt und abgetragen wirken, da sonst die Vermeidungsenergie in der Gruppe genährt wird.

12. Quelle
Christian Bohdal, Dozent für Schauspielpädagogik FH Ottersberg.

Beitrag von Sascha Heuer

1.0.7 Einatmen - Ausatmen

1. **Stichwörter**
   Kontakt zum eigenen Körper; Atmung; Töne; Blockaden

2. **Organisation und Setting**
   Einzel- oder Gruppensetting
   Material: Decken

3. **Absicht oder Ziel**
   Kontakt zum eigenen Atem und zum eigenen Körper aufnehmen.

4. **Beschreibung**
   Jeder TN sucht sich eine bequeme Position (liegend, Schneidersitz, an die Wand gelehnt, auf einem Stuhl sitzend). Augen schließen und zunächst Fokus auf die eigene Haltung, den Körper in der Situation (vielleicht mit Mini-Körperreise) richten und auch die Möglichkeit zur Korrektur der Position geben.
   Nach einiger Zeit sollen die TN den eigenen Atem wahrnehmen, den Prozess des Einatmens und den des Ausatmens (ohne eine Veränderung des Atems. Es geht nur um die Wahrnehmung). Je nach Gruppensituation ein kurzes oder längeres Break und die Abfrage, wie die TN den Atem erlebt haben. Unter Umständen auch die Frage, ob und wo Blockaden im Atem wahrgenommen wurden.
   Für die 2. Runde gibt die Therapeutin anhand der Rückmeldungen individuelle Anregungen (z. B. eine Hand auf die Blockadestelle legen, bewusster in Brust oder Bauch atmen, Haltung verändern, bewusster ein- oder ausatmen, weniger einatmen usw.)
   Danach wieder Austausch und ggf. 3. Runde mit neuen Anregungen.

5. **Varianten**
   In 2. oder 3. Runde über den Ausatemstrom einen Ton entstehen lassen. Danach ähnliche Arbeit mit dem erweiterten Fokus auf den Tönungsprozess im Körper.
   Bei stabiler Gruppensituation ist auch gemeinsames Tönen (mit Achten aufeinander, Beziehungen eingehen über den Ton) möglich.

6. **Dauer**
   Ca. 20 Minuten, mit Tönen und/oder intensiverer Einzelarbeit in den Austauschrunden auch erheblich länger möglich.

7. **Indikation und Kontraindikation**
   Nicht geeignet für TN, die zu sehr „unter Strom" stehen.

8. **Fokus**
   Zunächst liegt der Fokus bei der nicht-wertenden Wahrnehmung des Atems. Ist die Haltung „Der Atem und ich bin o.k." gesichert, kann der nächste Schritt kommen (unter Umständen auch erst in der nächsten Gruppensitzung).
   Die Erweiterung des Atemraumes und ein vertieftes Selbstgespür über den Atemkörper können zu einer Stärkung des TN führen.

Die Thematisierung der Blockade benötigt einen Plan für das „Wie-Weiter" (ein Stehenbleiben an dieser Stelle wird selten angenehm erlebt). Hier bieten sich verschiedene Möglichkeiten an: Wertschätzende Wahrnehmung der Blockade im Gespräch; Lösungsversuche über Intensivierung des Atems und/oder Handauflegen und/oder Tönen; Übergang zur Körperbilderebene (das auch eventuell mit Malen eines „Körperatem-Blockadebildes"). Verbindung zu Emotionen in/hinter der Blockade herstellen. Verbindung zur Lebensgeschichte/Problematik/Symptomatik suchen.
Der Prozess kann sich in Richtung einer energetischen kathartischen Einzelarbeit entwickeln.

9. Auswertung
Je nach TN ist zu prüfen, ob eine Einordnung in den therapeutischen Gesamtkontext eher hilfreich oder eher hinderlich ist. Viele TN sind problemfixiert. Hier kann es wichtig sein, die Atemerfahrungen zunächst als einzelnes Erlebnis stehen zu lassen. Bei anderen, oft bei vermeidenden TN, kann die Atemübung eine „Nussknacker-Qualität" haben.

10. Bemerkungen
Die Atemübung kann sehr tief gehen. Deshalb ist eine kleinschrittige Vorgehensweise in der Regel wichtig (oft auch über mehrere Gruppensitzungen). Lieber ein Break mehr und ein kurzes Abfragen zuviel zwischendurch als eines zu wenig.

11. Tipp
Manche TN wollen oder können die Augen nicht schließen. Ein wichtiges Selbst-Regulativ, das TN auch zwischendurch immer wieder wählen. Unbedingt zulassen (und ggf. auch zum Aussteigen ermutigen. Fast immer wissen die TN intuitiv, wo ihre individuelle Grenze ist. Die Therapeutin muss sie aber dazu immer wieder ermutigen, sonst geraten die TN in das Gefühl, es ginge darum, die Übung gut, richtig oder vollständig zu machen). Das Aussteigen auch immer loben (allerdings auch wachsam sein, um nicht Vermeidungsstrategien zu bedienen).

12. Quelle
Anlehnung an verschiedene Meditationsformen.

Beitrag von Sascha Heuer

1.0.8 Vom Keim zur Pflanze

1. **Stichwörter**
   Körperempfinden; Depression; Borderline; Öffnung; Selbstwert; Innere Verbindung

2. **Organisation und Setting**
   Einzel- oder Gruppensetting
   Material: CD-Player

3. **Absicht oder Ziel**
   Öffnung des Körpers. Gespür für den eigenen Körper.

4. **Beschreibung**
   Die TN sitzen neutral auf einem Stuhl. Sie werden aufgefordert, die Arme zu verschränken, kurz inne zu halten und wieder in die Ausgangshaltung zu gehen. Dieses wird wiederholt mit halber Geschwindigkeit, mit Viertel Geschwindigkeit, dann in Zeitlupe.
   Im 2. Schritt dasselbe mit dem Weg von neutral zu geöffneten Armen (wobei meistens die Zwischenschritte weniger werden).
   Im 3. Schritt von verschränkten Armen zu geöffneten Armen in einem Weg (je nach Gruppe mit verschiedenen Geschwindigkeiten oder gleich in Zeitlupe oder, wenn Zeitlupe nicht geht, mit anderer Geschwindigkeit).
   Je nach Gruppe jetzt das Gleiche mit dem inneren Bild eines Keimes, der zur Pflanze, zur Blume oder zum Baum wird.
   Dazu kommt spätestens jetzt sanfte Musik.
   Rückmeldungen zwischendurch möglich, auf jeden Fall nach Hauptübung, die meistens wiederholt wird.

5. **Varianten**
   Je nach Gruppe kann vor dem Bild des Keimes noch die Körperebene erweitert werden (im Stehen oder im Liegen/Sitzen auf dem Boden oder als Ganzkörperübung aus dem Liegen ins Stehen).
   Nächster Schritt ist der gesamte Zyklus (nach der Blüte wieder ins Vergehen, Samen geht wieder in die Erde; hier häufig Jahreszeiten als Bild unterstützend).

6. **Dauer**
   Ca. 30 bis 45 Minuten.

7. **Indikation und Kontraindikation**
   Geeignet für Viele, besonders hilfreich für depressive Menschen und Borderline-Patienten.

8. **Fokus**
   Die Zeitlupengeschwindigkeit ist für die TN zunächst gewöhnungsbedürftig, deshalb die ausführliche Hinführung.
   Eine knifflige Stelle ist oft die Langfassung, wenn im Liegen gestartet wird; hier haben Menschen (nicht nur Patienten) häufig das Problem aus einer verschlossenen liegenden Haltung, die embryonal ähnlich ist, herauszukommen; manchmal gelingt dieses erst im

2. Versuch nach vertieftem Wahrnehmen der eigenen Bewegungsimpulse und dem technischen Üben, wie dieses im Übergang vom Liegen in die Aufrechte funktioniert.
Für die TN kann es einfacher sein, wenn sie die Augen bei der Übung schließen; vor allem auch, weil sonst fast immer eine Orientierung an der Geschwindigkeit und Art der anderen TN stattfindet.

9. Auswertung
Die Nachbesprechung in der Gruppe ist wichtig, da die Vielfalt der Erlebnisarten besonders die Selbst-Zweifler stärkt. Sie erkennen, dass jeder Mensch einzigartig in seinem Wachstum ist, auch sie selbst.
Für depressive Menschen ist meist das Erleben der Öffnung sehr stark (und manchmal auch der Teil des „Ich darf mich verschließen". Diese Erfahrung kann in einem späteren Schritt genutzt werden kann, wenn es um Ursachen der Depression geht).
Für Menschen mit wenig innerer Verbindung (innerer Reichtum wird erlebbar, wo sonst häufig Leere ist) oder Borderline-Patienten (die ja häufig zwischen verschiedenen Zuständen springen und der Weg von einem zu anderen fehlt).

10. Bemerkungen
Außer der Gefahr des Steckenbleibens im Keim ist diese Übung meist relativ gefahrlos. Sie geht nicht so tief wie andere Übungen, kann aber heilende Tendenzen verstärken.

11. Tipp
Die Musik wird bildlich meist als Natur eingeführt, die Wachstum fördert. Deshalb sollte sie auch genau die Qualität haben, dass Menschen Lust haben sich zu öffnen (Klaviermusik von George Winston zum Beispiel, vieles andere geht auch).
Da die TN immer ein unterschiedliches Tempo haben, sollte die Gruppe darauf vorbereitet sein, wie sich die verhalten sollten, die früher fertig sind (entweder in der Öffnung bleiben, die Öffnung weiter bewegen, sie tanzen, bewusst in eine Neutralhaltung kommen, auf jeden Fall die Konzentration im Raum so lange halten, bis der letzte TN fertig ist oder die Musik langsam heruntergefahren wird).

12. Quelle
Anlehnung ans Tanztheater.

Beitrag von Sascha Heuer

1.0.9 Baumimagination

1. **Stichwörter**
Körperwahrnehmung; Erdung; Beruhigung; Atemschulung; Bewusstwerdung der eigenen Kraft; Ressourcen; Emotionale, körperliche und geistige Stärken; Imagination; Ritual

2. **Organisation und Setting**
Einzel- oder Gruppensetting
Für die 2. Phase: Papier und Malstifte, optional: passende Musik

3. **Absicht oder Ziel**
Verbesserung der Körperwahrnehmung, Erdung, Beruhigung und Atemschulung. Bewusstwerdung der eigenen Kraft und der innewohnenden Ressourcen und Stärken (körperlich, emotional, geistig).

4. **Beschreibung**
1. Phase: Jeder TN sucht sich (z. B. nach einem Raumlauf) einen Platz im Raum. Einladung (auch im späteren Verlauf der Übung möglich), die Augen zu schließen, wenn möglich und gewünscht. Spüren des Bodens, Aufmerksamkeit in die Füße, Vorstellung von Wurzeln, die tief in die Erde greifen. Vorstellung, man sei ein Baum. Die Wurzeln sind in der Erde verwurzelt und erhalten darüber die notwendigen Nährstoffe. „Über die Luft und die Sonne erhältst Du alle anderen nötigen Nährstoffe." Mehrmals, auch im weiteren Verlauf der Übung, werden von der Therapeutin Sätze in diesem Sinne ausgesprochen: „Alle notwendigen Nährstoffe, alles, was der Baum zum Leben braucht, erhältst Du aus der Erde und der Luft und Sonne, die Dich umgeben. Es ist immer genügend da."
Dann werden die TN in einer geführten Phantasiereise „nach oben" geleitet (Stamm, Äste usw.) jeweils mit Fragen und mehreren Beispielen, z. B. „Wie ist Dein Stamm? Wie breit oder schmal? Wie elastisch oder fest? Welche Farbe hat er? Wie fühlt sich die Rinde an?", im weiteren „Wie sind die Äste? Wie kurz oder lang? Wie knorrig oder elastisch?" und im weiteren „Hat der Baum Blätter? Dornen? Früchte? Blüten? Wenn ja, wie sehen sie aus?" usw.
Das Wetter und die Umgebung des Baumes kann je nach Kontext offen imaginiert werden. Zumindest in den frühen Stadien eines Therapieprozesses ist es jedoch empfehlenswert, dass die Therapeutin etwas meist als angenehm Empfundenes wie eine sanfte Brise und leichte Sonnenstrahlen hineingibt. Immer wieder sollte formuliert werden, dass der Baum mit seinen Wurzeln fest in der Erde verankert ist und gleichzeitig sich leicht in der Brise bewegen kann (d. h. Erdung und Kraft und gleichzeitig Beweglichkeit statt Erstarrung). Anschließend Auflösung der „Baumhaltung" – dann weiter mit:

2. Phase: Im Anschluss an diese Imagination im Raum und mit Körper folgt die Einladung, seinen persönlichen Baum zu malen, so wie er jetzt und hier gerade aussieht (die Betonung, dass es sich nicht um ein immer gültiges Bild, sondern eher um eine Momentaufnahme handelt, entlastet meistens (sie sollte aber nicht das Bild und seine Wichtigkeit abwerten). Manchmal ist sie überhaupt nicht nötig, meist nicht während der Imagination selbst, sondern kann zu Beginn des Zeichnens einfließen. Es ist meist unterstützend, wenn die Musik im Hintergrund weiter gespielt wird.
Es bestehen mehrere Optionen, was dann mit den Bildern geschieht. Die Übung kann nach dem Malen beendet werden, oder aber es folgt die Einladung, sich in Paaren je-

weils die Bilder zu zeigen und evtl. dazu auszutauschen. Die Bilder können auch im weiteren Therapieprozess als Ausgangspunkt für die Formulierung persönlicher Ressourcen genutzt werden (indem beispielsweise verschiedene Ressourcen in Worten auf dem Blatt hinzugefügt werden) oder auf weitere Weisen wieder aufgenommen werden.

5. Varianten
Auch die Durchführung allein der 1. Phase (ohne das Malen) bringt die genannten Effekte mit sich und kann auch als regelmäßiges Ritual zur Eröffnung der Sitzung eingesetzt werden.

6. Dauer
1. Phase (Imagination im Raum): Ca. 15 Minuten, kann bei Bedarf wie Aufmerksamkeitsdefiziten und anderen entsprechenden Symptomen auch bis auf 5 Minuten gekürzt werden (und dann evtl. mit der Zeit verlängert werden).
Für das Malen sollten ca. mindestens weitere 15 Minuten einberechnet werden (oder mehr, so dass kein Druck entsteht), für weitere Optionen je nach Kontext.

7. Indikation und Kontraindikation

8. Fokus
Es ist wichtig, bei der geführten Imagination für jede Phase genügend Zeit zur Vorstellungsbildung zu lassen. Die Therapeutin sollte versuchen wahrzunehmen, wie das ideale Tempo für die TN ist (häufig langsamer als der erste Impuls der Therapeutin, die den Imaginationsprozess nicht selbst mitmacht). Es ist gut, die Übung vorher bereits selbst erlebt zu haben, eine Möglichkeit für manche kann auch sein, während des Leitens die Imagination „skizzenhaft" selbst mitzumachen (es sollte aber nicht ganz darin „abgetaucht" sondern eine Aufmerksamkeit für den Prozess der TN behalten werden).
Ferner sollte darauf geachtet werden, Möglichkeiten offen zu lassen und möglichst wenig feste eigene Vorstellungen durch die Formulierung aufzuzwingen (beispielsweise also nicht „Wie sind die Blätter?", da sich vielleicht jemand einen Baum vorstellt, der gar keine Blätter hat, und dann aus einer Imagination „herausgerissen" werden kann, sondern eher wie oben beschrieben).

9. Auswertung
Nach Wunsch und Bedarf des TN kann das Bild einen guten (auch diagnostischen) Ausgangspunkt für anstehende Themen und Zusammenhänge bieten. Es ist jedoch wichtig, zu betonen, dass das Erstellen des Bildes an sich auch ohne einen folgenden diagnostischen Schritt therapeutische Wirkungen hat.

10. Bemerkungen

11. Tipp

12. Quelle
Mehrere Quellen (u. a. Dramatherapie-Weiterbildung bei der DGfT) und selbst weiter entwickelt.

Beitrag von Ilil Land-Boss

1.0.10 Silly Walks

1. **Stichwörter**
   Silly walks; Monty Python; Embodiment; ungewöhnliche Bewegung; Körperkontakt, mit/ohne; machen statt reden; Lust und Spaß

2. **Organisation und Setting**
   - Gruppensetting
   - *Material:* Kann man mit oder ohne Musik durchführen.

3. **Absicht oder Ziel**
   Im Rahmen von Embodiment (verkörpern) hilft diese Übung, Ungewohntes auszuprobieren, spielerisch Körperkontakt aufzunehmen und sich in einer Kleingruppe zügig zu einigen, mit Betonung aufmachen und ausprobieren, anstatt reden. Soll lustvollen Spaß betonen.

4. **Beschreibung**
   Nach einem ersten Warming-up, in dem alle TN in verschiedenen, ungewöhnlichen Arten sich fortzubewegen durch den Raum gegangen sind, kommen die TN in 3er, 4er oder 5er Gruppen zusammen und finden gemeinsam eine möglichst ungewöhnliche Fortbewegungsart, mit oder ohne Körperkontakt. Wenn diese gefunden ist, meldet sich die Kleingruppe bei der Therapeutin, die das Ministerium der silly walks verkörpert und präsentiert diese Gangart dort, um ein Zertifikat zu bekommen in Form eines Applauses oder eines Po-Klatschers oder ähnlichem.

5. **Varianten**
   Anstatt die Fortbewegungsart der Therapeutin vorzuführen, kann man sie der Gruppe präsentieren. Diese wird dann zum Ministerium der silly walks und kann sie annehmen oder ablehnen (nur bei Fortgeschrittenen mit der Option Ablehnung arbeiten!). Fördert eher die Konkurrenz als die erste Variante, bei der die Therapeutin das Ministerium verkörpert.

6. **Dauer**
   Ca. 20 Minuten inklusive 1. Teil.

7. **Indikation und Kontraindikation**
   Die TN sollten schon gewohnt sein, Körperübungen zu machen. Wenn es sich um ein therapeutisches Setting handelt, erst einführen, wenn die TN schon anderweitig Körperkontakt gewohnt sind.

8. **Fokus**
   Die TN sollen nicht lange reden, sondern jede Idee schnell ausprobieren. Nicht an ihren eignen Ideen kleben, sondern sich auf andere Ideen einfach einlassen, dann kann sich etwas entwickeln.
   Die Therapeutin kann sehen, wie die TN interagieren, wie sie zu einer Lösung finden: Gibt einer alles vor, oder gibt eins das andere, wie wird die Aufgabe mit dem Körperkontakt, umgesetzt.

9. Auswertung

Blitzlicht: Wer fand es spaßig, wer seltsam, wer doof?
Darf Blödsinn sein in einer Gruppe, in der man zusammen kommt, weil man Probleme hat?

10. Bemerkungen

11. Tipp

12. Quelle

Inspiration durch einen Sketch der Monty Python-Gruppe.

Beitrag von Doris Müller-Weith

1.0.11 Der eigene Raum

1. **Stichwörter**
   Eigener Raum; Raum gestalten; besuchen; andocken

2. **Organisation und Setting**
   Einzel- und Gruppensetting
   Braucht viel Platz!
   Material: Pro Person ein Seil von 3 bis 5 m (und einige Seile zum Ansetzen zusätzlich) und viele Decken, Tücher und Gegenstände.

3. **Absicht oder Ziel**
   Der TN wird sich physisch bewusst, dass er ein Recht auf einen eigenen Raum hat. Dass er sich diesen einrichten kann, wie er will. Dass er darüber entscheiden kann, wen er in diesem Raum haben will und wen nicht. Mit wem er andocken will und zu wem er Distanz braucht (im Gruppensetting). Gute Vorbereitung für den „sicheren Ort" (vgl. z. B. Übung 1.0.14).

4. **Beschreibung**
   Nach einem Warming-up, von dem das Seil als Spielobjekt schon Teil war, werden die TN eingeladen, ihr Seil so auszulegen, sodass ein kreisähnliches Gebilde entsteht, kann eine Öffnung haben, muss aber erst mal nicht. Die TN stellen sich in ihren so geschaffenen Raum und nehmen wahr, ob er für sie so groß genug ist. Kann korrigiert werden. Dann fangen die TN an, ihren Innenraum zu gestalten mit Tüchern, Blumen, Büchern etc. Hier genug Zeit geben, für manche TN ist dies schon ein sehr wichtiger Schritt.
   Nun kann man sich in diesem Raum entspannen, aufhalten, später auch nach den Anderen gucken. Wen möchte man mal gerne besuchen: Hier am besten immer nur 3-4 TN zur gleichen Zeit losgehen lassen. Die Übung kann hier schon ziemlich brisant werden: Wer wird viel, wer gar nicht besucht, wer will gar nicht besuchen gehen? Zum Schluss kommen alle wieder in ihren Raum und machen es sich dort gemütlich. Hier könnte dann eine Phantasiereise zum sicheren Ort anschließen (z. B. Übung 2.4.1).

5. **Varianten**
   Ohne einrichten des eigenen Raumes.
   Den Schwerpunkt auf die Gruppendynamik legen, indem man die Phase des Andockens und der Veränderung im Raum lang macht.

6. **Dauer**
   1–3 Stunden.

7. **Indikation und Kontraindikation**
   Kontraindiziert im Gruppensetting bei akuter Psychose. Besonders achtsam anwenden bei abhängigen Persönlichkeitsstörung (Grenzen können Angst vor Isolation auslösen).

8. Fokus

Die TN sollen beim Gestalten möglichst erst mal bei sich bleiben.

Die Therapeutin kann auf die Verteilung im Raum achten. Darauf, wer sich wie viel Raum nimmt, ob die Räume zu Beginn offen oder geschlossen sind, ob viele Dinge benötigt werden. Immer alle TN im Blick haben, wo nötig, Unterstützung geben. Im Einzelsetting gut klären, was der TN aus dem Raum benutzen darf. Angemessene Haltung zum Geschehen finden, damit sich der TN nicht kontrolliert fühlt.

9. Auswertung

Wichtig:

Erst die TN von ihren persönlichen Befindlichkeiten während der Übung erzählen lassen. Erst in 2. Linie auf die Interaktionen während der Übung eingehen. Gut wahrnehmen, wer womöglich „abgestürzt" ist während der Sequenz und zum Mitteilen dessen ermuntert. Keine verbalen Attacken zulassen.

10. Bemerkungen

In dieser Sequenz wird schon sehr deutlich, wer in dieser Gruppe wie viel Raum braucht, und welche Möglichkeiten der Kontaktaufnahme vorhanden sind. Aufschlüsse zur Gruppendynamik sind auch ablesbar.

11. Tipp

12. Quelle

Aus der Gestalttherapie.

Beitrag von Doris Müller-Weith

1.0.12 Schutzhülle tanzen und malen

1. **Stichwörter**
   Sicherer Raum; Sicherer Ort; Grenzen; Körperbewusstsein; in Bewegung kommen

2. **Organisation und Setting**
   Einzel- oder Gruppensetting
   Raum mit genügend Bewegungsfreiheit, Musikanlage und Musik, Malstifte (z. B. Wachsmalkreide) und Papierbögen.

3. **Absicht oder Ziel**
   Etablierung eines so genannten „sicheren Raumes" oder „sicheren Ortes". Grenzen wahrnehmen und setzen. Körperbewusstsein entwickeln, in Bewegung kommen, Anregung der Imaginationsfähigkeit.

4. **Beschreibung**
   Jeder TN sucht (z. B. nach Herumgehen im Raum) einen Platz, an dem er sich entscheidet, für diesen Moment stehen zu bleiben. Einladung, wenn möglich, die Augen zu schließen. Zunächst soll die eigene Atmung wahrgenommen werden, dann der Kontakt zwischen den Füßen und dem Boden. Dann soll begonnen werden, das Gewicht in verschiedene Richtungen zu verlagern und damit zu experimentieren, während die Fußsohlen noch am Boden bleiben. Irgendwann folgt die Ansage der Therapeutin, dass die Füße nun vom Boden abgehoben werden können und ein Tanz probiert wird. Spätestens hier sollte Musik zum Einsatz kommen, um das Tanzen zu erleichtern und zu inspirieren (sie kann aber auch bereits von Anfang an laufen). Im Folgenden kann die Therapeutin zur Unterstützung mehrere Körperteile nennen, um die Aufmerksamkeit der Tanzenden darauf zu legen. Wenn der Tanz etabliert ist, folgt die Einladung, sich einen Schutzraum um sich selbst vorzustellen – vielleicht wie eine Art Blase – und diesen zu ertasten, der „Dich beschützend begleitet und in den niemand eindringen kann, ohne dass Du es möchtest. Wie groß ist er, wie nah oder fern von Deinem Körper? Wie ist seine Form, ist sie gleichbleibend oder sich verändernd, wie groß oder klein ist er, wie dick oder dünn, wie fühlt er sich an, wie ist seine Konsistenz, wie elastisch oder fest ist er, welche Farbe(n) hat er, wie transparent oder undurchsichtig ist er?" Solche und evtl. ähnliche Fragen, die als Unterstützung für den Imaginationsprozess dienen, werden von der Therapeutin nacheinander gestellt und dazwischen jeweils den TN genügend Zeit gelassen, sie sich imaginativ zu beantworten. Zu einem Abschluss des Tanzes kommt die Einladung, diesen immer weiter zu reduzieren, bis er nach außen hin fast unsichtbar ist, innerlich aber weiterhin präsent und lebendig bleibt. Als nächstes werden Blätter verteilt und die Malstifte ausgelegt mit der Einladung, dass jeder TN seinen eben imaginierten und ertanzten Schutzraum bzw. die Schutzhülle malt. Es sollte betont werden, dass dieser heute und hier gerade so gestaltet ist, aber veränderbar und nicht ein für alle Mal gleichbleibend ist. Zur Unterstützung kann die beim Tanz verwendete Musik auch während des Malens weiterhin gespielt werden.

5. **Varianten**
   Die Übung kann auch ohne den zweiten Schritt des Malens durchgeführt werden.

6. **Dauer**
Tanzen ca. 15–20 Minuten, malen ca. 15–20 Minuten (die Therapeutin sollte die Gruppe beobachten und darauf achten, dass alle TN ihr Bild zu einem Ende bringen können).

7. **Indikation und Kontraindikation**

8. **Fokus**
Jeder TN sollte sich möglichst frei von etwaigen Vorstellungen und Kritiken fühlen, die bei vielen Menschen in Bezug auf Tanzen und Malen bestehen, was hierin als schön gilt oder nicht. Es geht um das Erlebte, das Imaginierte, den Ausdruck usw. Die Vorstellung eines Schutzraums oder einer Schutzhülle, die mit dem sicheren Ort verwandt ist aber wenn gewünscht allzeit den Körper umgibt, kann sehr wohltuend wirken und Sicherheit und Schutz bieten.

9. **Auswertung**
Aus beispielsweise einem Kreis, in dem nach der Übung die gemachten Erfahrungen mitgeteilt werden, können sich weitere Themen für den Therapieprozess ergeben.
Natürlich kann nach Wunsch und Bedarf der TN das Bild einen guten (auch diagnostischen) Ausgangspunkt für anstehende Themen und Zusammenhänge bieten. Das Erstellen des Bildes hat jedoch auch an sich ohne einen folgenden diagnostischen Schritt therapeutische Wirkungen.

10. **Bemerkungen**

11. **Tipp**

12. **Quelle**
Eine eigene und selbst weiterentwickelte Verknüpfung von Übungen von Ulla Schorn bei einer Weiterbildung in Tanztherapie und dem Life Art Process nach Anna Halprin sowie von Bettina Stoltenhoff-Erdmann und Ingrid Lutz bei der Dramatherapie-Weiterbildung der DGfT.

Beitrag von Ilil Land-Boss

1.0.13 Helga

1. **Stichwörter**
   Warming-up; Beweglichkeit; Körpergefühl; Achtsamkeit

2. **Organisation und Setting**
   Einzel- oder Gruppensetting
   Material: Musik

3. **Absicht oder Ziel**
   Beweglichkeit der Gelenke und des ganzen Körpers.

4. **Beschreibung**
   Alle stehen im Raum verteilt und fangen an ihre Daumengelenke zu bewegen, es sind 3, was viele amüsiert und erstaunt. Dann kommen die Zeigefingergelenke, ebenfalls 3 dazu; dann der Mittelfinger (alle Fingergelenke durch); Hand-, Ellbogen-, Schultergelenke, Halswirbel, Kopfansatz und den Daumen nicht vergessen … Kiefergelenk. Dann die Wirbelsäule abwärts, Becken, Beinansatz, Knie-, Fuß-, Zehengelenke alles zusammen größer werden lassen, dann die Bewegung verkleinern, bis sie nur noch innerlich spürbar ist, aber immer noch durch den ganzen Körper strömt. Alle stehen wieder still und spüren der Bewegung nach.

5. **Varianten**
   Der Bewegungsimpuls kommt zum Beispiel aus der Brust oder dem Ellenbogen oder dem Knie oder der Nasenspitze oder dem Becken.

6. **Dauer**
   5–10 Minuten.

7. **Indikation und Kontraindikation**

8. **Fokus**
   Alle TN sollen sich bewegen und wenn die Bewegung noch so klein ist.

9. **Auswertung**
   Im Nachspüren kann die Aufmerksamkeit auf verschiedene Körperzonen gelenkt werden. Sie sind jetzt „durchlässiger", blockiert, warm oder geschmeidig …

10. **Bemerkungen**
    Gute Vorbereitung für Silly Walks (Übung 1.0.10).

11. **Tipp**

12. **Quelle**
    Bei Agosto Boal (Theater der Unterdrückten) zum 1. Mal entdeckt.

Beitrag von Doris Müller-Weith

1.0.14 Sicheren Ort malen

1. **Stichwörter**
   Sicherer Raum; Schutz; Sicherheit; Abgrenzung; Trauma; Desensibilisierung; emotionales Gedächtnis

2. **Organisation und Setting**
   Einzel- oder Gruppensetting (bei vorhandenem Vertrauen in die Gruppe)
   Material: Ein Set von Bildkarten, Malstifte oder Wachsmalkreide und Papierbögen.

3. **Absicht oder Ziel**
   Die Etablierung eines so genannten „sicheren Raumes"' oder „sicheren Ortes" ist zentraler Bestandteil zahlreicher Therapieprozesse und kann auf verschiedene Weisen vollzogen werden. In schwierigen Situationen kann immer wieder darauf zurückgegriffen werden.

4. **Beschreibung**
   Die Karten werden offen ausgelegt und der TN eingeladen, eine davon auszusuchen, die für ihn Sicherheit, Schutz und Wohlbehagen vermittelt. Der TN sieht sich die ausgewählte Karte eine Weile an. Anschließend wird die Karte auf einen Papierbogen geklebt und um sie herum gemalt, sozusagen der Rest des weißen Blattes vervollständigt.

5. **Varianten**

6. **Dauer**
   Ca. 20 Minuten.

7. **Indikation und Kontraindikation**

8. **Fokus**
   Diese Übung ist u. a. gut für Traumatherapie geeignet, um den TN auf die spätere graudelle Desensibilisierung und neue Verknüpfung im emotionalen Gedächtnis vorzubereiten. Ein ähnliches Prinzip kann bei Erfahrung auch mit anderen Medien stattfinden. Gleichzeitig eignet sich die Übung aber auch für fast jede Ziel-, Patienten- und Altersgruppe.

9. **Auswertung**

10. **Bemerkungen**
    Die Karte kann für sich bereits einen sicheren Ort vermitteln und im folgenden Therapieprozess immer wieder zum Einsatz kommen. Durch die beschriebene Übung erfolgt aber eine weitere Individualisierung und tiefere Verankerung des Bildes in der Imagination und dem emotionalen Gedächtnis des TN, es wird sozusagen stärker sein eigenes.

11. **Tipp**

12. **Quelle**
    Verschiedene Quellen, selbst weiterentwickelt und variiert.

Beitrag von Ilil Land-Boss

1.0.15 Chaosspiel

1. **Stichwörter**
   Selbstwert; Vertrauen; Verbinden; Aktivieren; Kennenlernen; Warming-up

2. **Organisation und Setting**
   Gruppensetting
   Material: Benötigt werden weiche und mobile Gegenstände, wie Decken, verknotete Seile, Jonglierbälle, Bouncebälle, Kuscheltiere, leichte, leere, geschlossene Kartons, Stofftaschentücher und Luftballons. Im Laufe des Spiels kann man Gegenstände aus der Kunstgymnastik, wie Holzreifen und Medizinbälle hinzufügen. Die Zahl der Gegenstände ist offen. Eventuell Musik.

3. **Absicht oder Ziel**
   Körperbewusstsein, Mobilität, Reflexvermögen und Kontaktfähigkeit werden erweitert.

4. **Beschreibung**
   Die Gruppe bewegt sich zuerst frei durch den Raum. Ein Gegenstand wird von der Therapeutin ins Spiel gebracht und zirkuliert von Hand zu Hand. Weitere Gegenstände folgen. Die Gegenstände werden zuerst Hand zu Hand direkt einem anderen TN übergeben, im Laufe des Spiels, nach Anweisung der Therapeutin, werden sie auf Blickkontakt zugeworfen oder, wie Holzreifen und Medizinbälle, am Boden auf Blickkontakt zugerollt.
   Spielregeln:
   - Alle TN sollten versuchen, den Gegenstand, den sie bekommen haben, wieder loszuwerden.
   - Es dürfen niemals zwei Gegenstände gleichzeitig einem TN zugeworfen werden.
   - Nach dem Wurf muss der TN den eigenen Standplatz sofort verlassen, was auch bedeutet, dass man ständig in Bewegung bleibt.
   - Es wird nur auf Blickkontakt zugeworfen.
   - Decken oder Tücher werden nicht verknotet.
   - In der 2. Hälfte des Spiels darf kein Gegenstand übergeben werden, sondern er muss dem Partner immer zugeworfen bzw. zugerollt werden.
   - Alle TN werden dazu aufgefordert, mit unterschiedlichen Flächen, Farben und Gewichten in einem relativ schnellen Tempo umzugehen, sich aktiv zu bewegen und achtsam auf Veränderungen im Raum zu reagieren.

5. **Variationen**
   Die Therapeutin kann das Spiel vereinfachen, indem sie nur wenige und kantenfreie Gegenstände ins Spiel bringt und das Tempo reduziert.

6. **Dauer**
   Die optimale Dauer für diese Übung ist eine halbe Stunde. Selbstverständlich ist die Dauer, wie auch die Dichte des Spiels, regulierbar.

7. **Indikation und Kontraindikation**
   Das Chaosspiel muss mit Vorsicht angewendet werden und ist nicht für alle Gruppen geeignet. Es liegt auf der Hand, dass die Gruppe sich in einer guten körperlichen Verfassung

befinden muss. Angstpatienten können sich z. B. mit dem Rausch und mit dem Tempo des Spiels schwertun. ADHS Patienten wiederum könnten sich von der Vielfalt der Gegenstände und vom hohen Tempo mitreißen lassen. Definitiv nicht geeignet ist das Spiel für emotional instabile und antisoziale Patienten.
Interessant ist das Spiel sowohl für eingespielte Gruppen, als auch für TN, die sich nicht gut kennen. Für Patienten mit Kontaktstörungen ist das Spiel besonders gut geeignet, denn obwohl die Begegnung mit dem Gegenüber in dieser Übung präzise und korrekt sein muss, darf sie trotzdem flüchtig bleiben und bietet immer wieder Rückzugsmöglichkeiten. Die Patienten werden von der Therapeutin aufgefordert, trotz Geschwindigkeit und Dichte des Spiels, den kurzen Blickkontakt beim Werfen immer wahrzunehmen und dadurch Kontakt zu ermöglichen.

8. Fokus
Sinn des Spiels ist, die TN in einem Bewegungsmandala einzubinden, ohne sie emotional zu verpflichten. Motorik, Reflexe und Kontaktfähigkeit werden durch das gemeinsame „Aufeinander reagieren" wachgerufen.
Am Ende lässt die Therapeutin die TN für einige Minuten still auf dem Rücken liegen. Körper, Atmung, Gedanken, der Luftstrom an der Nasenspitze werden wahrgenommen. Abrundung evtl. mit einem kurzen Gruppenfeedback.

9. Auswertung
Durch seine Regulierbarkeit erweist sich das Chaospiel als ein schnelles diagnostisches Werkzeug.
Im Laufe der Zeit kann die Therapeutin auf verschiedene Punkte achten, z. B.: Wie positioniert sich der TN im Raum? Wird er mobiler und kontaktfreudiger? Traut er sich, durch die Mitte des Raumes zu laufen, Gegenstände zu werfen und zu empfangen? Vermeidet er andere TN? Vermeidet er Gegenstände? Verfolgt er TN im Spiel? Wirkt er ängstlich, aggressiv oder euphorisch? Wie äußert er sich über das Spiel vor dem Spiel? Welche Rückmeldung gibt er nach dem Spiel?

10. Bemerkungen
Vor dem Spiel die körperliche Beweglichkeit und die Bereitschaft der Gruppe für ein Aktionsspiel prüfen! Im Hintergrund darf Musik laufen.
Vielfältige Varianten durch allerlei „flugfähige" Gegenstände. Die Therapeutin sollte unbedingt darauf achten, die Gruppe gut zu führen und die unterschiedlichsten Energien, die im Raum durch das hohe Tempo entstehen, zu regulieren. Es ist hilfreich, die Gruppe immer wieder an die Schwere und die Beschaffenheit der Gegenstände zu erinnern.
Kompatibel mit Therapiekonzept: Bewegungstherapie u. ä.

11. Tipp

12. Quelle
Selbst entwickelt. Die Arbeit und der Umgang mit Gegenständen sind allerdings in den unterschiedlichsten Therapieformen und Variationen bekannt.

Beitrag von Corinna D'Angelo

1.0.16 Präsenz auf der Bühne/unsichtbar

1. **Stichwörter**
   Präsenzübung; Wirkung; Ausstrahlung; wichtig sein; unsichtbar sein; Bühnenraum

2. **Organisation und Setting**
   Einzel- oder Gruppensetting
   Material: Seil oder Malerklebeband um eine Bühne abzutrennen.

3. **Absicht oder Ziel**
   Durch diese Übung können die TN sich klarer werden, über ihre Wirkung (Präsenz). Kann dazu animieren, im Alltag ähnliche Experimente zu machen. Zur Einführung des Bühnenraums als besonderer Ort gut geeignet.

4. **Beschreibung**
   Im Warming-up Raumlauf im ganzen Raum. Dabei verschiedene Bewegungsarten ausprobieren: Kurze Schritte, lange, seitlich usw. Aber auch Stimmungsqualitäten wie gelangweilt, enthusiastisch, gehetzt, verspielt etc.
   Anschließend wird die Hälfte des Raumes mit einem Seil oder Klebeband als Bühne abgetrennt. Nun folgen verschiedene Ansagen der Therapeutin: „Wer über den Bühnenraum geht, schleicht wie ein Dieb, außerhalb der Bühne geht er wieder gewöhnlich" und ähnliche Ansagen mehr. Zum Abschluss die beiden Ansagen: „Geh über die Bühne, als wärst du die wichtigste Person auf der Welt und alle sollen dich sehen." und danach „mach dich total unsichtbar".

5. **Varianten**
   Als Steigerung:
   Die Bühne ist leer, ein TN betritt die Bühne mit der inneren Haltung (und sonst nichts machen) „He Leute schaut mich an, ich bin wichtig" (außer der inneren Haltung macht der TN nichts)! Danach wieder Abgang und 2. Runde in der inneren Haltung: „Ich bin gar nicht da".

   Vereinfachung der 1. Variante:
   Immer 2 TN zusammen auftreten lassen, zunächst in derselben inneren Haltung, dann in komplementären Haltungen.

   Auftritt im mittleren Modus:
   „Hallo hier bin ich und ich bin genauso viel Wert wie jeder von Euch (im Publikum)".

6. **Dauer**
   Hängt von der Zahl der TN und deren Konzentrationsfähigkeit ab.

7. **Indikation und Kontraindikation**
   Kann mit Allen gespielt werden.

8. Fokus

TN sollen möglichst wenig Theater spielen, sondern sich auf das authentische Aufbauen der inneren Haltung konzentrieren.

Therapeutin:

Falls Rückmeldungen der Zuschauer zugelassen sind, darauf achten, dass wertschätzend gesprochen wird, und andere Worte gefunden werden als „gut" und „schlecht".

9. Auswertung

Kann wertvolle Hinweise erbringen, über den Stand der Selbstwertschätzung der TN.

10. Bemerkungen

Diese Übung kann man sowohl spielerisch oberflächlich machen, als auch tiefer gehend im Sinne des authentischen Ausdrucks, je nachdem wann im Prozess diese Übung angewendet wird.

11. Tipp

12. Quelle

In abgewandelter Form von Viola Spolin: Improvisation für Theater und Therapie.

Beitrag von Doris Müller-Weith

1.0.17 Zeichen im Raum

1. **Stichwörter**
Körperwahrnehmung; Raumwahrnehmung; in Bewegung kommen; Spontaneität; Improvisation; Schulung der Wahrnehmung; Achtsamkeit

2. **Organisation und Setting**
Gruppensetting
In Ausnahmefällen und bei sicherem Vertrauensverhältnis auch Einzelsetting bei mitspielender Therapeutin. Raumgröße mit ausreichender Bewegungsfreiheit.

3. **Absicht oder Ziel**
Körper- und Raumwahrnehmung, in Bewegung kommen, Spontaneität, Improvisation, Wahrnehmungsschulung.

4. **Beschreibung**
In Paaren, jeweils TN A nimmt eine Position im Raum ein und friert ein, TN B sieht kurz hin und nimmt dann selbst eine andere Position im Raum ein, dann wieder TN A usw. Diese Kette kann irgendwann beispielsweise mit der Anleitung ein Ende finden, dass die TN im Laufe der nächsten Bilder irgendwann in einem Schlussbild einfrieren – indem der- oder diejenige, die an der Reihe für eine neue Pose wären, sich nicht mehr bewegt.

5. **Varianten**
Zwei Gruppen statt zwei Individuen – natürlich nehmen die einzelnen Mitglieder jeder Gruppe nicht alle die gleiche Position ein, aber ihr Impuls, Anlauf und Freeze ist gemeinsam. Auch möglich: 1 Person gegenüber einer Gruppe, wenn passend und für die TN nicht zu destabilisierend. Eine weitere Option ist, einen Teil der Gruppe als Zuschauer fungieren zu lassen, die dann entweder zum gesamten Verlauf oder zum letzten Bild jeweils einen Titel formulieren.

6. **Dauer**
Etwa 5–10 Minuten.

7. **Indikation und Kontraindikation**

8. **Fokus**
Wichtig ist, dass möglichst spontan und ohne Vorüberlegungen gehandelt wird. Jeder TN nimmt seine Pose in Bezug auf den anderen ein, jedoch ohne dass die entstehende Beziehung unbedingt psychologisch und lesbar ist. Die Beziehung ist also oft vielmehr eine räumliche, geometrische, kinästhetische, energetische etc. Auch die eingenommenen Posen sind nicht immer im Sinne einer individuellen oder zwischenmenschlichen Psychologie lesbar – die TN formen vielmehr, wie der Titel besagt, Zeichen im Raum. So kann die Erfahrung weiterer uns bewegender Aspekte als die bewusst psychologischen gemacht werden, sowie die Erfahrung, sozusagen von sich selbst überrascht zu werden.

9. Auswertung
Aus einem Sharing oder einem Gespräch, in dem nach der Übung die gemachten Erfahrungen mitgeteilt werden, können sich weitere Themen für den Therapieprozess ergeben.

10. Bemerkungen
Oft ist es hilfreich, sofern für die TN möglich, den Weg von der vorherigen zur nächsten Position sehr schnell, fast rennend oder springend zu vollziehen, um Vorüberlegungen zu vermeiden. Diese Übung kann und sollte allerdings nur mit Menschen gemacht werden, die genügend Bereitschaft auf Unvorhersehbares, Überraschendes und nicht klar Lesbares mitbringen und für die diese nicht zu bedrohlich wirken. Ansonsten kann die Übung aber auch langsamer und ohne besondere Betonung des Abstrakten durchgeführt werden – von den meisten Menschen werden dann allerdings eher Positionen eingenommen, die auf zwischenmenschliche oder individuell psychologische Aspekte hinweisen.

11. Tipp

12. Quelle
Von Gandalf Lipinski im Rahmen der Dramatherapie-Weiterbildung der DGfT, dann selbst variiert.

Beitrag von Ilil Land-Boss

1.0.18 Zug um Zug

1. **Stichwörter**
   Embodiment; Aktion-Reaktion; Körperbewusstsein; Antworten

2. **Organisation und Setting**
   Gruppensetting
   Braucht mindestens zwei Personen (kann also u. U. auch im Einzelsetting mit Therapeutin und TN durchgeführt werden).

3. **Absicht oder Ziel**
   Grundlegende zwischenmenschliche Übung. Übt das Zusehen, Aufnehmen, wirken lassen sowie das Antworten. Kann den TN mehr Sicherheit und Zeit geben beim Zusammenspielen/Kommunizieren. Fördert den Kontakt.

4. **Beschreibung**
   Zwei TN stehen einander gegenüber, sodass sie sich ganzkörperlich sehen können. A macht eine Bewegung und kommt zum Freeze. B hat diese Bewegung gesehen, wirken gelassen und antwortet jetzt seinerseits mit einer Bewegung und Freeze. Das geht so abwechselnd hin und her. Die Bewegungen können abstrakt bleiben oder konkret, dann entsteht schnell ein zwischenmenschliches Szenario.

5. **Varianten**
   Die Bewegung wird ergänzt von einem Laut/Wort/Satz, der am Ende der Bewegung gesprochen wird.

6. **Dauer**
   3 Minuten und länger.

7. **Indikation und Kontraindikation**
   Kann mit allen Menschen gespielt werden.

8. **Fokus**
   Die TN achten darauf, dass die Bewegung des anderen TN wirklich zum Ende kommt.

9. **Auswertung**
   Das Prinzip Zug um Zug kann, einmal etabliert, immer mal wieder ein Hinweis werden bei späteren Szenen und Improvisationen.

10. **Bemerkungen**

11. **Tipp**

12. **Quelle**
    Aus der Pantomime.

Beitrag von Doris Müller-Weith

1.0.19 Raum in Balance

1. **Stichwörter**
   Raumgefühl; Achtsamkeit; Beziehung Ich – Raum – Andere; Warming-up; Kontakt

2. **Organisation und Setting**
   Gruppensetting

3. **Absicht oder Ziel**
   Die TN sollen ein Gefühl für den Raum bekommen. Sie sollen erkennen, welche Bedeutung ihre eigenen Position und die der anderen TN für das Gleichgewicht im Raum hat und wie sich dieses Gleichgewicht durch jede Aktion eines einzelnen verändert.

4. **Beschreibung**
   Die TN verteilen sich so im Raum, dass dieser möglichst gleichmäßig besetzt ist, d.h. im optimalen Falle sollen die Abstände zwischen allen TN gleich groß sein und keine größeren als unbedingt notwendigen Lücken im Raum sein. Ein TN oder die Therapeutin macht einen kleinen Schritt, alle anderen müssen reagieren, die Bewegung beginnt.

5. **Varianten**
   Schnellere Bewegungen; großräumigere Bewegungen.

6. **Dauer**
   Ca. 5 bis 10 Minuten.

7. **Indikation und Kontraindikation**

8. **Fokus**
   Die TN sollen möglichst alle anderen TN im Blick haben und ihre Bewegungen immer auf die Bewegungen aller anderen TN und im Bezug zum Raum abstimmen.

9. **Auswertung**
   Die Therapeutin bekommt Hinweise auf den Bewegungsumfang, die Spiel- und Bewegungsfreude der TN sowie ihre Fähigkeit, mit und in der Gruppe zu interagieren.

10. **Bemerkungen**
    Die Therapeutin muss bei dieser Übung den Fokus nicht unbedingt auf die Auswertung legen, sondern sie auch einfach nützen, um die TN in Bewegung zu bringen und sie den Raum entdecken zu lassen. Sehr schöne Warming-up Übung.

11. **Tipp**

12. **Quelle**
    Workshop „Tanz" mit Oliver Schneider, DGfT Sommerakademie 2009.

Beitrag von Klaus Wührl-Struller

1.0.20 Gruppen in Balance

1. **Stichwörter**
   Bewegungsumfang; Bewegungsrepertoire; Achtsamkeit; Gruppenkohäsion; Nähe und Distanz; Autonomie; Abhängigkeit

2. **Organisation und Setting**
   Gruppensetting

3. **Absicht oder Ziel**
   Exploration von Themen und wichtigen Aspekten für die TN, Verflüssigung von Mustern, Impulskontrolle, spielerischer Körperkontakt, aufeinander Bezug nehmen.

3. **Absicht oder Ziel**
   Die TN sollen ein Gefühl für den Raum bekommen. Sie sollen erkennen, welche Bedeutung ihre eigene Position und die der anderen TN für das Gleichgewicht im Raum haben und wie sich dieses Gleichgewicht durch jede Aktion eines einzelnen verändert. Neben der Beachtung ihrer Rolle in der Teilgruppe sollen sie auch auf die andere Teilgruppe achten.

4. **Beschreibung**
   Die Gruppe wird in 2 Teilgruppen geteilt. Jede Teilgruppe bekommt einen kleinen Teil des Raumes zugewiesen. Der Raum ist so bemessen, dass die TN sehr eng beieinander stehen müssen. Die TN einer Teilgruppe verteilen sich so im zugewiesenen Raum, dass dieser möglichst gleichmäßig besetzt ist, d. h. im optimalen Falle sollen die Abstände zwischen allen TN gleich groß sein und keine größeren als unbedingt notwendigen Lücken im Raum sein. D. h. wenn ein TN seine Position verändert, müssen auch alle anderen TN ihre Position entsprechend verschieben. Ein TN macht einen kleinen Schritt, alle anderen müssen reagieren, die Bewegung beginnt. Zudem müssen die TN der Teilgruppe auch darauf achten, dass alle drei Raumlagen ausgefüllt und im Gleichgewicht sind: Oben, Mitte, Unten.

5. **Varianten**
   Die Teilgruppen legen sich ihren Aktionsraum durch die Bewegung selbst fest. Die Gruppe kann den so festgelegten Raum auch verschieben und sich so durch den Raum bewegen (sollte die Teilgruppe sehr groß sein, kann sie hierfür nochmals geteilt werden).
   Einzelne Mitglieder können sich aus der Gruppe lösen, frei durch den Raum bewegen und sich einer anderen Gruppe anschließen. Aus dieser Gruppe muss sich dann ein anderes Mitglied lösen und die ursprüngliche Gruppe wieder vervollständigen.
   Zum Element Raum kommt jetzt noch das Element Zeit hinzu, d. h. die Bewegungen der Einzelnen wie der gesamten Gruppe können verlangsamt oder beschleunigt sein. Es sind auch gegenläufige Bewegungstempi möglich, z. B. die Gruppe schnell, aber ein Einzelner in der Gruppe langsam.

6. **Dauer**
   Ca. 10 bis 20 Minuten.

7. Indikation und Kontraindikation

8. Fokus

Jeder TN soll möglichst alle anderen TN im Blick haben und seine Bewegungen immer auf die Bewegungen aller anderen TN der Teilgruppe abstimmen. Die Bewegungen und Übergänge sollen fließend und weich sein.

9. Auswertung

Welchen Bewegungsumfang können die TN realisieren? Bewegen Sie sich in allen 3 Ebenen oder sind sie überwiegend in einer Ebene fixiert? Können die TN außer ihrer Teilgruppe auch die andere Teilgruppe im Auge behalten? Wie leicht oder wie schwer lösen sich TN, um sich der anderen Teilgruppe anzuschließen? Ist ein TN eher in der Mitte oder am Rand seiner Teilgruppe?

10. Bemerkungen

11. Tipp

Die Übung kann von Musik begleitet werden. Das führt aber u. U. dazu, dass sich die TN zu sehr am Rhythmus der Musik orientieren. Beim 1. Mal sollte darum auf Musik verzichtet werden, wird die Übung wiederholt eingesetzt, ist Musik möglich.

12. Quelle

Workshop „Tanz" mit Oliver Schneider, DGfT Sommerakademie 2009.

Beitrag von Klaus Wührl-Struller

1.0.21 Bille Bille Bop

1. **Stichwörter**
Warming-up; Spielfreude; Energieniveau; Kombination von Sprache und Handlung; Konzentration fördern; In Bewegung kommen; Kooperation

2. **Organisation und Setting**
Gruppensetting ab 7 TN

3. **Absicht oder Ziel**
Aufwärmen, ins Spiel kommen, Spielfreude und Energieniveau anheben. Wichtig ist die Einbeziehung der Varianten. Während in der Grundform vor allem die Sprache im Vordergrund steht, ist bei den Varianten körperliche Handlung gefordert.

4. **Beschreibung**
Die TN stehen im Kreis, einer in der Mitte. Der TN aus der Mitte geht auf einen beliebigen TN zu und sagt „Bille Bille Bop". Ehe der Satz beendet ist, muss der Angesprochene „Bop" sagen. Falls nicht muss er in die Mitte usw. Sagt der Mittlere nur „Bille" muss der Angesprochene stumm bleiben, sonst muss er ebenfalls in die Mitte gehen usw.

5. **Varianten**
Unzählige weitere Aufforderungen, die eine körperliche Bewegung erfordern: „Insel" (der Angesprochene wiegt sich wie eine Palme im Wind, linker und rechter Nachbar tauschen mit Wellenbewegung die Plätze). „Toaster" (der Angesprochene hüpft wie ein Toast aus dem Toaster, linker und rechter Nachbar umschließen ihn mit ihren Händen als „Heizstäbe"). Kaputter Toaster (wie Toaster, aber der „Toast" bleibt stehen, die „Heizstäbe" hüpfen). Es können beliebige weitere Aufforderung entwickelt werden.

6. **Dauer**
5 bis 15 Minuten.

7. **Indikation und Kontraindikation**

8. **Fokus**
Schnelle Aufforderungen, rasche Wechsel der Anweisungen.

9. **Auswertung**

10. **Bemerkungen**

11. **Tipp**
Falls ein TN zu lange in der Mitte ist, kann die Therapeutin korrigierend eingreifen, um ein Gefühl der Aussichtslosigkeit zu vermeiden.

12. **Quelle**
Weiterbildung Theatertherapie der DGfT.

Beitrag von Klaus Wührl-Struller

1.0.22 Aufeinander spielen, wie auf einem Instrument

1. Stichwörter
Warming-up; Töne; Stimme; Embodiment; Entspannung; Kontakt; Vertrauen; Achtsamkeit; Atmung; Spielfreude

2. Organisation und Setting
Gruppensetting

3. Absicht oder Ziel
Körperliches Aufwärmen durch Entladen von Spannungen, die im Körper festgehalten sind. Vertrauen wird aufgebaut und ein Gefühl von Intimität zwischen den TN hergestellt. Ein Körperbewusstsein wird aufgebaut.

4. Beschreibung
Paare verteilen sich im Raum verteilen und vereinbaren, wer „A" und „B" ist. TN A beginnt als Instrument, TN B als Spieler. A steht gerade, aber entspannt, holt tief Luft und beginnt auszuatmen. Während des Ausatmens produziert A einen konstanten Ton (am besten, er benutzt den Vokal „a"). A wiederholt den Ton bei drei aufeinanderfolgenden Ausatmern. Währenddessen bewegt B verschiedene Körperteile von A: Er schwingt Glieder, spielt mit dem Gesicht, Schultern usw., klopft auf verschiedene Teile von As Körper, um den Ton zu variieren, den dieser produziert. Nach drei Mal Ein- und Ausatmen, werden die Rollen getauscht. Jeder TN sollte zumindest zwei Mal in jede Rolle schlüpfen.

5. Varianten

6. Dauer

7. Indikation/Kontraindikation

8. Fokus
Der Ton sollte nur durch den „Spieler" verändert werden, nicht durch das „Instrument". Die Therapeutin sollte in der 2. Runde die „Spieler" instruieren, zu fühlen, wo die „Instrumente" Spannungen in ihrem Körper haben und versuchen ihnen zu helfen, den Ton von dort her zu verändern.

9. Auswertung

10. Bemerkungen

11. Tipp

12. Quelle
Selbst entwickelt von der Autorin.

Beitrag von Susana Pendzik

1.0.23 Führen und blind folgen

1. **Stichwörter**
Vertrauen; Wahrnehmungsschulung; Führungsrolle erfahren; Folgerolle erfahren; Empathie; Kontakt; Nähe

2. **Organisation und Setting**
Einzel- oder Gruppensetting

3. **Absicht oder Ziel**
Vertrauen gewinnen. Die Wahrnehmung schulen und erfahren, wie es ist, jemanden zu führen und jemandem zu folgen. Insgesamt wird mit der Übung die Empathie der TN gefördert.

4. **Beschreibung**
Die Übung erfolgt in Paaren. TN A führt TN B durch den Raum und lässt ihn diesen entdecken. TN B schließt nach Möglichkeit die Augen, A hat die Verantwortung für ihn. Es gibt verschiedene Möglichkeiten für den Kontakt beim Führen, eine zugängliche kann eine Hand an der Schulter sein, während die andere Hand hinzukommen kann, wenn z. B. TN A die Hand von TN B führen möchte, um ihn etwas im Raum fühlen zu lassen. Nach Ansage werden die Rollen von A und B getauscht.
Dann kann zunächst zu Zweit, dann in der Gesamtgruppe ein Austausch über die Erfahrungen bei der Übung erfolgen und darüber, wie die Erlebnisse beim Führen und beim Folgen jeweils waren und/oder, wenn wenig Resonanz auf die offene Frage kommt, ob eines der beiden einfacher oder schwerer war.

5. **Varianten**
Ein weiterer Schritt nach einer Weile der Entdeckung des Raumes kann im Gruppensetting sein, dass auf Ansage der Therapeutin alle Führenden ihre Folgenden zu einem anderen Paar führen, die beiden „Blinden" voreinander zum Stehen bringen und dann, von der Therapeutin angesagt, alle Folgenden ihre Augen öffnen. Es geht dann darum, bei dieser Begegnung den Blick zu erleben und versuchen auszuhalten. Nach einigen Sekunden werden auf die Einladung der Therapeutin die Augen wieder geschlossen und weiter durch den Raum geführt, es können mehrere solche Begegnungen folgen.
Es gibt verschiedene alternative Führen-Folgen-Übungen, z. B. für den Fall, dass das notwendige Vertrauen nicht da ist und/oder kein Körperkontakt erwünscht ist. Beispielsweise kann mit der Handfläche geführt werden, die den (sehenden) Folgenden immer in ca. 30 cm Abstand (oder eben mehr) von seinem Gesicht leitet (vor-, seit, rückwärts, nach oben und nach unten, in eine Drehung usw.). Weitere Varianten kann jede Therapeutin für ihren Kontext gestalten.

6. **Dauer**
Ca. 20 Minuten für beide „Rollen", etwa 5–10 Minuten für den Austausch in Paaren, je nach Bedarf und Gruppengröße für den Austausch im Plenum.

7. **Indikation und Kontraindikation**

8. Fokus

Es geht bei dieser Übung zentral um Vertrauen und das Zulassen von Nähe. Dafür sollten die TN bereit sein.

9. Auswertung

10. Bemerkungen

11. Tipp

12. Quelle

Zahlreiche Quellen. Die Variante mit den Begegnungen stammt von Ingrid Lutz.

Beitrag von Ilil Land-Boss

1.0.24 Dreiecke im Raum

1. **Stichwörter**
   Warming-up; Ins Spiel kommen; in Bewegung kommen; Körperwahrnehmung; Konzentration; Achtsamkeit; Wahrnehmung der Gruppe; Wahrnehmung des Raumes

2. **Organisation und Setting**
   Gruppensetting
   Raum mit genügend Bewegungsfreiheit.

3. **Absicht oder Ziel**
   Schulung der Körper- und Raumwahrnehmung, in Bewegung kommen, ins Spiel kommen, Aufwärmung, Konzentrationsschulung.

4. **Beschreibung**
   Hier werden 3 Spielvarianten beschrieben, die jeweils ähnliche Effekte mit sich bringen und je nach Kontext, Alter der TN usw. eingesetzt werden können.

   Dreiecke im Raum:
   Jeder TN sucht sich einen anderen TN aus der Gruppe (heimlich) aus, den er während eines Raumlaufs mit seiner Aufmerksamkeit verfolgt. Das heißt, dass er nicht seinem Weg im Raum folgt, aber stets „aus dem Augenwinkel" bei ihm bleibt und weiß, wo er sich gerade befindet. Anschließend sucht sich jeder TN noch einen weiteren TN aus und verfolgt beide mit seiner Aufmerksamkeit. Es wird angestrebt, dass die Fortbewegung im Raum nicht durch die zusätzliche Aufgabe beeinträchtigt wird. Als nächstes soll sich jeder TN so im Raum umherbewegen, dass er mit den jeweils zwei ausgewählten TN möglichst immer ein gleichwinkliges Dreieck bildet. In den meisten Fällen wird sich das System in dauernder Bewegung befinden, da jede Bewegung eines TN die gesamte Gruppe ähnlich wie bei einem Mobile beeinflusst. Falls die Gruppe irgendwann zum Stehen kommen sollte, weil alle ihre Dreiecke bilden konnten (oder ansonsten möglicherweise zu einem Zeitpunkt, an dem die Gruppe gebeten wird, stehen zu bleiben), kann die Einladung erfolgen, dass jeder TN auf die beiden Personen zeigt, die mit ihm sein Dreieck bilden.

   Freund-Feind:
   Jeder TN entscheidet sich, ebenfalls heimlich, für zwei TN. Der 1. TN ist der Freund, d. h. dass der TN beim Laufen im Raum immer versuchen soll, möglichst nah an diesem zu sein. Der 2. ausgewählte TN ist der Feind, d. h. dass der TN beim Laufen im Raum immer versuchen soll, möglichst weit entfernt von dieser zu sein. Hier entsteht durch die „gekreuzten" Verhältnisse meist schnell viel Komik und Bewegung.

   Bombe-Schutzschild:
   Wie oben aber ein TN ist eine Bombe, die andere ein Schutzschild und jeder TN soll sich jeweils immer so im Raum positionieren, dass das Schutzschild zwischen ihm selbst und der Bombe ist.

5. Varianten
Natürlich können die Begriffe je nach Kontext abgeändert werden (etwa „feuerspeiender Drache" statt „Bombe" usw.).

6. Dauer
Je ca. 5–10 Minuten.

7. Indikation und Kontraindikation

8. Fokus

9. Auswertung

10. Bemerkungen

11. Tipp

12. Quelle
Verschiedene Quellen, selbst weiterentwickelt und variiert.

Beitrag von Ilil Land-Boss

1.0.25 Schnick Schnack Schnuck

1. **Stichwörter**
   In Bewegung kommen; ins Spiel kommen; Warming-up; Gruppengefühl; Spielfreude; Schutz der Gruppe

2. **Organisation und Setting**
   Gruppensetting
   Raum mit genügend Bewegungsfreiheit.

3. **Absicht oder Ziel**
   In Bewegung kommen, ins Spiel kommen, Aufwärmung, Gruppengefühl.

4. **Beschreibung**
   Die Gesamtgruppe wird in 2 Gruppen geteilt, die sich im Raum einander gegenüberstellen. Wie beim Kinderspiel „Schnick Schnack Schnuck" hat jede Gruppe 3 Möglichkeiten, mit denen sie der anderen Gruppe entgegentreten kann, und jede davon besiegt eine der anderen drei und wird von einer besiegt. Eine erprobte Möglichkeit ist z. B. Drache, Prinzessin, Ritter.
   Der Drache frisst die Prinzessin, wird aber von dem Ritter überwältigt. Die Prinzessin wird vom Drachen gefressen, wickelt aber den Prinzen um den Finger. Der Prinz besiegt den Drachen, fällt aber unter den Charme der Prinzessin.
   Beim Zusammentreffen zweier gleicher Figuren bekommt niemand ein Punkt.
   Für jede der drei Figuren wird eine klare Ausdrucksform vorgegeben, entweder von der Therapeutin festgelegt oder gemeinsam in der Gruppe entschieden. Vor jeder Runde muss sich jede der beiden Gruppen für eine Figur entscheiden, die alle Mitglieder der Gruppe einheitlich zeigen werden. Die 2 Gruppen stellen sich in räumlichem Abstand zueinander auf. Auf „Schnick" und „Schnack" (von der Therapeutin angesagt) wird jeweils ein großer Schritt auf die andere Gruppe hin getan, auf „Schnuck" müssen alle gleichzeitig die Statue der gewählten Figur darstellen. Es stehen sich also beispielsweise eine Gruppe von Drachen und eine von Prinzessinnen gegenüber – die Gruppe der Drachen bekommt in dieser Runde einen Punkt. Die Gruppen gehen auseinander und beraten sich kurz, welche Figur sie als nächstes wählen. Eine bestimmte Anzahl von Runden wird gespielt, und die Gruppe, die am Ende die meisten Punkte gesammelt hat, hat gewonnen.

5. **Varianten**
   Je nach Kontext und Wunsch der Gruppe können auch drei andere Figuren festgelegt werden.

6. **Dauer**
   Ca. 10 Minuten.

7. **Indikation und Kontraindikation**

8. Fokus

Diese Übung ist spielerisch, auch ein wenig kompetitiv, was aber in einer Gruppe die Spielfreude wecken und einen durch die Gruppe geschützteren Zugang zu Spiel und Ausdruck bieten kann.

9. Auswertung

Es lassen sich gruppendynamische Mechanismen erkennen (Wer entscheidet? Wer geht mit? Wer geht dagegen? Wie entscheidet eine Gruppe? usw.). Zunächst sollte der Fokus aber ein spielerischer, befreiender sein.

10. Bemerkungen

11. Tipp

12. Quelle

Ursprünglich von Johannes Junker in der Dramatherapie-Weiterbildung der DGfT.

Beitrag von Ilil Land-Boss

1.0.26 Die Zitrone und die Banane

1. **Stichwörter**
Paare; anlehnen; Fels; Banane; Zitrone; hingeben; Unterstützung; Nähe und Distanz

2. **Organisation und Setting**
Paarübung
Es sind keine Materialien erforderlich.

3. **Absicht oder Ziel**
Das Paar kann den Umgang mit Nähe und Distanz respektive Unterstützen und Anlehnen proben: Wie kann ich mir beim Partner, bei der Partnerin Nähe bzw. Unterstützung holen, wie kann ich diese geben? Kann ich mich dem Partner, der Partnerin mit meinem ganzen Gewicht zumuten oder halte ich mich zurück? Kann ich mich hingeben? Kann ich annehmen?

4. **Beschreibung**
Die TN entscheiden, wer die Rolle der Zitrone und wer die Rolle der Banane zuerst einnehmen möchte. Beide werden nacheinander beide Rollen einnehmen.
Der TN, der zuerst die Rolle der Zitrone gewählt hat, geht in diese Rolle. Die Zitrone soll so stabil wie Fels werden. Dazu nimmt er eine bequeme Position ein, in der er ca. 5 Minuten verweilen kann. Er achtet auf seine Atmung, die ihm hilft, seine Mitte wie einen Felsen zu halten. Der 2. TN schmiegt sich wie eine Banane an die Zitrone, findet eine bequeme Position, achtet auf die Atmung, und gibt sein Gewicht ganz ab.

5. **Varianten**

6. **Dauer**
Ca. 15 Minuten. Für die Auswertung weitere 15–30 Minuten.

7. **Indikation und Kontraindikation**
Paare, die sich körperlich oder emotional voneinander distanziert haben und die Nähe zueinander wieder finden möchten. Diese Übung kann auch zur Abklärung dienen, ob beide Partner bereit sind, die Nähe zueinander zu suchen. Kontraindikationen sind der Autorin nicht bekannt.

8. **Fokus**
Die TN sollen es sich bequem machen. Auch der Fels darf seine Position wenn nötig korrigieren, bevor er für 5 Minuten still und möglichst ohne Bewegung bleibt. Jeder achtet auf den Körperkontakt: Wie spüre ich mich? Wo und wie spüre ich dich und deine Wärme?
Wie gut gelingt es jedem, sich mit seinem Gewicht hinzugeben? Stützt er/sie sich irgendwo ab? Wie bequem wirken die verschiedenen Positionen aus der Sicht der Therapeutin.

9. Auswertung

Fragen zur Auswertung:

Was habe ich in dieser Übung erfahren? Wie habe ich mich selbst, wie habe ich den andern wahrgenommen? Welche Rolle fiel mir leichter? Welche Rolle ist mir im Alltag vertrauter? Was gewinne ich, wenn ich die weniger vertraute Rolle vermehrt einnehme?

Die Therapeutin benennt ihre Beobachtungen und überprüft mit dem Paar, ob diese mit ihrer Wahrnehmung übereinstimmen.

10. Bemerkungen

Es empfiehlt sich zum Aufwärmen eine individuelle Embodiment-Übung zu machen: Sich selbst den Körper abklopfen, eine Fußmassage mit einem kleinen Gummiball, oder eine andere Körperwahrnehmungsübung.

11. Tipp

Es ist wichtig, das Timing sehr genau zu machen. Die Partner haben manchmal das Gefühl, der eine bekomme mehr Zeit als der andere.

12. Quelle

IBP Körperpsychotherapie; mündliche Weitergabe aus Intervisionssitzung.

Beitrag von Brigitte Spörri-Weilbach

1.0.27 Rückzug versus Austausch

1. **Stichwörter**
Eigenraum; Rückzug; Austausch; Begegnung; Zurückweisung; Bitten; Nähe; Distanz; Geben und Nehmen; Balance; Polaritäten; Erlaubnis; Einsamkeit

2. **Organisation und Setting**
Einzel- oder Paarsetting
Mit Elementen aus dem Embodiment und Projektivtechniken, inklusive Skulpturarbeit.
Material: Stühle und andere mobile Einrichtungselemente, Tücher, Kordeln etc.

3. **Absicht oder Ziel**
Die beiden TN erhalten die Erlaubnis zum Rückzug. Dieser soll als Selbstfürsorge, („Batterie laden", entspannen etc.) und nicht als Zurückweisung erlebt werden. Denn: „Nur wenn ich ganz bei mir sein darf, kann ich auch zu dir kommen." Im Austausch erproben beide Partner danach, wie sie auf befriedigende, gewinnbringende Weise aufeinander zugehen, und wie dabei Nähe erfahrbar wird. Sie erlauben sich, zwischen dem Rückzug und Austausch zu pendeln. Ziel ist es, im Austausch sowohl mit sich, wie auch mit dem Anderen in Kontakt zu sein.

4. **Beschreibung**
Es geht eine Aufwärmübung voraus, welche den Selbstkontakt stärkt: Atemübung, den Körper abklopfen, Selbstmassage etc.
Anschließend erhalten beide TN folgende Instruktion: „Gestalten Sie an einem Ende des Raums je ihren Eigenraum für Ihren Rückzug im Selbstkontakt, zur Erholung, um die eigene ‚Batterie zu laden'. Nutzen Sie dazu Stühle, Tücher, Seile etc." Nachdem sich die TN gut installiert haben, lässt die Therapeutin jeden TN Körperwahrnehmung und Gefühle im erschaffenen Rückzugsort beschreiben.
Als 2. Schritt werden die TN eingeladen, am andern Ende des Raumes auf ihrer jeweiligen Seite ihre Form des Austausches als Statue zu gestalten.
Auch hier lässt die Therapeutin jeden TN Körperwahrnehmung und Gefühle dazu verbalisieren.
In einem 3. Schritt pendeln die TN zwischen ihren beiden Polaritäten, indem sie von der Rückzugs- in die Austauschposition gehen und wieder zurück. Beim 2. Durchgang werden sie angeleitet, gut auf ihre Körpergefühle zu achten.
Im Anschluss präsentiert jeder TN dem anderen die beiden Skulpturen im fließenden Wechsel.
Zwischenauswertung: Der Darsteller wird gefragt: „Was fühlt sich gut, stimmig an, was nicht?" Daraufhin werden entsprechende Anpassungen vollzogen. Der Zuschauer wird gefragt: „Wie ist das für Sie, wenn Sie ihren Partner so sehen? Kennen Sie ihn so? Fühlt sich dies vertraut, ungewohnt, angenehm, unangenehm etc. an?"
4. Schritt: „Gehen Sie jetzt gleichzeitig in die Position des Rückzugs und überprüfen Sie wie es Ihnen geht, wenn beide im Rückzug sind. Wie kann ich ganz bei mir sein, ohne in die Einsamkeit zu fallen? Wollen Sie jetzt nochmals etwas an Ihrer Position des Rückzugs verändern?"
5. Schritt: „Gehen Sie gleichzeitig in die Position des Austausches und überprüfen Sie wie es Ihnen geht, wenn Sie beide im Austausch aufeinander treffen und dann aufeinan-

der zugehen. Welcher Impuls entsteht? Können Sie diesen umsetzen? Verändern Sie den Kontakt bis ein gutes Gefühl entsteht, indem jeder TN sowohl mit sich selbst wie auch mit dem Anderen in Kontakt sein kann. Lassen Sie diese Begegnung auf sich wirken. Gehen Sie danach langsam zurück zu ihrer Position des Austauschs."

5. Varianten

Der Austausch kann wenn nötig angeleitet werden. Mögliche Vorschläge sind: „Bieten Sie Ihrem Partner eine Umarmung an! Bitten Sie Ihren Partner darum, Ihnen die Hand aufzulegen, so wie es Ihnen wohl tut!" Etc.

Diese Übung kann auch in der Einzelarbeit gemacht werden; in diesem Falle ist die Therapeutin das Gegenüber für den Austausch.

6. Dauer

Im Paarsetting 60–75 Minuten.

7. Indikation und Kontraindikation

Paare in einem akuten Konflikt oder Partner die aus anderen Gründen (Krankheit, Stress etc.) nicht präsent sein können, werden von dieser Übung möglicherweise wenig profitieren können.

8. Fokus

Die Therapeutin achtet auf den Rhythmus, damit die beiden Personen nicht zu schnell weitergehen, sondern sich für die Körperwahrnehmung Zeit lassen. Evtl. können sie angeleitet werden, einzelne Elemente in Zeitlupe zu wiederholen.

9. Auswertung

Wie gestaltet das Paar den Austausch? Wer ist wie initiativ?

Mögliche Fragen zur Auswertung sind:

Was war angenehm, was war schwierig (Hinweis zur weiteren Bearbeitung)? Was war mir vertraut, was fremd oder einfach neu? Was war hilfreich? Was haben Sie erwartet? Was haben Sie selbst gestaltet? Welchen Aspekt/Teil der Übung nehmen Sie für sich mit in den Alltag zum Beobachten oder Ausprobieren?

10. Bemerkungen

Je vertrauter die beiden Partner in ihrer Körperwahrnehmung sind, umso mehr können sie aus dieser Übung gewinnen.

11. Tipp

Es lohnt sich, jede Position in der Körperwahrnehmung im Hier und Jetzt bewusst werden zu lassen und den Bezug zur Alltagsrealität in der Beziehung erst ganz zum Schluss herzustellen.

12. Quelle

Selbst entwickelt.

Beitrag von Brigitte Spörri Weilbach

1.0.28 Tanz des Krafttieres

1. **Stichwörter**
Innere Natur; Kraft; Ressourcen; Tanz; Kontakt mit sich selbst

2. **Organisation und Setting**
Gruppensetting
Material: Trommelmusik oder auch mehrere Trommeln oder Rasseln für Jeden, Das indianische Tarot: Karten der Kraft, Windpferd Verlagsgesellschaft Aitrang,1989

3. **Absicht oder Ziel**
Über die Identifikation mit einem Krafttier kann die innere Natur gestärkt werden.

4. **Beschreibung**
Warming-up: Im Kreis lockern des ganzen Körpers, danach Raumlauf: Alle bewegen sich wie Hühner oder Storch oder Kuh oder Panther oder Frosch oder Maus oder Ameise o. ä. Alle kommen wieder im Kreis zusammen, jeder bekommt eine Rassel und wer möchte, eine Augenbinde. Nun fangen alle gleichzeitig an zu rasseln. Eventuell eine Trancetrommelmusik mitlaufen lassen oder 2–3 gute Trommler sind im Raum verteilt und unterstützen den Prozess. Nun geht jeder TN auf die Suche nach „seinem" Krafttier entweder mit Augenbinde oder aber mit gesenktem Blick. Gut ist hier auch Dämmerung oder wenig Licht. Wer sein Krafttier findet, identifiziert sich mit ihm und tanzt bzw. bewegt sich für eine Weile im Rhythmus dieses Tieres. Zum Zeichen des Abschlusses kommt der TN wieder in den Kreis, setzt sich dort und wartet bis alle wieder im Kreis sind. Die Rasseln sind immer weiter hörbar. Wenn alle wieder beisammen sind, beginnt der letzte Abschnitt: Immer 2 gehen in die Mitte und „tanzen ihr Krafttier" werden von den Anderen im Kreis durch Rasseln (und eventuell Trommeln) unterstützt.
Abschluss: Alle Rasseln werden in die Mitte gelegt. Alle TN legen sich sternförmig auf den Boden und entspannen sich. Die Therapeutin kann vorschlagen, dem Krafttier nun einen Platz im Körper zu geben.
Zum Sitzen kommen und Frage in die Runde: „Welche Qualität(en) nimmst du für Dich mit?"

5. **Varianten**
Die Suche nach dem Krafttier kann auch vereinfacht werden, indem man in der Mitte die Karten verdeckt ausbreitet und ein TN nach dem andern geht in die Mitte und wählt sich eine Karte. Danach beginnt erst der Rasseltanz mit der Augenbinde. Gut geeignet, für Menschen, die sich noch nicht so trauen.

6. **Dauer**
1–2 Stunden.

7. **Indikation und Kontraindikation**
Kann mit allen Menschen gemacht werden, außer in akut psychotischen Zuständen.

8. Fokus

Der TN soll möglichst das 1. Tier, was sich bei ihm meldet, annehmen. Die Therapeutin achtet beim Warming-up darauf, dass sich die verschiedenen Tiere auch in verschiedenen Rhythmen bewegen. Bei der Suche achtet die Therapeutin darauf, dass niemand verletzt wird, da einige TN ja blind durch den Raum gehen.

9. Auswertung

Mit welchen Qualitäten und Eigenschaften sind die TN in Berührung gekommen?
Kann diese Qualität auch im „richtigen Leben" eingesetzt werden? Wenn ja, wann und wo?

10. Bemerkungen

Der Tanz im Kreis ist keine künstlerische Darbietung mit tollen Bewegungen, sondern eher ein verinnerlichtes „durch Bewegung in Kontakt kommen" mit dieser Tiernatur.

11. Tipp

Der Raum sollt möglichst komplett leer sein. Keine gefährlichen Gegenstände im Raum herumstehen lassen (Flippchartwände etc.).

12. Quelle

Inspiriert durch Michael Harner: Schamanische Reisen.

Beitrag von Doris Müller-Weith

1.0.29 Bewegungswelten - Sich selber finden

1. **Stichwörter**
   Körperarbeit; Bewegungswelten; Körperraum; Energiekugel; Angrenzen; Abgrenzung; Triadenarbeit; Kinesphäre

2. **Organisation und Setting**
   Gruppensetting
   Material: Musik, z.B. Gula Gula von Mari Boine, Stifte, Papier, Decken.

3. **Absicht oder Ziel**
   Das eigene Körperbewusstsein wird gestärkt.
   Ankommen in der Gruppe. Ein Schutzraum wird gebildet, mit dessen Hilfe der TN angrenzen und sich abgrenzen kann. Das Erlebte findet einen anderen Ausdruck durch das Malen des Bildes.

4. **Beschreibung**
   1. Phase: Die Therapeutin stellt eine ruhige Musik an, z.B. die CD „Gula Gula" von Mari Boine. Sie fordert die TN auf, sich mit einer Decke einen Platz im Raum zu suchen. Die TN legen sich auf die Decken und schließen die Augen. Die Therapeutin gibt folgende Instruktionen: „Nimm wahr, wie dein Atem geht. Nimm wahr wie tief dein Atem geht. Nimm wahr, wie du in deinen Brustkorb und in deinen Bauch atmest. Nimm wahr, wie du auf dem Boden liegst. Spür in dich hinein, spür in deine Muskeln hinein. Spür deine Knochen. Spür deine Körperflüssigkeiten. Spür deine Organe. Spür deine Haut, als dein größtes Organ. Jetzt öffne langsam wieder deine Augen und komm über die Seite in den Sitz."
   2. Phase: Bewegungsraum. Weiterhin läuft die Musik von Mari Boine. Die Therapeutin gibt die Anweisung: „Ertaste nun den eigenen Körperraum, der zu dir gehört. Beginne mit dem engen Bewegungsraum. Deine Hände liegen eng am Körper, Du beginnst mit leichten Bewegungen. Langsam erweiterst du den Raum, das heißt, du gehst in den mittleren Bereich – schau, wie du den Bereich dehnen kannst – benutzte die Beine! Langsam wächst du in den ganz weiten Raum – so lang deine Arme und Beine sind. Schau mal, was entspricht jetzt gerade deinem Stimmungsbereich mehr? Der nahe oder der mittlere Bewegungsbereich? Probiere es eine Zeit lang aus und bleibe dann in dem Raum, der gerade passt."
   3. Phase: Kinesphäre (= Erfahrung des persönlichen Bewegungsraumes). Die Therapeutin leitet an: „Kannst du dir vorstellen, dass der Bewegungsraum, in dem du gerade bist, immer mit dir wandert? Um dich herum ist eine Kugel – sie ist dreidimensional und immer so weit, wie du sie haben willst. Man könnte sagen eine Energiekugel, egal wo du hingehst, du nimmst sie immer mit. Beginne damit, achtsam durch den Raum zu gehen."
   Kinesphäre mit Begegnung: „Irgendwann kann es sein, dass die Räume sich begegnen. Wie weit können sich die Bewegungsräume annähern? Bildet Zweier- oder Dreiergruppen. Ihr habt euren eigenen Raum und gegenüber von euch ist ebenfalls jemand mit einem Raum. Guckt was passiert, wenn sie sich aufeinander zu bewegen. Wie nah ist es euch angenehm? Wie viel Distanz braucht

ihr? Das gilt für heute, morgen kann es schon wieder ganz anders aussehen, es ist einfach eine Momentaufnahme."

4. Phase: Bild malen. Die TN malen das, was sie erlebt haben und das, was dabei für sie wichtig war. War etwas neu? Bekannt?

5. Phase: Triadenarbeit. Es werden Dreiergruppen gebildet. TN A stellt sein Bild vor, TN B ist der Beobachter. Dieser beobachtet nur, schreibt aber nicht. Der TN stellt sein Bild vor, TN C hört zu bzw. stellt Fragen, die seiner Neugier entsprechen. Der TN, der sein Bild vorstellt, ist so offen, wie er sein möchte.
Danach wird getauscht, es sollte jeder einmal in jeder Position gewesen sein.

5. Varianten

Die 5. Phase kann auch in einer Gesprächsrunde vor der gesamten Gruppe stattfinden.

6. Dauer

Die ersten 3 Phasen der Übung dauern bei einer Gruppengröße von 5 bis 8 Personen ca. 40 Minuten Für das Malen des Bildes sollte man ca. 15 Minuten veranschlagen, für die Triadenarbeit 7–10 Minuten pro Person und 5 Minuten für die Besprechung.

7. Indikation und Kontraindikation

Wichtige Fragen für die Therapeutin:

Wo steht der TN jetzt? Sie sollte ihn da abholen, wo er sich befindet. Diese Übung ist ein Weg, ein Mittel, das zum Ausdruck zu bringen, was den TN zu dem jeweiligen Zeitpunkt bewegt. Das Ziel wird vom TN festgelegt. Er erteilt den Auftrag.

8. Fokus

Ist es dem TN möglich, seine Energiekugel die gesamte Zeit aufrecht zu erhalten bzw. überhaupt zu erspüren? Was ändert sich im Kontakt mit den anderen TN? Wie geht es dem TN nach der Übung?

9. Auswertung

Es sollte auf jeden Fall eine Blitzlicht-Phase an das Ende der Übung gesetzt werden und die TN gefragt werden: „Wie fühlst du dich gerade mit dem was war?" Die Aussagen der TN sind ausschlaggebend, sowie die Beobachtungen der Therapeutin, die während der Übung gesammelt werden konnten.

10. Bemerkungen

Die Übung ist nur eine Momentaufnahme, kann aber generelle Tendenzen des TN in Bezug auf seine Körperbeziehung und Angrenz-/Abgrenzfähigkeit aufzeigen.

11. Tipp

12. Quelle

Nach Henriette Dluzak-Boysen, Psychologin und Tanztherapeutin in der Tagesklinik Nordochsenzoll in Nord-Hamburg für Psychiatrie und Psychotherapie.

Beitrag von Nina Dudek

1.0.30 Erdung mit Lichtenergien

1. **Stichwörter**
   Erdung; Lichtenergien; Warming-up; Körperbewusstsein

2. **Organisation und Setting**
   Gruppensetting
   Material: Freudig-rhythmische Musik.

3. **Absicht oder Ziel**
   Kontakt mit dem eigenen Körper. Erdung und Finden der eigenen Mitte.

4. **Beschreibung**
   Die Therapeutin fordert die TN dazu auf, in einen Kreis zusammen zu kommen. Die TN stehen mit den Füßen hüftbreit auseinander, Knie locker, und atmen ruhig in den Bauch. Die Therapeutin gibt den TN folgende Imaginationen: „Habe das Gefühl, dass dein Kopf von einem Faden hochgezogen wird und spüre, wie dein Zwerchfell nach unten zieht. Habe bei jedem Einatmen die Vorstellung, ganz viel farbiges Licht einzuatmen und beim Ausatmen alles, was jetzt stört oder unwichtig ist, gehen zu lassen. Fühle, wie sich an deinen Füßen Wurzeln bilden, die in die Erde wachsen. Immer tiefer in die Dunkelheit und immer näher Richtung Erdmittelpunkt. Du spürst langsam, dass es da unten ganz warm ist und wenn du möchtest kannst du dir die Hitze des wabernden Erdmittelpunktes vorstellen: Rote, heiße, glühende Lava.
   Deine Füße stehen jetzt ganz stabil auf der Erde, fest mit ihr verwachsen und dein Atem fließt ruhig weiter. Dann stell dir vor, wie ein kleiner seidener Faden aus der Mitte des Scheiteldachs, am Kronenchakra, zu wachsen beginnt und sich immer höher tastet, bis zu den Sternen. Dort ist auch der Mond mit seinem silbrigen Licht und du lässt es durch den Faden in deinen Kopf fließen. Mit jedem Atemzug fließt es ein Stückchen mehr in dich hinein, bis in deine Mitte. Wenn dort alles mit Licht ausgefüllt ist, spüre noch einmal zu deinen Füßen, spüre die Wurzeln bis zum Erdmittelpunkt und lasse die Hitze von dort aufsteigen, erst an den feinen Verästelungen, dann den dickeren Wurzeln in deine Füße, in dich hinein bis zu deiner Mitte. Hier treffen sich jetzt die Klarheit des Mondes und die Wärme der Erde und daraus entsteht eine kleine Bewegung in deinem Becken. Dieses beginnt, sich langsam kreisförmig zu bewegen. Die Kreise können auch etwas größer und wilder werden und auch wieder kleiner und sanfter, so wie es für dich gerade stimmt.
   Die Bewegung beginnt, auch den Rest des Körpers zu ergreifen. Du kannst dir vorstellen, eine Pflanze im Wind zu sein, vielleicht auch eine Schlingpflanze, die mit ihren Armen das Licht sucht."
   Die Therapeutin stellt nun eine freudig-rhythmische Musik an und spricht die Einladung aus, sich frei im Raum dazu zu bewegen oder zu tanzen.
   Die Therapeutin gibt weitere Instruktionen: „Jetzt schau mal, ob es eine Bewegung gibt, die dir besonders gut gefällt oder die dein jetziges Gefühl am ehesten ausdrückt. Was bist du für eine Pflanze? Bist du groß? Bist du klein? Bist du vielleicht ganz schüchtern? Oder eher mutig? Gehe ganz in diese Bewegung und wiederhole sie ruhig häufiger. Vielleicht findest du auch einen Ton, der dazu passt, oder ein Geräusch."

5. Varianten

1. Variante:

„Wenn du etwas für dich gefunden hast, kannst du dich an einen weiteren TN wenden, der auch schon Bewegung und Ton gefunden hat und ihm mit deiner Bewegung und deinem Ton etwas über dich erzählen. Der andere TN kann mit seiner Bewegung und seinem Ton darauf antworten, bis sich vielleicht sogar ein kleines Gespräch entwickelt. Der eine Partner kann von dem anderen auch etwas aufnehmen und in die eigene Bewegung oder in den eigenen Ton einbauen, muss dies aber nicht." Schließlich findet jeder TN wieder zur eigenen Variante zurück und alle TN kommen wieder im Kreis zusammen. Hier kann es zur 2. Variante übergehen.

2. Variante:

Wer etwas gefunden hat, kommt langsam in die Mitte, damit sich wieder ein Kreis bildet. Das ist der große Versammlungsort aller Pflanzen dieser Welt und alle haben einen Ton und eine Bewegung mitgebracht. Und wer Lust hat kommt in die Mitte des Kreises und führt den anderen Bewegung und Ton vor.

Die anderen nehmen Bewegung und Ton auf und machen es nach. Es muss nicht exakt genauso sein, wie das, was vorgemacht wird, aber es sollte eine ungefähre Ahnung davon entstehen, wie der TN in der Mitte gerade fühlt und wie es ihm geht. Wenn der TN in der Mitte sich verstanden fühlt, kann er eine andere Person antippen und mit ihr den Platz tauschen.

Dieser TN besinnt sich jetzt auf seine eigene Bewegung von vorher und seinen Ton und zeigt beides den anderen. Wenn er sich verstanden fühlt, sucht er sich einen Nachfolger. Abschließend, nachdem alle ihre Bewegung und ihren Ton vorgeführt haben, stellen sich alle in den Kreis und drehen sich nach links. Dem Vordermann werden nun die Schultern massiert, Nacken, Ohren, Haare und anschließend alles ausgestrichen.

6. Dauer

Ca. 30–40 Minuten.

7. Indikation und Kontraindikation

8. Fokus

Auf die innere Erlebniswelt jedes einzelnen TN, die schließlich Ausdruck im Äußeren findet. Die Übung dient zur Stärkung und Festigung.

9. Auswertung

Im Anschluss an die Übung kann eine kurze Feedbackrunde stattfinden, in der die TN ihre Erfahrungen mitteilen, bzw. indem sie nur kurz die Pflanze benennen, zu der sie sich verwandelt haben oder eine Farbe, die ihnen während der ersten Phase der Übung besonders wichtig war. Die Therapeutin kann beobachten, welches Körperbewusstsein die einzelnen TN besitzen, wem fällt es leichter oder schwerer, sich frei zur Musik zu bewegen? Dies kann für einige der TN eine schwierige Übung sein, wenn sie den sicheren Kreis verlassen sollen und sie eingeladen werden, sich frei im Raum zur Musik zu bewegen.

10. Bemerkungen

Wenn ein TN sich unsicher fühlt, sich frei im Raum zu bewegen, sollte die Therapeutin ihm eine Anleitung geben, die Sicherheit schafft, ohne dass er sich aus der Gruppe ausgestoßen oder unangenehm hervorgehoben fühlt, wie beispielsweise, auf einer Stelle im Raum, die ihm angenehm scheint, stehen zu bleiben und dort seine Pflanze zu entwickeln.

11. Tipp

12. Quelle

Nach Anna-Lotta Gönner, Heilpraktikerin und Theatertherapeutin.

Beitrag von Nina Dudek

Kapitel 2

Geschichten

2.1 Mythen, Märchen, Lieblingsmärchen

2.1.1 Lieblingsmärchen aus der Kindheit

1. **Stichwörter**
   Märchen; Biografie-Arbeit; Lösungswege selber finden

2. **Organisation und Setting**
   Gruppensetting

3. **Absicht oder Ziel**
   Mithilfe eines Märchenspiels wird ein Thema vertieft.

4. **Beschreibung**
   Die Therapeutin fragt einen TN nach seinem Lieblingsmärchen aus der Kindheit. Nach dem Zusammentragen der Handlung, Verteilen der Figuren und Festlegung einer Szenenabfolge spielt die Gruppe das Märchen. Erst der Vorlage relativ getreu, dann in verschiedenen Variationen, die sich zunehmend von der Originalfassung lösen.
   Es findet eine Nachbesprechung statt, in der sich herauskristallisiert, welche Szene besonders wichtig für den TN erscheint.
   Die Gruppe spielt diese Szene (inkl. Rollentausch) mehrmals erneut. Im Anschluss findet erneut eine Nachbesprechung statt.

5. **Varianten**
   Die Therapeutin wählt einen TN aus, mit dem ein direktes Arbeiten aufgrund einer bereits fortgeschrittenen Therapie möglich ist. Häufig trauen sich aber auch die TN weniger und ein indirektes und vorsichtigeres Arbeiten ist sinnvoller (der TN übernimmt zunächst oder überhaupt die Zuschauerrolle, lässt Stellvertreter Lösungsvarianten spielen, die biographische Verbindung wird nicht bewusst hergestellt).

6. **Dauer**
   Die Dauer der Übung beträgt ca. eine Stunde.

7. **Indikation und Kontraindikation**
   In dieser Form nur geeignet bei sicherer Beziehung zum TN, ansonsten viel vorsichtigeres Arbeiten nötig, Märchen haben eine starke Wirkung durch die sehr starken tiefgehenden Bilder.

8. **Fokus**
   Wenn an einer Stelle des therapeutischen Prozesses ein Wechsel auf eine unbewusste archaische Ebene sinnvoll erscheint, da der TN selber das Gefühl hat, er würde auf den üblichen Ebenen nicht weiter kommen, bietet es sich an, mit dem Lieblingsmärchen der Kindheit zu arbeiten.
   Deshalb die Selbstwahl des Märchens durch den TN, in der Hoffnung, sein Unbewusstes würde Lösungswege offerieren. Dabei ist es wichtig, diesen Prozess lange offen zu halten. Es kann sein, dass die Therapeutin selber im Spiel zunächst einen anderen Focus sieht, als der TN. Da aber der Schlüssel immer im Erleben des TN liegt, geht der Weg weiter.

Neuspielen und auch ein Rollentausch können den TN Stück für Stück zu mehr Selbstbestimmung führen, erst nur gefühlt, dann auch vertreten.
Die ersten neuen Erfahrungen im Spiel ermöglichen dann die Verbindung zur Biographie, die der TN oft als befreiend erlebt.

9. Auswertung
Es kann wichtig sein, die Erfahrungen, die während des Märchenspiels gewonnen werden, in späteren Sitzungen wieder hervorzuholen und mit den konkreten Alltagskonflikten zu verbinden.
Die einmalige Erfahrung hilft in der Regel nicht dauerhaft, sondern braucht immer wieder Nacharbeitung.

10. Bemerkungen
Hier noch ein konkretes Fallbeispiel:
Eine TN mit Angstproblematik (Hintergrund: früher Tod des Vaters) hat immer wieder starke Angst um Mann und Kinder, ist eigentlich eine Persönlichkeit mit kräftigem Auftreten, erlebt sich in Auseinandersetzungen mit ihrem Mann aber als kleines hilfloses Mädchen. Nach einem Jahr Gruppentherapie kommt die TN an diesen für sie entscheidenden Stellen nicht weiter. Die Therapeutin lässt sie ihr Lieblingsmärchen aus der Kindheit auswählen. Es wird „Rumpelstilzchen" ausgewählt. Das Spiel verläuft nach der oben gegebenen Beschreibung. In der Nachbesprechung stellt die TN fest, dass für sie wesentlich die Fremdbestimmung des Vaters war, der die Vermählung am Königshof festgelegt hat. Die TN erlebte sich als ohnmächtig gegenüber dem Vater. Sie versucht sich von seiner Autorität zu lösen und eigene Lebensentscheidungen zu treffen.
In der folgenden Reflexion wird eine Verbindung zum frühen Tod des Vaters gezogen.
Sie hatte nie die Möglichkeit bekommen, ihm gegenüber eigene Positionen zu vertreten.
In Kombination mit dem traumatischen Verlust (Unfall) blieb sie in der Rolle des kleinen Mädchens und er in der übergroßen Autorität, die fest zementiert schien.
Nach diesem Spiel und der biographischen Klarheit konnte die TN erstmals konstruktive Auseinandersetzungen mit ihrem Mann führen, der nun bei einem konkreten Problem einlenkte und sie eine gemeinsame Lösung fanden.
Eine solche Arbeit mit tiefer biographischer Verbindung braucht zum einen meist eine lange gewachsene, vertrauensvolle Beziehung und zum anderen die Möglichkeit zur kurzfristigen Intervention bei auftauchenden Krisen. Bei dieser Art von Arbeit mit bewussten Bezügen zu schwerwiegenden Kindheitserlebnissen ist eine starke Reaktion des TN nicht selten, und damit müssen auch die Ressourcen vorhanden sein, mit den Nachwirkungen umgehen zu können.

11. Tipp
Ein Grundwissen über viele Märchen zu haben, kann sich lohnen (auch als Spielmaterial für einfachere Situationen).

12. Quelle
Anregungen u. a. bei Doris Müller-Weith und Verena Kast.

Beitrag von Sascha Heuer

2.1.2 Lieblingsmärchen

1. **Stichwörter**
   Lieblingsmärchen, aktuell; Bewältigungsstrategien, erkennen, entwickeln; Rollenentwicklung; Ressourcenentwicklung, symbolisch

2. **Organisation und Setting**
   Einzel- oder Gruppensetting
   Besonders bei Familien oder Gruppen mit TN, die ähnliche Ziele und Problematiken haben. Verschiedene Kleidung und Hüte, passend für Märchenfiguren, Märchenbuch.

3. **Absicht oder Ziel**
   Die Absicht der Übung liegt darin, dass die TN über eine Rollentwicklung zu einer Spielentwicklung gelangen. Über die Darlegung und Klärung von Problemen im Spiel und durch das Spiel kommt es zu einer Ressourcenentwicklung und dem Erkennen/Entwickeln möglicher Bewältigungsstrategien.

4. **Beschreibung**
   Ein TN beginnt mit seinem aktuellen Lieblingsmärchen (dieses kann auswendig erzählt oder vorgelesen werden). Der TN übernimmt anschließend die Regie und bestimmt, wer welche Rolle spielt und was wie gespielt wird. Dann wird das Märchen gespielt (oder eine wichtige Szene daraus). Gegebenenfalls kann der Regisseur es noch einmal spielen lassen und dabei neue Anweisungen geben oder etwas ändern lassen.
   Anschließend wird das Lieblingsmärchen des nächsten TN gespielt, so lange bis alle TN mit ihrem Lieblingsmärchen an der Reihe gewesen sind.

5. **Varianten**
   - Nur die wichtigste Szene wird gespielt.
   - Ein selbst entwickeltes Märchen wird gespielt.
   - Der Regisseur spielt selber mit.

6. **Dauer**
   Die Dauer der Übung beträgt 15 bis 45 Minuten, abhängig vom Alter und der Konzentration der TN.

7. **Indikation und Kontraindikation**
   Ab 4 Jahre, geeignet bei verschiedenen Krankheitsbildern/Störungen. Insbesondere auch in der familiären Konfliktbearbeitung einsetzbar.

8. **Fokus**
   Wichtig ist es, dem Regisseur auch tatsächlich die Regie zu geben. Die Spieler sollen sich bemühen, für den Regisseur etwas Schönes darzustellen. Dafür sorgt auch die Therapeutin, indem sie Hinweise gibt und dem Regisseur hilft. Bei Bedarf spielt sie selbst mit.

9. Auswertung
Diese Übung stimuliert eine positive Zusammenarbeit der Beteiligten. Sie thematisiert Probleme, die auf symbolische Art und Weise gelöst werden können.

10. Bemerkungen

11. Tipp
Die Therapeutin muss auf diese Thematisierung eigener Probleme achten und dem Regisseur dabei helfen, das weiterzuverarbeiten. Fingerspitzengefühl und Vertrauen auf den Gruppenprozess sind sehr wichtig.

12. Quelle
Selbst entwickelt.

Beitrag von Emilia de Gruijter

2.2 Vorlagen

2.2.1 Szenen aus dem Schauspielführer

1. **Stichwörter**
   Drama; Konflikte; Gefühle; Mut zu großen Gefühlen; Konfliktlösungsmöglichkeiten spielerisch ausprobieren; Depression; Angst

2. **Organisation und Setting**
   Im Gruppensetting oder wenn die Therapeutin mitspielt auch im Einzelsetting möglich. Ein Schauspielführer und in diesem schon 1–3 geeignete Stücke durch die Therapeutin vorausgewählt.

3. **Absicht oder Ziel**
   Kann sensibilisieren für Konflikte und für die Erkenntnis, dass Konflikte zum Leben dazu gehören: ohne Konflikt kein Drama, keine Spannung ... kein Leben? Kann Mut zum Fühlen machen.

4. **Beschreibung**
   Nach einem spielerischen Warming-up – als solches bietet es sich z. B. an, im Kreis Geschichten zu erfinden – kann die Therapeutin entweder mit einer selbsterfundenen Geschichte weitergehen, oder eine Story bzw. einen Plot aus einem bereits existierenden Schauspiel nehmen. Die Beschreibungen im Schauspielführer sind knapp; die Therapeutin sollte darauf achten, dass die TN diese Texte ganz langsam und konzentriert lesen und aufnehmen. Die Therapeutin kann danach die Gruppe wahlweise die Story nacherzählen oder die Konflikte herausarbeiten lassen. In einer Kleingruppe wird dann jeweils eine Szene vorbereitet und die Rollen mit Verkleidungen unterstützt. Nacheinander spielen sich die Kleingruppen ihre Versionen vor.

5. **Varianten**
   Es wird eine Version vorgespielt, so wie die Vorlage sie vorsieht und in einem 2. Schritt, gibt es den Raum, andere Verhaltensmöglichkeiten auszuprobieren.

6. **Dauer**
   Die Dauer der Übung beträgt eine Stunde oder eine Einheit.

7. **Indikation und Kontraindikation**
   Gute Erfahrungen bei Menschen mit Depressionen und Angst.

8. **Fokus**
   Der TN sollte versuchen, die vorhandenen Gefühle in Aktion zu bringen und dabei darauf achten, wie sich dieses oder jenes Gefühl äußert, bzw. wie er es (be-)handelt.
   Für die Therapeutin liegt der Fokus auf der Erkenntnis, welche Szene/n am häufigsten gewählt wurden.

9. Auswertung

In einer Feedbackrunde kann die Therapeutin die TN fragen, ob sie diese oder ähnliche Gefühle, wie sie in der Rolle oder beim Zuschauen erlebt wurden, aus ihrem Leben kennen.

Weiterhin kann die Therapeutin eventuelle Hinweise aus den persönlichen Geschichten einsammeln.

10. Bemerkungen

Unsere klassischen Dramen haben oft tiefe und allgemein menschliche Gefühle, wie: Verrat, Verführung, Neid, Konkurrenz, Rache etc. zum Inhalt. Im Schutze der vorgefertigten Geschichte und Rolle, können solche Gefühle erkundet, ausprobiert und befreit werden.

11. Tipp

Gerade bei diesen theatralen Szenen sind Kostüme eine große Bereicherung.

12. Quelle

Selbst entwickelt.

Beitrag von Doris Müller-Weith

2.2.2 Die doppelte Fürsorglichkeit

1. **Stichwörter**
   Paare; Dialog; Unausgesprochenes; Geschichte; Stimmungen, verschiedene; Fürsorge; Selbstfürsorge; Annehmen; Abgrenzung; Bedürfnisse formulieren; Kommunikation; Lichtstrahl/Szenenspiel; Projektivtechnik; Rollentausch

2. **Organisation und Setting**
   Diese Paarübung arbeitet mit der Kurzgeschichte „Die Laterne als Schutz" von Peseschkian Nossrat.

3. **Absicht oder Ziel**
   Ein kurzes Szenenspiel mit einem Dialog zwischen zwei Freunden initiiert eine Auseinandersetzung über Unausgesprochenes wie z. B., es dem andern recht machen zu wollen, es besser zu wissen als der andere etc. Der Dialog aus der Kurzgeschichte wird vom Paar im Rollenspiel exploriert und weiter entwickelt.

4. **Beschreibung**
   Dem Paar wird die folgende Geschichte erzählt:
   „Die Laterne als Schutz". „In einer finsteren Nacht ging ein Blinder mit einer Laterne in der Hand und einem Krug voll Oliven auf der Schulter durch die engen Gassen des Bazars. Da begegnete ihm ein Freund. Der sprach zu ihm: ‚Mein Freund, Tag und Nacht sind doch gleich für deine Augen, was kann dir da diese Laterne nützen?' Der Blinde antwortete mit einem feinen Lächeln: ‚Die Laterne ist doch nicht für mich, sondern für dich, damit du mir in der finsteren Nacht nicht meinen Krug von der Schulter stößt, sondern mir gegenüber aufmerksam bist.'" (Peseschkian 1988, S.113)

   Das Paar tauscht sich kurz darüber aus, worum es in dieser Kurzgeschichte geht. Sie spielen diese kurze Szene und machen einen Rollentausch. Anschließend wiederholen sie die Szene in verschiedenen Stimmungen (wütend, gelangweilt, freundlich, etc.) und improvisieren eine Fortsetzung der Geschichte. Jeder TN erhält die Möglichkeit, eine Fortsetzung in beiden Rollen zu gestalten. Die TN werden unterstützt, verschiedene Versionen auszuprobieren, zu übertreiben, zu untertreiben. Die beiden Freunde der Geschichte sollen letztlich in gegenseitiger Bejahung auseinander gehen.

5. **Varianten**
   Anstelle vom Rollenspiel können Projektivtechniken wie ein Gedicht, eine Zeichnung, Statuen u. a. zur Bearbeitung der Geschichte eingesetzt werden.

6. **Dauer**
   Diese Paarübung dauert 15–45 Min. inklusive der Auswertung.

7. **Indikation und Kontraindikation**
   Eine Person oder beide wollen es besser wissen, oder sie wollen es dem anderen recht machen. Sie leiden an der Enttäuschung, dass die eigenen Bemühungen kaum gesehen und nicht angenommen werden. In dieser Enttäuschung wird oft das Gegenüber für das Nichtgelingen der Kommunikation verantwortlich gemacht.

8. Fokus

Diese Übung legt den Fokus auf die Auseinandersetzung von Selbstfürsorge und Fürsorge oder Rat für den anderen. Ist die angebotene Unterstützung erwünscht oder nicht? Im Spiel können Körperreaktionen auf erwünschte oder unerwünschte Fürsorge oder Ratschläge erfahren werden. Der Dialog über Absicht und Wirkung, übers Annehmen oder Abgrenzen kann geübt werden. Die Therapeutin achtet auf die positive Energie im Dialog: Wo gelingt es in konstruktiver Weise eigene Bedürfnisse zu formulieren? Wo gelingt es neu, anders, evtl. mit Humor zu verhandeln?

9. Auswertung

Fragen zur Auswertung:

Welche Rolle war dem TN vertrauter? Was war angenehm, was war unangenehm? Mit welchem Ausgang der Geschichte ist der TN zufrieden? Was wäre für ihn ein besseres Ende der Geschichte gewesen? Welche Muster seiner Paardynamik wurden in diesem Spiel deutlich? Welche Erkenntnisse nimmt er mit in den Paaralltag?

10. Bemerkungen

11. Tipp

Sollte der Dialog sehr konfliktreich bleiben, ist es ganz wichtig, einen Lichtstrahl herauszuarbeiten, der die Zuversicht nährt, dass das Verhandeln in der Paarbeziehung lernbar ist, z. B. gab es ein Wort, eine Geste, die angenehm oder gar tröstend war?

12. Quelle

Diese Übung wurde selbstentwickelt. Die Geschichte stammt aus Peseschkian Nossrat, (1988). 33 und eine Form der Partnerschaft, Frankfurt a. M.: Fischer Taschenbuch Verlag

Beitrag von Brigitte Spörri Weilbach

2.3 Eigene Geschichten

2.3.1 Dia-Serie

1. **Stichwörter**
   Bühnenspiel; Szenenentwicklung; Verflüssigung[2] von Mustern; Impulskontrolle; Exploration von Material zu einem bestimmten Thema

2. **Organisation und Setting**
   Die Übung ist für eine Gruppenkonstellation ab 6 Personen geeignet, damit eine gegenseitige Präsentation erfolgen kann.
   Grundsätzlich braucht es nicht notwendigerweise eine Zuschauergruppe, da die Therapeutin diese Rolle auch stellvertretend einnehmen kann. Bei einer Variation mit Bewegung (s. u.) ist Musik hilfreich (z. B. Filmmusik von Henri Mancini).

3. **Absicht oder Ziel**
   Diese Übung dient der Therapeutin als Exploration von Material zu einem bestimmten Thema und leitet die TN über die Szenenentwicklung zum Bühnenspiel. Durch das Spiel, lernen die TN die Verflüssigung von bestehenden Mustern, sowie die Kontrolle von Impulsen.

4. **Beschreibung**
   Die Gruppe bildet Untergruppen von 3–6 TN. Jede Kleingruppe bekommt den Auftrag, sich als Gemälde, das einen bestimmten Titel trägt, zu einem Standbild zu verbauen. Das kann zu einem beliebigen Thema (z. B. Angst, Grenze, Wachstum, etc.) geschehen und eher konkret oder eher abstrakt sein; die Gruppe soll sich nur auf ein gemeinsames Bild einigen und jeder TN soll darin seinen Platz finden.
   Im zweiten Schritt sollen zwei weitere Bilder gebaut werden: Ein Bild, das vor dem ersten und eines, das danach spielt, so dass jede Gruppe schließlich drei Bilder hat, die eine Geschichte zum gewählten Thema erzählen. Dabei ist nicht wichtig, ob die beiden ergänzenden Bilder eine Minute oder ein Jahr früher oder später spielen – relevant ist hier lediglich, dass eine Entwicklung gezeigt wird.
   In der anschließenden Präsentation sollen die Zuschauenden beim Aufbau der Bilder immer die Augen schließen („Vorhang zu!") und sie erst öffnen, wenn die Bilder stehen („Vorhang auf!"). Das Publikum soll nach den 3 Bildern Rückmeldung über das geben, was es gesehen hat. Freies Phantasieren und Spekulieren sind hierbei ausdrücklich erlaubt und erwünscht! Erst im Anschluss an die Assoziationsphase sollen die Spielenden Rückmeldung darüber geben, was sie ursprünglich zeigen wollten und intendiert haben.

2 Verflüssigung: Neugestaltung, Neuerfindung und Dekonstruktion von Haltungen, Überzeugungen, Verhaltensweisen, Mustern und Perspektiven (körperlich und psychisch) und damit einhergehend eine Erhöhung der Durchlässigkeit für alternative Einstellungen.

5. Varianten
Will die Therapeutin das jeweilige Thema vertiefen und komplexere Geschichten haben, so kann sie in einer weiteren Runde wieder ein Bild vorher und ein Bild nachher entwickeln lassen, so dass damit 5 Bilder zum Thema entstehen.
Die Bilder könnten anschließend zum Ausgangspunkt für eine kleine Spielszene dienen, d. h. beispielsweise zu Musik in Bewegung gebracht oder mit Text improvisiert und erweitert werden.

6. Dauer
Die Übung dauert bei einer Gruppengröße von 8 bis 12 TN und 2 bis 3 Kleingruppen ca. 45 Minuten.

7. Indikation und Kontraindikation
Die Übung ist für alle TN-Gruppen gut geeignet, weil sie niedrigschwellig ist, eine klare Struktur hat und im Gruppenkontext vollzogen wird.

8. Fokus
Die Therapeutin sollte im Anschluss an die Übung darauf achten, dass zuerst die Zuschauer beschreiben, was sie gesehen haben, bevor die Spieler über ihre Intentionen sprechen. Es geht hierbei nicht um „richtig" oder „falsch", sondern darum, was gesehen wurde, denn die Bilder enthalten in der Regel für die Zuschauenden einen Bedeutungsüberschuss, der auch für die Spielenden erkenntnisreich sein kann.

9. Auswertung
Interessant ist bei dieser Übung, wie unterschiedlich die Kleingruppen in der Regel ein und dasselbe Thema interpretieren und mit diesem umgehen. Die Therapeutin kann hier sehr deutlich sehen, auf welchem Bewusstseinsstand das jeweilige Thema behandelt wird und daran anknüpfen.

10. Bemerkungen
Diese Übung eignet sich besonders gut, um tabu- oder angstbesetzte Themen zu bearbeiten, weil sie eine klare, übersichtliche Struktur hat und über den impliziten dramaturgischen Bogen (1 Bild vorher, 1 Bild nachher) gemeinhin ein Lösungsbild produziert.

11. Tipp
Diese Übung eignet sich besonders für spielunerfahrene oder sehr ängstliche TN.

12. Quelle
Ursprünglich aus der theaterpädagogischen Praxis.

Beitrag von Sandra Anklam

2.3.2 Knopfgeschichten

1. **Stichwörter**
   Bühnenspiel; Dramatisierung von Anteilen und Themen; Externalisierung von Anteilen und Themen; Geschichtenerfinden

2. **Organisation und Setting**
   Die Übung ist für ein Gruppensetting konzipiert.
   Für die gesamte Übungssequenz braucht es viele in Größe, Farbe und Beschaffenheit möglichst verschiedene Knöpfe, sowie Papier und Stifte, Kreiden und Wachsmaler. Hilfreich, jedoch nicht obligat sind außerdem Requisiten und Kostümteile.

3. **Absicht oder Ziel**
   Externalisierung und Dramatisierung von Themen und Anteilen über unterschiedliche ästhetische Distanzierungswege. Der Übergang von Medium zu Medium aktiviert dabei jeweils unterschiedliche Anteile und Schichten.

4. **Beschreibung**
   Die Knöpfe werden ausgelegt und jeder TN wählt 2 aus, die ihn interessieren oder besonders anziehen. Dann nimmt jeder eine kurze schriftliche assoziative Beschreibung der beiden Knöpfe, sowie des Motivs für die Auswahl genau dieser Knöpfe in Stichworten vor. Im Anschluss daran soll jeder TN für sich in ca. 20 Minuten eine kurze Geschichte schreiben, in der die Knöpfe und einzelne Worte aus dem ersten Aufschrieb vorkommen. Als Strukturhilfe zum Schreiben der Geschichte können folgende Stichpunkte dienen: Anfangszustand, Etwas ist geschehen, Reaktion, Situation danach.
   Zum Abschluss des Schreibens soll jeder einen Titel für die Geschichte finden. Dann werden in Kleingruppen von 3 bis 4 Personen einander die Geschichten vorgelesen und jede Kleingruppe entscheidet sich für eine Geschichte, mit der weiter gearbeitet werden soll. Die jeweilige Geschichte wird dann inszeniert. Der Protagonist entscheidet, ob er mitspielen möchte, oder Regie führt.
   Nach der Präsentation werden im Publikum mögliche Titel für das Szenenspiel gesammelt, aufgeschrieben und dem Protagonisten als Geschenk überreicht.

5. **Varianten**
   Im Anschluss an die Präsentationen können die TN noch ein symbolisches Bild der eigenen Performance (nicht der geschriebenen Geschichte) malen.
   Statt mit Knöpfen kann auch mit anderen Symbolen gearbeitet werden, z. B. Schlüssel, Bilder, Hüte, Tücher. Die Gegenstände stellen lediglich Impulse, Projektionsflächen und Bedeutungsträger für die Klienten und ihre Themen dar.

6. **Dauer**
   Die Sequenz dauert bei 2–3 Kleingruppen ca. 90 Minuten.

7. **Indikation und Kontraindikation**
   Hinreichender Realitätskontakt und -kontrolle ist Voraussetzung für die Durchführung dieser Übung.

8. Fokus

Der Umgang mit unterschiedlichen Medien und Anforderungen (Knöpfe, Schreiben, Vorlesen, Spielen, Malen) kann je nach TN an unterschiedlichen Stellen Abwehrmechanismen auslösen. Hier sollte die Therapeutin immer wieder ermutigen, auch Unfertiges und Nichtperfektes gelten zu lassen. Hilfreich ist dabei die klare und meist knappe Zeitbemessung, die den inneren Zensor ausschalten kann.

9. Auswertung

Im Spiel werden Themen sichtbar, die für den Protagonisten von Bedeutung sind und Hinweise für die weitere Arbeit geben können. Dabei können auch die Rückmeldungen des Protagonisten hilfreich für die weitere Interventionsplanung sein: Was hat dich besonders berührt? Gibt es Momente, die du dir anders gewünscht hättest?

Auf der Metaebene kann die Therapeutin darauf achten, an welchen Stellen Blockaden oder Widerstände aufgetaucht sind und wie damit umgegangen wurde. Hatte jemand mehr Freude beim Schreiben oder beim Spielen? Wie ist es jemandem gelungen, trotz Zweifel oder Blockade im Prozess zu bleiben? Welche Gefühle, Erfahrungen, Beobachtungen haben die TN in den einzelnen Phasen bei sich gemacht?

10. Bemerkungen

11. Tipp

Auch wenn nicht die Geschichten aller gespielt wurden, so machen dennoch alle TN im Spiel wichtige Erfahrungen. Diese Erfahrungen gegebenenfalls zu reflektieren, auch und gerade wenn es nicht die eigene Geschichte war, sollte bedacht werden.

12. Quelle

Die Übungssequenz lernte ich bei Ronith Krenge (Dramatherapeutin) kennen.

Beitrag von Sandra Anklam

2.3.3 Theaterspiel aus einem inneren Bild oder einem Traum heraus

1. **Stichwörter**
   Bühnenspiel; Deutung, Traum; Deutung, inneres Bild; Handlungsspielräume entdecken, neue; Traumaverarbeitung;

2. **Organisation und Setting**
   Gruppensetting

3. **Absicht oder Ziel**
   Diese Übung intendiert, ein inneres Bild oder einen Traum übers Spielen verstehen zu lernen.

4. **Beschreibung**
   TN A benennt ein inneres Bild (z. B. „Ich fühle mich wie ein Papierschiffchen in einer Pfütze, ab und zu kommen große Gummistiefel und stapfen durch die Pfütze"). Im Gespräch mit A wird überlegt, wie dieses Bild theatralisch umzusetzen ist. Nachdem sich die Therapeutin mit den TN darauf geeinigt hat, wird die Szene umgesetzt, wobei TN A selber mitspielt. Anschließend folgt ein Nachgespräch, in dem TN A und TN B (hier der Mitspieler) ihre Wahrnehmungen aus der Szene beschreiben. Gemeinsam überlegen A, B, die anderen Gruppenteilnehmer und die Therapeutin, was ein nächster guter Schritt sein könnte. Es kommt zu einem erneuten Spiel, in das gegebenenfalls noch andere TN einbezogen werden, z. B. als Helferwesen o. ä.
   Wenn TN A in der nächsten Sitzung mit dem Bild weiterarbeiten möchte, dann sollte das letzte Bild mit dem für TN A positiven Ende, als erstes erneut gespielt werden. Anschließend wird TN A gefragt, was für ihn der nächste Schritt sein könnte. Je nach Vorstellung des TN, wird die bestehende Szene nun verändert und in verschiedenen Durchgängen wiederholt, in denen TN A unterschiedliche Positionen einnimmt.
   Je nach Wunsch von TN A kann auch in den weiteren Sitzungen mit dem Bild weitergearbeitet werden. Wenn TN A mit dem Ergebnis des Bildes bzw. der Szene vollkommen zufrieden ist, dann sollte es kein weiteres Nachgespräch geben, um die entstandene Energie nicht unnötig zu zerreden sondern einfach wirken zu lassen.

5. **Varianten**
   Der TN kann anstelle eines inneren Bildes auch einen Traum erzählen, mit dem theatertherapeutisch gearbeitet werden kann. Häufig ist es aber wichtig, den TN erst in Kontakt mit seinen inneren Bildern zu bringen, sei es über Phantasiereisen, gemalte Bilder oder Tonarbeiten.

6. **Dauer**
   Die Dauer ist hier sehr unterschiedlich, pro Einheit zwischen 20 und 60 Minuten. Die Arbeit mit dem inneren Bild oder dem Traum, kann sich jedoch über mehrere Sitzungen erstrecken.

7. Indikation und Kontraindikation

Bei Patienten, die sehr wenig Kontakt zu sich selber haben, kann es schwierig sein, diese Übung durchzuführen.

8. Fokus

Bei der Arbeit mit inneren Bildern ist die Therapeutin „nur" die spielerische Umsetzerin des Un- oder Halbbewussten des TN. D. h. sie orientiert sich im Vorgehen stark an den Ideen und Vorgaben des TN, versucht mit ihren Möglichkeiten einen guten Rahmen zu schaffen, in dem der TN sich weiter entwickeln kann.
So ist zu Beginn der Übung, nachdem TN A sein inneres Bild beschrieben hat oder seinen Traum erzählt hat, eine wichtige Frage, wie genau das Bild bzw. der Traum umgesetzt werden soll. Es kann geschehen, dass theatral ein Detail nicht genau umzusetzen ist. Also probiert die Gruppe mehrere Möglichkeiten aus, bis sie bei einer Variante landet, die zwar nicht genau dem Bild aber immerhin genau dem Gefühl im Bild entspricht.
Bei einer solch intensiven Arbeit gilt der Blick der Therapeutin immer der Belastbarkeit des TN und auch dem, was der TN braucht.

9. Auswertung

Die Arbeit am Bild und die spielerisch-therapeutische Umsetzung ist eine symbolisch- energetische. Es bleibt immer wieder eine spannende Frage und ist in jeder Situation anders, inwieweit eine rationale Deutung sinnvoll ist; manchmal erst im abschließenden Gespräch zum therapeutischen Prozess, manchmal sogar nie.

10. Bemerkungen

Die Arbeit mit dem inneren Bild kann viele Energien freisetzen. Das liegt daran, dass das Bild oder die Träume codierte Informationen sind, deren Entschlüsselung über das Spiel stattfinden kann. Es sind Lebensenergien eines Menschen, die auf direktem Weg nicht zugänglich sind und die oft deshalb verpackt sind, weil die direkte Energie den Menschen überfordern würde. Jeder Mensch verfügt über viele innere Bilder. In der Therapie beschäftigen wir uns aber häufig mit den verwundeten Bildern. Dieses muss der Therapeutin bewusst sein, wenn sie sich an die Arbeit mit Bildern macht.

11. Tipp

Eine gute Möglichkeit mit Bildern zu arbeiten, kann in der Natur entstehen (über eine Meditation in der Natur, z. B. an einem Baum gelehnt oder durch Naturmaterialien, die in der Natur als Symbol für den eigenen Zustand oder ein Problem gesammelt werden können). Da die Natur meistens als positive Kraft erlebt wird, kann die Arbeit mit den Bildern aus dem Naturraum zusätzlich stärken.

12. Quelle

Anlehnung an Gestalttherapie.

Beitrag von Sascha Heuer

2.3.4 Dialogisches Schreiben

1. **Stichwörter**
   Therapeutische Vertiefung; Geschichtenerfinden; Aufstellungsarbeit; Bühnenspiel

2. **Organisation und Setting**
   Einzel- und Gruppensetting
   Material: Papier und zwei Stifte.

3. **Absicht oder Ziel**
   Das Ziel dieser Übung ist, eine therapeutische Vertiefung mit einem TN zu erlangen mittels dialogischem Schreiben. Dies ist vor allem bei TN sinnvoll, die sich mündlich und/ oder theatral wenig ausdrücken können.

4. **Beschreibung**
   In der Klinik kann man es mit Menschen zu tun haben, die aus den verschiedensten Gründen auf den üblichen (auch theatertherapeutischen Wegen) kaum zu erreichen sind. Eine Möglichkeit kann sein, es mit (kreativem) dialogischen Schreiben zu probieren. Das heißt, die Therapeutin schreibt einen Satz auf ein Stück Papier und der Patient antwortet. Es entspinnt sich darüber ein (schriftliches) Gespräch zwischen den beiden.

5. **Varianten**
   In einer Gruppensituation könnte eine theatrale Umsetzung der Geschichte ein nächster Schritt sein.
   Eine weitere Form des kreativen Dialogs kann über Zeichnungen passieren (die mit Worten ergänzt werden können). Zeichnungen können auch im Sinne einer Aufstellungsarbeit eingesetzt werden. (Siehe auch 2.3.5.)
   Das dialogische Schreiben muss nicht kreativ sein. Es kann auch ganz normal anstatt der mündlichen Kommunikation eingesetzt werden, wenn diese nicht möglich ist.

6. **Dauer**
   Die Dauer dieser Übung kann ganz verschieden ausfallen und ist daher schwer zeitlich einzugrenzen.

7. **Indikation und Kontraindikation**
   Diese Übung richtet sich an TN, die sich verbal und theatral schwer mitteilen können.

8. **Fokus**
   Die Therapeutin kann über das Schreiben einiges antesten, ausprobieren und verstehen, was in der herkömmlichen Kommunikation als zu direkt, nah oder bedrängend empfunden werden könnte. Sie kann locken oder herausfordern, da der TN sich übers Schreiben stärker mitteilt, auch seinen Ärger, Unmut oder Unverständnis, welches sich in der Normal-Kommunikation meist nur in einem undifferenzierten Rückzug und einer Verstummung äußert.

9. Auswertung

Die Auswertung kann diagnostisch ein tieferes und erweitertes Verständnis bringen, für die Therapeutin, als auch für das Team (in diesem Fallbeispiel für die innere Logik des Rückzugs der Patientin sowie für ihre Art der Introjektion).
Die Stärke der Theatertherapie (das starke Erleben der Patienten) ist häufig auch eine Schwäche, da dieses Erleben oft nicht einfach in einem Team zu kommunizieren ist. Kunst- und Ergotherapeuten zeigen gerne Werkstücke oder Bilder, anhand derer einiges sichtbar wird. Hier hat der Theatertherapeut auch einmal die Möglichkeit, Prozesse anhand des Textes deutlich zu machen.
Für TN und Therapeutin kann der gemeinsame Text immer wieder die Grundlage für weitere Sitzungen sein.

10. Bemerkungen

Ein Ebenen-/Stilwechsel kann häufig festgefahrene Situationen lösen (von verbal auf nonverbal, von freiem Spiel auf Textarbeit, von Indoor auf Outdoor etc.).

11. Tipp

Naturbilder oder Märchen/Mythen eignen sich gut für eine symbolische Ebene, die häufig eine gute Ebene der Kommunikation bilden kann (beide Seiten wissen genau wovon gesprochen wird, die Symbolik bietet aber den nötigen Schutz über die Dinge zu sprechen, die sonst unaussprechbar wären).

12. Quelle

Selbst entwickelt.

Beitrag von Sascha Heuer

2.3.5 6-Bilder-Geschichte

1. **Stichwörter**
   Rollenentwicklung; Geschichte entwickeln; Trauma; Depression; Angst; Gruppen; Ressourcen finden

2. **Organisation und Setting**
   Einzel- oder Gruppensetting
   Material: Papier, Buntstifte

3. **Absicht oder Ziel**
   Die TN entwickeln eine Geschichte anhand eines vorgegebenen Rasters. Die zeichnerische Arbeit wird sowohl Ressourcen als auch Schwierigkeiten der Erzählenden ans Licht bringen, welche ausschließlich auf der rationalen Ebene nicht zugänglich wären.

4. **Beschreibung**
   Die TN teilen ein Blatt im Querformat in sechs etwa gleich große Felder – drei oben, drei unten. In die Felder oben (von links nach rechts) tragen sie die folgenden Bezeichnungen ein: 1) Hauptfigur der Geschichte. 2) Aufgabe oder Schwierigkeit, die zu lösen ist. 3) Was hilft der Figur dabei? In die Felder unten (von links nach rechts) tragen sie die Bezeichnungen ein: 4) Welche Schwierigkeiten ergeben sich? Wie bewältigt die Figur die Aufgabe oder das Problem? Was geschieht nachdem das Problem gelöst ist? Die einzelnen Felder werden von der Therapeutin kurz erklärt. Anschließend nehmen die TN ein zweites Blatt, das sie genauso einteilen wie das erste und malen/zeichnen/skizzieren nun die jeweiligen Elemente der Geschichte in die entsprechenden Felder. Wenn alle TN mit ihrer Geschichte fertig sind, setzen sie sich in einen Kreis und ein TN erzählt der Gruppe seine Geschichte. Dazu geht er innen im Kreis herum und zeigt seine Zeichnungen. Im ersten Schritt entscheidet sich der Erzählende für eine Szene oder für einen Übergang zwischen zwei Szenen, die gespielt werden. Dazu wählt er die Akteure aus und weist ihnen die Rollen zu. Er selbst beobachtet die Szene in der Rolle des Regisseurs, die Therapeutin begleitet ihn dabei. Anschließend erfolgt ein Sharing. Das Autorenrecht bleibt beim Erzähler. Die Therapeutin klärt zum Schluss mit dem Erzählenden, was die Geschichte noch braucht?

5. **Varianten**
   Spielen der gesamten Geschichte. Eine Fortsetzung der Geschichte in freier Improvisation kann dem Autor der Geschichte vorgeschlagen werden. Das geschieht aber ausschließlich auf seinen Wunsch hin. Es folgt ggf. ein weiteres Sharing.

6. **Dauer**
   Ca. 10 Minuten für die Erklärung, 20 -30 Minuten für das Zeichnen, 15–30 Minuten fürs Erzählen und Spielen jeder Geschichte, sowie 10 Minuten für das Sharing.

7. Indikation und Kontraindikation

Die Methode kann sehr vielfältig eingesetzt werden. Die 6-Bilder-Geschichte kann jedoch viele Themen evozieren und setzt deshalb ein gutes Containment im therapeutischen Setting voraus. Prof. Dr. Mooli Lahad setzt diese Technik unter dem Namen 6PSM (six piece story making) u. a. in der Traumaarbeit und als Abklärungsinstrument ein.

8. Fokus

Die Zeichenkunst ist nicht wichtig! Es kommt nicht auf schöne Bilder an! Erzähle die Geschichte, die gerade bei dir obenauf liegt.

9. Auswertung

Wie war das Spiel für den Erzählenden, für die Spielenden, für das „Publikum"? Soll die Szene ganz oder teilweise noch einmal gespielt werden, weil sie nicht so war, wie der Erzählende sie sich vorgestellt hat oder weil der Autor etwas daran verändern will.

10. Bemerkungen

Der Zeitaufwand kann deutlich größer ausfallen, wenn mehrere Geschichten zweimal gespielt werden sollten.

11. Tipp

Beim Malen der Geschichten sollte die Therapeutin nicht als „Beobachter" auftreten. Das erinnert u. U. zu sehr an Schul- oder/und Bewertungssituationen. Es kann gut sein, selbst ein Bild ohne große Kunstfertigkeit zu malen, um den TN die Scheu vor „schlechtem" Malen zu nehmen. Die Therapeutin soll aber immer ansprechbar sein!

12. Quelle

Die Übung stammt von Prof. Dr. Mooli Lahad, u. a. beschrieben in Mooli Lahad and Kim Dent-Brown (2012). Six-Piece Story-Making Revisited: The Seven Levels of Assessement and the Clinical Assessment. In Johnson, Pendzik and Snow, Assessment in Drama Therapy (S. 121–147), Charles C Thomas.

Beitrag von Brigitte Spörri Weilbach

2.3.6 Paare entdecken einander neu beim Geschichten-Machen

1. Stichwörter

Paare; Projektionen; entdecken, einander; Einblick; Phantasiegeschichte; spiegeln; Prozess stagniert, der; Überraschung; Anteile vom Selbst; Lösungsansätze; Wertschätzung; Anerkennung; Ressourcen; eigene Bedürfnisse; Wahrnehmung; Geschichten machen; Containment; Projektivtechnik

2. Organisation und Setting

- Paarsetting
- *Material:* A3 und A4 Papier sowie verschiedene Farbstifte

3. Absicht oder Ziel

Übers Geschichten-Gestalten und Erzählen können die beiden Partner neue oder in Vergessenheit geratene Aspekte von sich und vom andern entdecken. Die Partner üben ihr „AutorInnenrecht". Mit ihrer eigenen Wahrnehmung und mit ihrer Geschichte nehmen sie ihr Recht auf Selbstdefinition in Anspruch: So lautet meine Geschichte! Dazu gibt es kein Wenn und Aber. Sie lernen genauso, dem andern dieses Recht zuzugestehen. Anstatt zu glauben, es selbst für den andern besser zu wissen, wird der Einblick in die Geschichte des anderen zu einem Geschenk. Die Unterscheidung zwischen der eigenen Wahrnehmung und der Projektion des andern wird deutlich und bringt Klarheit.

4. Beschreibung

Die Therapeutin macht dem Paar den Vorschlag, aktuelle, unerledigte Themen für einen Moment auf die Seite zu legen. Sie lädt sie ein, eine Geschichte zu machen und dafür in eine Phantasiewelt einzutauchen, um danach wieder auf ihr Thema zurück zu kommen. Die Anleitung wird so einfach sein, dass sie auch Kinder machen können. Die Therapeutin stellt 8 Fragen, die auch der Grundstruktur eines Märchens entsprechen. Anstatt zu schreiben, werden die Fragen mit einfachen Skizzen beantwortet. In einer Phantasiegeschichte ist alles möglich. Die Bilder werden von den TN selbst erläutert, indem sie die Geschichte erzählen. Sie behalten jederzeit das AutorInnenrecht ihrer eigenen Geschichte. Was der Partner oder die Partnerin zusätzlich in die Darstellungen hinein interpretiert, ist seine/ihre Projektion und in dieser Übung nicht relevant.

Die TN wählen ein A3 oder A4 Papier und Farbstifte, die sie mögen (Filzstifte, Farbstifte, Kreiden, etc.). Auf diesem Blatt können sie nun 8 Felder nach Wahl gestalten (rund, eckig, etc.). Die ersten 3 Fragen können nach Wunsch zusammen in 1–2 Felder hinein gezeichnet werden. Die Fragen lauten wie folgt: 1) In welcher Landschaft wird diese Geschichte spielen (Flachland, Hügel, Stadt, am Wasser, etc.)? 2) Welche Art der Behausung sehen sie in dieser Landschaft (Hütte, Schloss, Höhle, etc.)? 3) Wer wohnt in dieser Behausung (ein Tier(e), eine Person(en), andere Wesen)? 4) Was will/wollen diese Figur(en) genau, was ist ihre Aufgabe/Mission? 5) Wer oder was kann ihr/ihnen dabei helfen? 6) Welchem Hindernis begegnet/begegnen die Figur(en)? 7) Wie erfüllt/erfüllen die Figur(en) ihre Mission? 8) Wie endet die Geschichte?

A erzählt B seine Geschichte. Danach erzählt die Therapeutin A diese Geschichte möglichst genau zurück. A erhält die Möglichkeit, Ergänzungen anzubringen, sei es, dass die

Geschichte von der Therapeutin nicht ganz genau wiedergegeben wurde, sei es, dass A jetzt etwas ergänzen oder ändern möchte.

Dasselbe Vorgehen erfolgt danach mit B.

5. **Varianten**
Paare, die im verbalen Spiegeln gut geübt sind, können das Zurückerzählen selbst übernehmen. In den meisten Fällen hat die Therapeutin jedoch eine Modellfunktion, indem sie die Geschichte präzise und wertschätzend wiedergibt.

6. **Dauer**
Diese Übung braucht total 90 Minuten; ca. 30 Minuten für die Anleitung und das Zeichnen der Geschichten, ca. 15 Minuten pro Geschichte fürs Erzählen und Wiedergeben, 30 Minuten für das Feedback der Partner untereinander und die gemeinsame Auswertung der Sitzung.

7. **Indikation und Kontraindikation**
Es ist die Kunst der Therapeutin, das Paar trotz dringender Themen zum Geschichten-Machen einzuladen, ohne dass beim Paar ein Gefühl entsteht, sie werden in ihrer Not nicht ernst genommen.
Wenn Paare nur noch die negativen Seiten aneinander sehen, oder wenn jeder für sich selbst zu wenig klar weiß, was er oder sie sucht, ist dieses kreative Geschichten-Machen sehr hilfreich. Auch wenn die Therapeutin den Eindruck hat, der Prozess stagniert, kann diese Technik neue Bewegung in den Prozess bringen.
Das Geschichten-Machen muss mit großer Sorgfalt und gutem Containment eingesetzt werden, da eine Geschichte sehr aufdeckend sein kann und für A überraschende Anteile vom Selbst ans Licht bringen kann. Paare, die sehr unterschiedlich sind bezüglich kognitiven und kreativen Ressourcen können staunend unterschiedliche Lösungsansätze erkennen.

8. **Fokus**
Beide Partner erhalten Wertschätzung für ihre Geschichte. Die Therapeutin achtet auf die in der Geschichte enthaltenen Ressourcen in der Dramatischen Realität und gibt sie mit möglichst allen sinnlichen Details wieder. Die Figuren der Geschichten dürfen viel Anerkennung für all ihre Fähigkeiten und Eigenschaften erfahren. Die Therapeutin stärkt damit die Wahrnehmung für die in der Geschichte enthaltenen Ressourcen bei beiden Partnern. Die Therapeutin lässt keine Projektionen des Zuhörers zu, es sei denn, A will diese explizit hören.

9. **Auswertung**
Mögliche Fragen zur Auswertung sind:
Was hat Ihnen an Ihrer Geschichte gut gefallen, was weniger oder gar nicht? Möchten Sie etwas verändern oder ergänzen? Wenn Sie diese Geschichte einem Kind vor dem Schlafen gehen erzählen würden, könnte das Kind gut einschlafen? (Ist die Geschichte rund?) Was müsste das Kind noch hören, damit es einschlafen könnte?

Nachdem beide Geschichten zurückerzählt und allfällige Ergänzungen gemacht wurden, geben sich die beiden Partner ein Feedback zu den Fragen: Gibt es etwas, was Ihnen an der Geschichte Ihrer Partnerin oder Ihres Partners besonders gefallen hat oder was Sie gefreut hat?

Schlussfragen:
Wer würde Ihre Geschichte gerne hören? Was werden Sie mit Ihrer Geschichte machen? Erkennen Sie irgendeine Verbindung zwischen Ihrer Geschichte und Ihrer Paarbeziehung sowie den offenen Themen? Gibt es etwas, was Sie aus den Geschichten für Ihren Paaralltag mitnehmen können?

10. Bemerkungen
Die Behausung ist ein wichtiger Aspekt in der Geschichte, da die Figur der Geschichte einen Ort braucht, wo sie ausruhen kann. Dieser Hinweis von Alida Gersie erweist sich in der heutigen Zeit als besonders hilfreich. Die Hektik des Alltags lässt wenig Erholung zu. Die Struktur der Geschichte gibt dafür ein Gefäß.

11. Tipp
Die Therapeutin darf sich bei der Wiedergabe erlauben, die Geschichte etwas „farbiger" wiederzugeben, oder Dinge, die sie implizit wahrgenommen hat, explizit einzubauen. Sie überprüft zum Schluss ohnehin, ob die Geschichte im Kern korrekt wiedergegeben wurde. A fühlt sich sehr gesehen und wertgeschätzt, wenn die Geschichte an Deutlichkeit gewinnt.

12. Quelle
In Anlehnung an Alida Gersie (1997). Reflections of Therapeutic Storymaking. The Use of Stories in Groups. Jessica Kingsley Publ. London.

Beitrag von Brigitte Spörri Weilbach

2.3.7 Das Heute als Reise

1. **Stichwörter**
   Zuhörfähigkeit schulen; Realität, dramatische; Gegenübertragung; Retterin; Bewerterin; Weiterbildung

2. **Organisation und Setting**
   Gruppensetting
   In Paaren
   Material: Farben, Stifte, Papier und alles was bei der Arbeit unterstützt, um in Aktion zu kommen.

3. **Absicht oder Ziel**
   Mit Hilfe dieser Übung soll die aktive Zuhörfähigkeit der TN geschult und somit zugleich die Wahrnehmung von verbaler und nonverbaler Sprache gefördert werden. Es werden außerdem Einstiege in die dramatische Realität fürs Einzelsetting geübt. Die angehende Therapeutin wird sich anhand der Übung der Gegenübertragungsaspekte bewusster und lernt, besonders aufmerksam zu sein bezüglich der beiden Rollen: Retterin und Bewerterin. Es ist eine Übung aus der Weiterbildung für angehende Dramatherapeutinnen.

4. **Beschreibung**
   Diese Übung hat 4 Sequenzen und steigert stufenweise die geforderten Fähigkeiten. Mit Ausnahme der 1. Phase, die man abgetrennt von den anderen machen kann, ist es nicht angezeigt diese Übung am Anfang einer Trainingsgruppe zu machen. Für die Phasen 2–4 sollten die TN spielerfahren sein. Es ist empfehlenswert eine Sequenz in einer Sitzung durchzuführen – diese kann bis zu 2 Stunden dauern. Wenn es nicht zum Rollenwechsel reicht, wird in der darauffolgenden Sitzung gewechselt.

   Wichtig:
   Jede Phase ist sorgfältig strukturiert, und es ist wichtig diese Struktur beizubehalten. Das beinhaltet auch die Zeitspanne der einzelnen Phasen. Die Zeit ist so bemessen, dass keine Ablenkung entsteht. Die Zeitstruktur bietet Sicherheit, da es in dieser Übung um aktuelle Lebensinhalte geht, können Dinge und Gefühle auftauchen, die in der Übungssituation keinen Platz haben.

   Phase 1: Üben von aktivem Zuhören
   Die Gruppe wird in Paare aufgeteilt. Es folgt eine kurze Entspannungsübung. TN A ist der Erzähler, TN B der Zuhörer. TN A berichtet von den Ereignissen des Tages in chronologischer Reihenfolge, vom Aufwachen bis zum Ankommen in der Gruppe, als wenn der Tagesablauf eine Reise wäre. Die Therapeutin lädt dazu ein, dabei nicht nur die Ereignisse, die Fakten zu erzählen, sondern sich auch an die eigenen Gedanken und Gefühle dabei zu erinnern. Für diese Aufgabe haben TN A und TN B 5 Minuten Zeit. Die Erzählung von TN A darf nicht durch TN B unterbrochen werden und nicht vor Ablauf der 5 Minuten aufhören. Falls dies doch geschehen sollte, dann schweigen TN A und TN B, bis die Zeit um ist. TN A muss nicht von seinem ganzen Tag berichten, es reichen Ausschnitte. TN B sollte mit ganzer Aufmerksamkeit zuhören, während er gleichzeitig versucht, „geladene" oder „spezielle" Momente in der Erzählung zu identifizieren. Wenn die 5 Minu-

ten um sind, bekommen TN A und TN B ein paar Minuten Zeit, sich auszutauschen. TN B teilt mit, welche Momente er als „geladen" identifiziert hat, und aus welchem Grund. Hier kann die Therapeutin die Übung beenden. Falls die Übung an dieser Stelle fortgesetzt wird, einigen sich TN A und TN B auf einen speziellen Moment, der dann in der 2. Phase erkundet wird. *Wichtig:* TN A hat bei der Wahl das letzte Wort. Es kann vorkommen, dass ein von TN B gewählter Moment für TN A zu peinlich oder kompromittierend ist, um damit weiter zu arbeiten.

2. Phase: Üben des Selbst-Gewahr seins
TN A und TN B bekommen noch einmal 5 Minuten Zeit, um sich mit dem gewählten „speziellen Moment" zu beschäftigen. TN B fragt und sammelt mehr Details über das Ereignis. Dabei ist TN B aufgefordert auf 2 verschiedene Ebenen der Interaktion zu achten. Als erstes soll er auf die Art und Natur der Bilder achten und hören, die TN A benutzt: Sind sie vorwiegend visuell, oder akustisch oder körperlich? Kommt eine bestimmte Metapher mehrmals vor? Als zweites bekommt er die Aufgabe, seine 2 inneren Stimmen zu überwachen, die in seinem Kopf aktiviert werden können während des Gespräches oder des Zuhörens: Die Stimme des Bewerters und die Stimme des Retters. Diese soll TN B registrieren, ohne sie mitzuteilen, und sich für eine spätere Phase merken. TN B nutzt seine Wahrnehmung der Bilder als Orientierung. B macht A Vorschläge zu Aktivitäten, die den „speziellen Moment" in eine dramatische Realität bringen könnten, z. B. Zeichnen, Bewegen, Rollenspiel, Geschichte erfinden etc. A sollte einen der Vorschläge annehmen oder selber einen machen. Die Einigung auf eine der Aktivitäten beschließt die 2. Phase.

3. Phase: Üben der Arbeit in der dramatischen Realität
TN A und TN B bekommen für die 3. Phase 15–20 Minuten Zeit, um den „speziellen Moment" in dramatische Realität umzusetzen.

4. Phase: Auswertung
Die TN nehmen sich Zeit, den gesamten Verlauf für sich zu reflektieren, indem sie ihn aufschreiben. TN A möchte sich vielleicht noch einmal an etwas erinnern, was im Verlauf der Übung aufgetaucht ist. TN B kann in der Zeit noch einmal über seine Retter- oder Bewerteranteile reflektieren. Es ist gut, wenn die Therapeutin darauf hinweist, dass die TN ihre Notizen niemandem vorlesen oder zeigen müssen.
TN A und TN B erhalten anschließend noch einmal 10 Minuten Zeit, um die Übung miteinander auszuwerten, jeweils aus der Perspektive ihrer Rolle als Erzähler bzw. Zuhörer. Anschließend folgt eine Reflektion in der Gesamtgruppe.

5. Varianten
Die Übung endet mit Phase 1.

6. Dauer
Die Dauer der Übung beträgt ca. 2 Stunden.

7. Indikation und Kontraindikation
Dies ist eine Übung für Fortgeschrittene oder TN einer Weiterbildung.

8. Fokus

Was macht einen „besonderen Moment" aus?
Die Umsetzung in die dramatische Realität?
TN B schult sein inneres Gewahr sein für die beiden inneren Haltungen, die des Bewertens und die des retten Wollens.

9. Auswertung

Schlüsselfragen für die Auswertung:

In der 1. Phase:

- Was half TN B die „speziellen Momente" zu identifizieren?
- Welchen Signalen folgte TN B? Beispielsweise die Tonlage von TN A, der Inhalt der Geschichte, seine Körpersprache?
- Gab es Übereinstimmungen in der Auswahl von B und der Ansicht von A über die „speziellen Momente"?

In der 2. Phase:

- Was hat B über die inneren Anteile von Bewerter und Retter gelernt?
- Hat A in den Kommentaren von B die Präsenz dieser inneren Stimmen wahrgenommen?
- Was kann B tun, um diese inneren Stimmen zu neutralisieren? Ist es notwendig daran weiter zu arbeiten?
- War B in der Lage auf alle Ebenen der Interaktion zu achten?
- Waren die Vorschläge von B angemessen, um das Thema zu erkunden?
- War der Fokus auf die Bilder hilfreich, um eine angemessene Handlung zu finden?

In der 3. Phase:

- Gab es einen Unterschied zwischen dem Reden über das Thema und dem Erkunden des Themas in der dramatischen Realität?
- Gab es Unerwartetes oder Überraschendes während der Erkundung?
- Was hat A gelernt durch das Erkunden in der dramatischen Realität?

In der 4. Phase:

- Wie ging es den einzelnen TN in der Rolle des Zuhörers oder Erzählers? Was hat er dabei gefühlt?
- Welche Faktoren waren für diese Gefühle zuständig?

In einer Weiterbildungsgruppe:

- Was hat A über sich in der Anleitung gelernt? Welche Themen bezüglich Leitung wurden für ihn dabei relevant?

10. Bemerkungen

11. Tipp

12. Quelle

Diese Übung wurde von der Autorin selbst entwickelt.

Beitrag von Susana Pendzik

2.3.8 Gemeinsam Geschichten erfinden

1. **Stichwörter**
   Postkarten; 1001 Karten; Gemeinschaftsspiel; konstruktiv, unterstützen; gemeinsam phantasieren; Grundregeln

2. **Organisation und Setting**
   Gruppensetting
   Material: Papier und Stifte; Postkartensammlung; 1001 Nacht-Kartenset

3. **Absicht oder Ziel**
   Diese Übung kann das Erleben stärken: Wir können zusammen spielen und kreativ sein. Dadurch fördert es den Gemeinschaftssinn, das konstruktive Miteinander im Kontakt zwischen den TN und den Spaß am Erfinden.

4. **Beschreibung**
   Alle TN stehen im Kreis. Die Grundregel 1 wird von der Therapeutin verkündet: Was gesagt wird, zählt und darf nicht ungeschehen gemacht werden. Grundregel 2: Versuch das Gesagte zu unterstützen mit deinem Beitrag. Jeder TN der Reihe nach sagt einen ganzen Satz, z. B. Die Sonne scheint; Fritz sitzt im Arbeitszimmer am Fenster; ihm fällt einfach kein Anfangssatz für seinen Artikel ein etc.

5. **Varianten**
   Kann auch mit einem Ball im Kreis herumgehen.
   Oder kreuz und quer durch den Kreis gehen.
   Später kann auch die Grundregel 3 eingeführt werden: Jede Geschichte hat einen Protagonisten, einen Auftrag, einen Konflikt und die Bewältigung des Konfliktes ev. mit Hilfe von Dritten.

   Variation 2:
   Die Therapeutin lässt Zweierteams bilden. Jedes Team hat einen Zettel und einen Stift: A schreibt den ersten Satz auf und gibt das Blatt und den Stift zu B, der seinerseits einen Satz darunter schreibt etc.

   Variation 3:
   Blatt und Stift und eine gemeinsam ausgewählte Postkarte. Nun findet man eine Story um dieses Bild herum. Diese Geschichten können in der Gruppe vorgelesen werden.

   Variation 4:
   1001 Nachtkarten, man findet sich im 4er Team. Jedes Teammitglied zieht blind 1 oder 2 Karten aus dem Kartenstapel. Diese 4 bzw. 8 Karten sollen jetzt zu einer Geschichte verbunden werden.

   Variation 4b:
   Diese Geschichte wird einem anderen 4er Team, oder der Gesamtgruppe erzählt. Zusätzlich kann noch die Aufgabe bestehen, ein Bild aus der Geschichte als Skulptur mit Hilfe von Tüchern oder Kostümen zu präsentieren.

6. Dauer
Die Dauer der Übung umfasst von 10 Minuten bis zu 1 Stunde.

7. Indikation und Kontraindikation
Die Übung ist mit sehr gehemmten Menschen nicht so gut anwendbar. Es ist hilfreich, dort Wortassoziationen und Worttrauben als Vorübungen einzusetzen.

8. Fokus
Die Therapeutin sollte darauf achten, dass die Sätze der einzelnen TN aufeinander aufbauen und kurz sind. Sie können ruhig eine Mischung aus konkret und verrückt sein.
Die Therapeutin unterstützt die Kleinteams wenn nötig und sorgt für eine nichtwertende Atmosphäre.

9. Auswertung
- Die einzelnen Werke sollen wertgeschätzt werden.
- Vielleicht sind Geschichten dabei, die später gespielt werden wollen?
- Wie ging es den TN während des Produzierens, wie beim Vortragen/Vorstellen?
- Welche Themen tauchen gehäuft auf?

10. Bemerkungen
Manchen TN muss man Mut machen, damit sie ihre superhohen Ansprüche an sich selbst loslassen können und keine Angst vor Kitsch oder Klischees haben.

11. Tipp
Eine variationsreiche Postkartensammlung ist hier wichtig.

12. Quelle
Verschiedene Quellen: Improvisationstheater, 1001 Nachtkarten: Ravensburg Verlag.

Beitrag von Doris Müller-Weith

2.3.9 Kreisimpulse

1. **Stichwörter**
   Freies Spiel; Theatergrundübung; Improvisationselemente; Einführungsübung, Theaterspiel

2. **Organisation und Setting**
   Gruppensetting
   Am besten durchführbar in einer Gruppengröße zwischen 6 und 10 TN

3. **Absicht oder Ziel**
   Es handelt sich hier um eine Theatergrundübung, in der erste Improvisationselemente auftauchen. Weiterhin sollen erste Ansätze von freiem Spiel für die TN erfahrbar werden.

4. **Beschreibung**
   Die TN stehen mit der Therapeutin in einem Kreis.
   Die Therapeutin gibt ein Wort, z. B. „Guten Morgen" zu einem Nachbar und schaut, was der Nachbar damit macht. In der Regel gibt er oder sie dasselbe Wort zum nächsten Nachbar weiter und der Nächste macht es ebenso. Dann geht die Runde herum und die Therapeutin gibt ein neues Wort in die gleiche Richtung oder in die andere. Das neue Wort kann sich auf das erste beziehen oder auch nicht.
   Manchmal geben die TN aber auch andere Wörter weiter oder das gleiche Wort zurück oder ein Wort quer durch den Kreis oder es entspinnt sich ein Wortduell wie beim Ja-Nein-Spiel. All dieses ist möglich. Die Therapeutin beendet die Übung, wenn die Energie verebbt.

5. **Varianten**
   Variante 1:
   Eine beliebte Abwandlung ist der 2-Figuren-Kreis. Die Therapeutin gibt ein Eigenschaftswort (z. B. „wunderschön") rechts herum. Kommt das Wort wieder bei ihr an, gibt sie ein Wort mit einer entgegengesetzten Qualität links herum (z. B. „hässlich"). Nach einigen Runden entstehen zwei Figuren, eine positive, die rechts herum durch den Kreis läuft und eine negative andersherum.

   Variante 2:
   Die Therapeutin gibt ein Wort, einen Laut und/oder Geste vor, die Gruppe wiederholt gemeinsam. Dabei kann eine Geschichte erzählt werden. Offenere Form davon: Jeder TN gibt reihum ein Wort etc. vor und die Gruppe wiederholt.
   Soll die Übung als erste Übung des Tages genutzt werden und die Gruppe ist unsicher, sollte sie vorher erklärt werden und eher schematisch ablaufen. Die freieren Formen können später, je nach Situation, eingeführt werden.

6. **Dauer**
   Die Dauer hängt von der Gruppengröße und der entstehenden Dynamik ab. Meistens um die zehn Minuten, kann aber auch einiges länger dauern.

7. **Indikation und Kontraindikation**
   Gute Theaterspiel-Einführungsübung, die für fast alle Menschen (auch Patienten in einer psychiatrischen Klinik) gut geeignet ist, allerdings nicht als erste Übung. Wegen der viel-

fältigen Umsetzungsmöglichkeiten eine Übung, die auch gut mit fortgeschrittenen Gruppen funktioniert.

8. Fokus

Für die TN bedeutet diese Übung eine Mischung aus Sicherheit und Unsicherheit. Anders als beim Ja-Nein-Kreis sind hier die Spielregeln nicht klar definiert (und auch meistens immer etwas anders). Der Kreis und der ungefähr vorhersehbare Ablauf schafft aber auch Sicherheit. TN mit mehr Sicherheitsbedürfnis werden zu Beginn genau das vorgegebene Wort in der gleichen Art weitergeben, wie es der Leiter gesprochen hat. Andere entdecken sofort ihre Lust an der Variation und probieren sich aus. Hier ist es wichtig, dass die Therapeutin eine gute Mischung zwischen Struktur und Offenheit hinbekommt, ansonsten könnte die Übung auch chaotisch enden und die ängstlichen TN erschrecken. Sind zum Beispiel Patienten mit psychotischen Elementen in der Gruppe, die assoziativ gelockert sind, ist es wahrscheinlich meist besser, die Übung mehr regelorientiert durchzuführen. Außer es sind andere Patienten in der Gruppe, die durch ihre Art regulativ wirken können.

9. Auswertung

- Wie kann der TN einen Impuls aufnehmen und ihn weitergeben?
- Verhält er sich dabei schematisch kopierend oder gibt er in der Weitergabe etwas Eigenes ein?
- Fällt es ihm im Gegenteil schwer einen Impuls auf- und weiterzugeben, bzw. „muss" er immer etwas Eigenes machen, fällt es ihm schwer sich einzufügen?
- Wie ist der Körperausdruck dabei?
- Wie geht der TN mit der offenen Spielsituation um, mit der anfänglichen Verwirrung, dass die Spielregeln nicht definiert werden?
- Entsteht Freude im (strukturiert) freien Spiel oder erlebt der TN die Übung als Aufgabe (bei manchen ist der eigene Fokus sehr stark im „richtigen" Kopieren)?

10. Bemerkungen

Unter Umständen kann es hilfreich sein, wenn die TN ihre Position im Kreis zwischendurch wechseln, um verschiedenartige Erfahrungen mit unterschiedlichen Temperamenten der Nachbarn sammeln zu können.

Zu wissen, welche Patienten in der Gruppe sind und wie sie „ticken" ist in der Klinik meistens für die Vorbereitung einer Gruppe sehr wichtig. Der genaue Ablauf einer Übung variiert dort je nach Zusammensetzung der Gruppe zum Teil erheblich.

11. Tipp

Mit der Wortwahl gibt die Therapeutin eine bestimmte Stimmung vor, die sich unter Umständen stark mit der persönlichen Stimmung der TN verbinden kann. Ist sich die Therapeutin unsicher bzgl. der möglichen Reaktionen einzelner TN, sind Naturbilder meistens eine sichere Variante (Gegensatzpaar: heiße Wüste – frostiger Nordpol ...)

12. Quelle

Abwandlung von verschiedenen Kreis-Übungen, die der Autor in unterschiedlichsten Zusammenhängen erfahren konnte.

Beitrag von Sascha Heuer

2.3.10 Ein Stück zu zweit erfinden

1. **Stichwörter**
   Zuhörfähigkeit; Zusammenarbeit; Kreativität; Spielfreude; Vorstellen von dramatherapeutischen Techniken und Herangehensweisen; Kennenlernen, untereinander

2. **Organisation und Setting**
   Gruppensetting
   Zweierteams
   Material: weiße Zeichenblätter; bunte Stifte und Farben; Bleistifte

3. **Absicht oder Ziel**
   Die Absicht der Übung liegt darin, die Kreativität und Spielfreude der TN zu fördern, dabei Zuhörfähigkeit und Zusammenarbeit zu fördern und sich untereinander durch die „dramatherapeutische Methode" kennenzulernen.
   Außerdem wird so spielerisch das Vorgehen mit dramatherapeutischen Techniken und Herangehensweisen vorgestellt.

4. **Beschreibung**
   Die Gruppe teilt sich in Paaren auf. Nacheinander beschreiben die TN einander ihre Häuser/Wohnungen. Anschließend gibt die Therapeutin die folgende Anweisung: „Zeichne ein Bild von dem Haus deines Partners. Da dies eine subjektive Interpretation ist – nicht ein detailgetreuer Plan – darfst Du Dich auf jeden Aspekt fokussieren, der Deine Aufmerksamkeit erregt hat. Tausche die Zeichnungen mit Deinem Partner aus. Nimm Dir ein paar Minuten, um kurz den Prozess und die Zeichnung, die Du erhalten hast, zu kommentieren. Zusammen findet einen Platz im Raum, wo ihr die beiden Zeichnungen aufhängt, wie für eine Kunstausstellung. Nehmt euch die Zeit, die Ausstellung zu präparieren, um ihr einen ästhetischen Anstrich zu verleihen. Leg ein weißes Blatt Papier und einen Bleistift neben Deine Zeichnung."
   Hinterher geht die Gruppe durch den Raum. Dafür werden die TN von der Therapeutin aufgefordert, den Raum zu betreten, als würden sie ein Museum besuchen. Die Paare gehen im Raum herum und schauen sich die ausgestellten Häuser an und lassen einen kurzen Vorschlag darüber zurück, wer (welche Person) in diesem Haus lebt, z. B. ein Französischlehrer, ein Geheimagent, eine Kaninchenfamilie usw.
   Schließlich gibt die Therapeutin die Anweisung: „Geh zu der Zeichnung deines Hauses und schau, welche Vorschläge du bekommen hast. (Wenn du keinen Personenvorschlag finden kannst, der dir gefällt, dann mach einen eigenen Vorschlag). Im 2er Team teilt Euch mit, welche Personen ihr bekommen habt, deine Wahl und deine kurze Beschreibung. Arrangiert ein Treffen zwischen den beiden Personen/Charakteren. Wo würden sie sich treffen? (Z. B. in einem lokalen Kaffeehaus, an der Bushaltestelle, in einem Traum, den jemand träumt usw.)
   Improvisiert: Spielt das Treffen eurer Charaktere für fünf Minuten. Ihr müsst das Treffen nicht vorher planen. Ihr müsst euch im Vorfeld nur über folgende Punkte im Klaren sein: Wer, was und wo. Wer sind die Charaktere? Wo sind sie? Und was tut jeder von ihnen? Lasst sich die Szene entwickeln. Besprecht zusammen, wie ihr euch in den Rollen gefühlt habt. Kreiert ein Theaterstück für die Charaktere, indem ihr die folgenden Details hinzu-

fügt: den Namen des Stücks, das Genre, eine kurze Synthese des Stückes. Bereitet etwas von eurem Stück vor, das ihr der Gruppe vorstellen wollt, indem ihr eine der folgenden Möglichkeiten wählt: ein Poster (ein stilles Bild), eine Serie von stillen Bildern, eine Preview/ein Trailer, ein Fragment einer Szene, Präsentationen." Nachdem die Übung von den TN ausgeführt worden ist, findet ein Feedback mit der ganzen Gruppe statt.

5. Varianten

6. Dauer

7. Indikation und Kontraindikation

Auf folgende Leitfragen kann die Therapeutin beim Feedback achten:
Wie war es für mich, die Perspektive eines anderen auf mein Haus zu erhalten?
Wie war es für mich, mir das Haus meines Partners vorzustellen?
Steht der Charakter, den ich gespielt habe, in Relation zu meinem Leben?

8. Fokus

Die TN in den Zweiergruppen sollten sehr gut auf die Beschreibung des jeweils anderen von seinem Haus achten und gut zuhören.

9. Auswertung

Die Therapeutin stellt zur Auswertung der Übung folgende Frage, die die TN jeweils beantworten sollen: „Wenn die Szene, die wir gespielt haben, ein Traum wäre, den ich geträumt hätte, was wäre seine Bedeutung für mich?"

10. Bemerkungen

11. Tipp

12. Quelle

Diese Übung wurde von der Autorin selbst entwickelt.

Beitrag von Susana Pendzik

2.4 Phantasiereisen

2.4.1 Traumreise zu unserem sicheren Ort

1. **Stichwörter**
   Traumatherapie; sicherer Ort; Anker; Geborgenheit; Selbsthilfe-Mechanismen; Stabilisierung

2. **Organisation und Setting**
   Mehrheitlich im Gruppensetting angewendet, kann ohne Probleme im Einzelsetting angewendet werden.
   Materialien: Decken; CD-Player/Anlage; CD mit Meditationsmusik, z. B. „Berührungen"; eventuell Stifte und Papier, falls der Ort oder wichtige Einzelheiten der Reise hinterher auf Papier festgehalten werden sollen.

3. **Absicht oder Ziel**
   Diese Übung dient dazu, einen sicheren Anker zu schaffen, den die TN auch auswerfen können, wenn sie sich nicht innerhalb des Settings, sondern Zuhause befinden.

4. **Beschreibung**
   Die Therapeutin fordert die TN auf, sich mit einer Decke einen Platz im Raum zu suchen. Die CD „Berührungen" wird angestellt und die Therapeutin lädt die TN ein, ihre Augen zu schließen. Sie werden aufgefordert, vor ihren Augen einen Ort, einen Raum oder eine Landschaft, entstehen zu lassen, an dem sie sich vollkommen sicher und geborgen fühlen können. Bei den folgenden Fragen weist die Therapeutin immer wieder darauf hin, dass die TN, wenn es an ihrem Ort etwas gibt, was ihnen nicht gefällt, es verändern sollen. Die Therapeutin lädt die TN nun ein, sich darauf zu konzentrieren, was sie sehen. Sind sie in einem geschlossenen Raum oder in der freien Natur? An einem Strand, in einem Wald? Ist die Gegend einsam oder befinden sie sich in einer Stadt? Gibt es Geräusche, die sie wahrnehmen? Singt vielleicht ein Vogel, hören sie Musik, rauscht ein Bächlein, knistert ein Feuer? Was riechen sie? Riecht es nach Heu oder nach Meer, nach Kerzen, nach Wald, nach einem frisch gewaschenen Kleidungsstück? Gibt es überhaupt einen Geruch? Schmecken sie etwas? Wenn sie etwas schmecken, was ist es? Was fühlen sie? Können sie etwas ertasten? Etwas aus ihrer Umgebung, aus ihrem sicheren Ort berühren? Was gefällt ihnen besonders gut an ihrem sicheren Ort? Sie können es in die Tasche stecken, um es immer bei sich zu tragen und von diesem sicheren Ort mitzunehmen als Erinnerung. Es wird betont, dass die TN immer an diesen sicheren Ort zurückgelangen können. Doch jetzt sollen sie langsam wieder in diesen Raum, zu ihrem physischen Körper zurückkommen. Wenn sie soweit sind, können sie behutsam ihre Augen wieder aufmachen. Dabei soll sich jeder die Zeit nehmen, die er dafür braucht.
   Es schließt sich eine Befindlichkeitsrunde an, die TN werden gefragt, ob sie einen Ort gefunden haben, an dem sie sich sicher fühlen konnten und wie es ihnen bei der Traumreise ergangen ist.

5. **Varianten**
   Es kann nach oder sogar vor der Befindlichkeitsrunde zu einer stillen „Malzeit" kommen, wo die TN ihren Ort oder etwas, das ihnen in dem Zusammenhang wichtig erscheint und

hilft, zu diesem zurück zu gelangen, z. B. auch der Gegenstand, den sie von dort mitgenommen haben, aufzumalen.

6. **Dauer**
„Die Traumreise zu unserem sicheren Ort" dauert ca. 30 min. Wenn man die Bilder malen lässt, sollte man ca. 10 min. mehr einplanen.

7. **Indikation und Kontraindikation**
Diese Übung dient der Wahrnehmung des eigenen Ichs und der Entwicklung eines sicheren Ortes, zu dem die TN immer zurückkehren können, auch wenn sie sich gerade nicht im therapeutischen Setting befinden. Es kann ein Rückzugsort sein, den die TN in der realen Welt ansonsten vielleicht nicht haben, ein Ort, an dem sie sich sicher und geborgen und rundum wohl fühlen.
Diese Übung ist Zusammenhang mit Traumatherapie entstanden.

8. **Fokus**
Die TN sollten sich nicht an kleinen Worten stören, die die Therapeutin sagt, die vielleicht nicht zu ihrem sicheren Ort passen. Wenn die Therapeutin z. B. sagt, dass sie sich den Gegenstand in die Tasche stecken können und dieser ist zu groß dafür ist, dann können sie ihn trotzdem mitnehmen und sollten sich nicht damit aufhalten, ihn irgendwie gedanklich in die Tasche zu pressen. Es geht darum, einen Ort zu finden, an dem sich der TN sicher und geborgen fühlt, darauf sollte er sich konzentrieren. Ob da nun z. B. andere Leute sind an dem sicheren Ort oder er alleine ist, ist nebensächlich.
Die Therapeutin sollte unbedingt vor der Übung auf oben genannte Möglichkeit hinweisen.

9. **Auswertung**
Für den therapeutischen Prozess ist diese Traumreise wichtig, um den TN zu stabilisieren und seine Selbsthilfe-Mechanismen zu aktivieren. Was kann der TN tun, wenn er sich nicht im Setting befindet, aber Hilfe braucht, um z. B. runter zukommen oder eine Auszeit benötigt, um Stress loszuwerden etc. – da wäre eine Möglichkeit, zu seinem sicheren Ort zu gehen. Dieser dient als Anker in der realen Welt für jeden TN. Der „Gegenstand", der gedanklich in die Tasche gesteckt wird, hilft, auch alleine wieder dorthin zurückfinden zu können.

10. **Bemerkungen**
Es ist unbedingt notwendig, dass der Raum ausreichend geheizt ist (im Winter), da die TN für 30 min. einfach nur daliegen und es ihnen im besten Fall nicht zu kalt wird während der Übung!

11. **Tipp**
Gut ist auch, eine Musik zu wählen, die nicht emotional zu sehr beeinflusst, sondern nur begleitet und beruhigt. Es empfiehlt sich unbedingt, die Lautstärke der Musik mit den TN abzusprechen.

12. **Quelle**
Weiter entwickelt von der Autorin auf der Basis einer Übung aus der HIGW-Weiterbildung in Anlehnung an L. Reddemann.

Beitrag von Nina Dudek

2.4.2 Landschaftsbild

1. **Stichworte**
   Phantasiereise; Bilder, innere; Landschaft; Sinne anregen; Identifikation mit Gegenstand; kontemplativ; Angst; Depression; Spieler, nicht so geübte; Realität, dramatische

2. **Organisation und Setting**
   Gruppensetting
   Materialien: eventuell Tücher als Hilfsmittel zulassen

3. **Absicht oder Ziel**
   Das Ziel der Übung ist, dass sich der TN auf seine eigenen inneren Bilder einlässt und etwas davon mit anderen teilen kann. Diese Übung stellt keine hohen Anforderungen an schauspielerisches Können, sondern liefert ein Gruppenbild in der dramatischen Realität.

4. **Beschreibung**
   Eine Phantasiereise in eine Lieblingslandschaft wird angeleitet, dabei sollten alle Sinne mit einbezogen werden. Die Therapeutin kann hier Fragen stellen, wie: „Was siehst du? Welche Farben nimmst du wahr? Was hörst du? Was riechst du? Was schmeckst Du? Gibt es da etwas in der Landschaft, was Du berühren möchtest?" etc.
   Dann fordert die Therapeutin die TN dazu auf, einen Gegenstand zu wählen, z. B. einen Baum, einen Stein, einen Weg, eine Blume o. ä. und sich nochmal in seine Qualität und Beschaffenheit zu vertiefen. Sie fordert die TN auf, sich für einen Moment in diesen Gegenstand zu versetzen und selber Baum, Stein etc. zu werden.
   Dann soll der TN wieder aus dem Gegenstand herausschlüpfen und ihn gedanklich mitbringen aus seiner Landschaft in den Raum des Hier und Jetzt. Jeder TN räkelt sich, streckt sich und wird wieder ganz wach.
   Ein Bühnenraum wird definiert: ein TN nach dem anderen betritt die Bühne, nimmt die Haltung seines Gegenstandes ein, benennt diesen und bleibt in dieser Haltung. Bis maximal 7–8 Personen auf der Bühne sind. Ein neues Landschaftsbild entsteht.
   Einer der TN kann sich dann aus dem Bild herauslösen und die Landschaft entweder von außen betrachten, in der Landschaft herumgehen und die Landschaft von innen kennen lernen oder sogar die einzelnen Gegenstände befragen, wie es ihnen da so geht.

   Achtung für die Therapeutin:
   die TN sollten nicht ins Erzählen kommen, eher Stimmungstöne oder ein Wort auf das Zeichen einer kurzen Berührung hin von sich geben.

5. **Varianten**
   Der Abschluss kann variiert werden, indem das Gruppen- bzw. Landschaftsbild entweder einen Tag durchläuft, sich von Winter zu Sommer verwandelt oder die Landschaft akustisch zu leben beginnt, also der Wind heult, der Bach rauscht, die Blume singt, der Vogel zwitschert usw.

6. **Dauer**
   Von Warming-up über die Reise bis zum gemeinsamen Landschaftsbild dauert die Übung ca. 1–1,5 Stunden.

7. Indikation und Kontraindikation

Geeignet bei noch nicht so geübten Spielern, gut geeignet bei ängstlichen oder depressiven Klienten, da das Risiko, sich zu zeigen gering ist. Die Übung tut dem Gemüt sehr gut, Landschaften und Natur sind oft Trostspender.

8. Fokus

Die TN können und dürfen ganz bei sich sein, und öffnen sich trotzdem ein bisschen für die Andern und für die Gruppe als Ganzes.

Die Therapeutin achtet darauf, dass das Landschaftsbild eine gewisse Harmonie hat, sollte nur Schrott wild herumliegen, sollte das Bild nicht weiter vertieft werden, dann muss an anderer Stelle mit anderen Mitteln Gesundes zu Tage gefördert werden.

9. Auswertung

Die Auswertung findet im Kreis statt. Jeder TN teilt mit, wie und was er erlebt hat in diesem Bild, also Selbstaussagen im Sinne von einem Sharing.

10. Bemerkungen

Diese Übung hat meist eine ruhige Atmosphäre, eher kontemplativ und kann sehr tief wirken.

11. Tipp

Die Therapeutin achtet darauf, dass der Bühnenraum klar definiert ist. Wann befindet man sich darin? Wann ist man draußen?

12. Quelle

Mischung aus Eigenem und Bettina Stoltenhoff-Erdmann.

Beitrag von Doris Müller-Weith

2.4.3 Am Lagerfeuer

1. **Stichwörter**
   Imagination; innerer Prozess; Phantasiereise; Selbstakzeptanz; Selbstwertsteigernd; Frieden schließen mit dem Erlebten; Verständnis; Vergebung; Freiheit; Feuerplatz; Liebe

2. **Organisation und Setting**
   Einzelsetting oder Gruppensetting
   Hilfreich ist ein Tagebuch oder einen Zettel und einen Stift pro Person

3. **Absicht oder Ziel**
   Das Ziel der Übung ist, dass der TN einen inneren Frieden schließen kann, mit dem Nachtragen aufhört, anderen verzeihen kann und auch sich selbst.

4. **Beschreibung**
   Jeder TN sitzt mit einem Tuch oder Symbol für ein Feuer und schließt oder senkt die Augen, geht ganz zu sich, spürt seinen Atem. Die Therapeutin leitet nun mit ihren Worten eine Phantasiereise an, zum Lagerfeuer der Liebe: „An diesem Feuer sitzt dein jüngeres Selbst, du selbst heute und ‚jemand' dem du etwas nachträgst. Das kann jemand von früher oder von heute sein. Nun bittest Du Deinen Mentor, Lehrer, Weisen, inneren Führer mit ans Lagerfeuer. Wenn dieser ‚Jemand' von früher ist, lässt du dein jüngeres Selbst alles aussprechen, was ihm auf der Seele liegt und lässt Dir dabei alle Zeit, die du brauchst. Danach hörst du dir an, was dieser ‚Jemand' zu sagen hat. Was würde er/sie sagen, wenn es aus der tiefsten Tiefe des Herzens käme (vielleicht, es tut mir so leid ...)? Wieder kann dein jüngeres Selbst sprechen. Wichtig ist, dass ihr immer durch das reinigende Lagerfeuer in der Mitte sprecht."

   Für die Therapeutin:
   Das kann 2–3-mal hin und her gehen, bis alles gesagt ist.

   Die Therapeutin leitet weiter an:
   „Jetzt kann auch dein heutiges Selbst etwas dazu sagen. Was antwortet der ‚Jemand' auf diese Worte? Nun richte deine Aufmerksamkeit auf den Mentor/Weisen/Heiler: Was meint diese/r dazu? Lass Dir auch hier viel Zeit. Ist alles ausgedrückt? Der ganze Schmerz, alle Gefühle? Dann schaut ihr Alle ins Feuer, das reinigt alle Schmerzen, allen Hass, alle Gefühle und lässt Vergebung entstehen: Vergib dir selbst mit Hilfe des Mentors, vergib dem ‚Jemand' oder entlasse ihn aus seiner Schuld, auch wenn du sein Verhalten nicht gut heißen kannst. Und lass dein heutiges Selbst dem jüngeren Selbst sagen: Es tut mir so leid, dass du damals solche Schmerzen erlitten hast. Du hattest damals nicht den Zugang und die Weisheit, die ich heute habe. Ich werde dich ab jetzt schützen, damit du so etwas nie mehr erleben musst. Ich liebe und akzeptiere dich.
   Der Mentor und dein heutiges Selbst fühlen, wie das Bewusstsein sich unendlich nach allen Seiten ausbreitet. Tief nach unten, hoch in den Himmel über dir und tief in deine innere Ruhe. So entsteht ein weit offener Himmel der Freiheit. Du lässt die Augen aufgehen, wenn alle Teile in dir bereit sind, die Heilung fortzusetzen. Du lässt die Augen aufgehen und entspannst dich in die Ruhe und Frische des gegenwärtigen Augenblicks."

5. Varianten

Der TN kann dieses Lagerfeuer auch inszenieren, sodass er mit Hilfe der anderen sein Lagerfeuer sehend erleben kann. Am besten mit festem Text. Dann könnte man mehrere Sitzungen damit verbringen.

6. Dauer

Die Dauer der Übung beträgt ca. 20 Minuten.

7. Indikation und Kontraindikation

Nicht anzuwenden zu Beginn eines therapeutischen Prozesses. Jedoch sehr sinnvoll zum Ende hin.

8. Fokus

TN sollen wirklich in sich hinein hören und annehmen, was kommt und sich von der Therapeutin leiten lassen. Auch weitergehen, wenn es schwer fällt. Die Therapeutin muss ein Gefühl für das richtige Tempo haben.

9. Auswertung

Die Therapeutin kann die TN als Abschluss Notizen machen lassen oder einfach im nährenden Gruppenkreis oder Haufen zusammen kommen und sich gegenseitig etwas wünschen, oder sich aneinander lehnen, halten. Raum geben für Mitteilungen evtl. zu zweit, das ist intimer. Falls im Kreis, dann sind die Mitteilungen freiwillig.

10. Bemerkungen

11. Tipp

Gut auch als Abendeinheit bei einem Wochenende, da die Übung sehr ruhig, sammelnd und innerlich ist.

12. Quelle

Nach Brennan Bays: „In Freiheit leben".

Beitrag von Doris Müller-Weith

2.4.4 Über den Rücken in eine dramatischen Realität einsteigen

1. **Stichwörter**
   Zuhörfähigkeit; Imagination; Zusammenarbeit der Gruppenmitglieder wird gefördert; Erkundung einer persönlichen Frage durch eine ästhetische Distanz

2. **Organisation und Setting**
   Gruppensetting
   Zweierteams
   Material: Papier und Stifte

3. **Absicht oder Ziel**
   Das Ziel dieser Übung besteht darin, eine persönliche Frage durch eine ästhetische Distanz zu erkunden. Außerdem werden die Natur der dramatischen Realität und ihre Verbindung zur normalen Realität kennengelernt. Darüber hinaus besteht die Möglichkeit eines Kennenlernens der Weisheit, die in der dramatischen Realität liegt, im Sinne eines ungewohnten Blickwinkels. Sowohl die Intimität und Zusammenarbeit zwischen den Gruppenmitgliedern wird gefördert, als auch die Imagination (Vorstellungskraft) und die Zuhörfähigkeit. Das Eintreten in die dramatische Realität und das Austreten aus dieser wird geübt, dabei die Qualität der dramatischen Realität gesteigert.
   Die Therapeutin kann üben, wie man jemanden in seine innere Welt begleitet, und innerhalb dieser inneren Welt Interventionen setzt.

4. **Beschreibung**
   Nach einem passenden Warming-up werden die TN aufgefordert, an eine Frage oder ein Thema zu denken, welches sie innerlich beschäftigt. Sie bekommen ca. 5 min Zeit dazu, etwas aufzuschreiben. Am Ende der Schreibphase werden die TN eingeladen, eine Frage zu formulieren, die sie, wenn sie die Chance hätten, einer weisen Person stellen würden. Diese schreiben sie auf.
   Die Gruppe teilt sich in Paare auf. TN A wird „der Reisende", der TN B der Begleiter.
   Während 5–10 Minuten teilt TN A dem TN B sein Thema und seine Frage mit. Dann platziert sich A so im Raum, dass er sich mit den Rücken stehend anlehnen kann. B platziert sich selbst nah bei A, damit sie flüsternd kommunizieren können. Alle Paare sind gut im Raum verteilt, um sich möglichst wenig gegenseitig zu stören.
   A schließt nun seine Augen und atmet ein paarmal tief ein und aus. Die Therapeutin erzählt, dass A jetzt an einen imaginären Platz gehen soll. Einen Platz, den er Schritt für Schritt erkunden wird. Er soll dabei vermeiden, an einen bestimmten oder schon bekannten Platz zu gehen, oder an einen Platz, wo er schon immer mal hinwollte. Im Gegenteil, er wird ermuntert, sich selbst zu erlauben einen Platz im Geist erscheinen zu lassen, der gerade jetzt in diesem Moment auftaucht.
   Den ersten Schritt führt die Therapeutin A, indem sie grundlegende Fragen stellt zu dem Platz, an dem er sich gerade befindet: „Stell dir vor, du bist nicht in diesem Raum, sondern an einem anderen Ort. Dort lehnst du dich auch an: Wie ist die Oberfläche? Ist sie

heiß oder kalt? Wie ist die Textur? Ist sie rau, glatt, strukturiert? Welche Farbe hat sie? Aus was ist sie? Wie ist das Licht an dem Platz? Wie die Temperatur? Jetzt bring die Aufmerksamkeit zu deinen Füßen: Wo stehst Du? Auf welcher Art von Untergrund und welche Farbe hat dieser?"
Sobald die TN können, fangen sie an ihre Antworten zu ihren Begleitern zu flüstern.
Die Paare arbeiten jetzt selbständig.
B hat das Ziel, A zu helfen, eine klare Vorstellung des Platzes zu bekommen. B stellt Fragen, die sich auf die Landschaft von A beziehen. Diese Fragen sollten mit den Sinnen verbunden sein, wie z. B. Was für Geräusche hörst du, dort wo du bist? Welche Farbe hat die Tür? etc. Es sollen keine Fragen danach, wie A sich fühlt gestellt und keine Geschichten erfragt werden.
An einem bestimmten Punkt, wird A durch die Therapeutin gebeten, seine Augen zu öffnen und den imaginierten Ort in den realen Raum zu übertragen.

Empfehlung:
Das ist kein leichter Schritt, weswegen es helfen kann, wenn A ein paar Mal die Augen öffnet und wieder schließt, um den Kontakt zum inneren Bild nicht zu verlieren. Es gibt meistens eine Tendenz bei A, dass dieser die Augen geschlossen halten möchte. Ist aber die erste Schwierigkeit überwunden, geht es auch mit offenen Augen. Sind die Augen offen, wird A ermuntert in seinem Ort herum zu wandern. B bleibt nah dabei. Seine Aufgabe ist es, durch seine Fragen und seine Gegenwart das Etablieren des Platzes zu unterstützen. A und B tauchen ganz ein in diesen imaginären Platz. Jedes Paar ist ganz für sich, es gibt keinen Kontakt zu den anderen TN. Nach ca. 10 Minuten fragt B A, ob er irgendetwas an diesem Platz tun möchte oder muss, bevor sie zurückkommen, z. B. Baden im Fluss, Früchte pflücken, mit einem Baum reden, o. ä. A erhält Zeit, das zu tun, wenn nötig mit Hilfe von B.

Danach instruiert B A, zurück zu dem Platz zu gehen, an dem er sich zu Beginn der Reise angelehnt hatte. B hilft A, zurück in die normale Realität zu kommen.
A und B bekommen nun Zeit, sich auszutauschen über diese Erfahrung und auch um ihre Gefühle und Gedanken dazu zu reflektieren.
B hilft A nun, diese Erfahrung in Verbindung zu bringen mit seiner Ausgangsfrage. Es ist möglich, dass die Reise die Frage erhellt oder damit zu tun hat, wie ein Traum mit der Realität in Verbindung steht. Abschließend bekommen A und B noch Zeit, jeder für sich Notizen zu machen. Danach gibt es eine Feedbackrunde in der Gesamtgruppe.

5. Varianten

Wenn sich die Therapeutin mehr aus dem Prozess heraushalten möchte, kann auch B die Fragen zu Beginn der Übung stellen.

6. Dauer

7. Indikation und Kontraindikation

8. Fokus

9. Auswertung

Schlüsselfragen für den Austausch:

Fragen an A:

- Wenn diese Reise ein Traum gewesen wäre, welche Bedeutung hätte dann der Platz für dich?
- War da eine Verbindung zwischen der Ausgangsfrage und der Reise zu dem imaginären Platz?
- Wie war die Gegenwart von B für mich? Hilfreich (oder nicht) in welcher Art?
- Wie war es mit offenen Augen im Vergleich zu den geschlossenen?

Fragen an B:

- Wie war es für dich, jemanden an seinen imaginären Platz zu begleiten?
- Was war die größte Herausforderung in dieser Rolle?

In Weiterbildungen:

- Gibt es da vielleicht einen Zusammenhang zwischen dieser und der Herausforderung in meiner Rolle als Therapeutin?

10. Bemerkungen

11. Tipp

12. Quelle

Diese Übung wurde von der Autorin selbst entwickelt.

Beitrag von Susana Pendzik

2.4.5 Zauberstab

1. **Stichwörter**
   Selbstbestimmung; Nähren; Kreativität aktivieren; Warming-Up; Spielaufbau; Ressourcenarbeit; Erneuerungsprozesse; Abschiedsphase

2. **Organisation und Setting**
   Einzel- und Gruppensetting

3. **Absicht oder Ziel**
   „Zauberstab" spielen, ist Nahrung für TN, die sich nach Fülle und Stabilität sehnen.
   Der TN wird eingeladen, den inneren Blick auf die eigenen und die äußeren Ressourcen auszurichten, Mut zu entwickeln um Erneuerungsprozesse zuzulassen. Die magische Eigenschaft, die im Spiel alle TN besitzen, nämlich Welten und Reichtum entstehen zu lassen, wirkt nährend und stabilisierend.

4. **Beschreibung**
   Man beginnt Zauberstab zu spielen, indem die Therapeutin die Gruppe in eine imaginäre, fantastische Umgebung führt. Die Therapeutin beschreibt die Landschaft, die Wettertemperatur, die Gerüche, die die TN umgeben. Hier darf eine glänzende, schützende Welt entstehen, in der alles möglich ist, und wo alle Wünsche in Erfüllung gehen.
   Nach der Beschreibung der Umgebung, je nach Stimmung und Bedarf, wird die Gruppe aufgefordert sich durch diese Landschaft zu bewegen und die Andersartigkeit des Ortes zu genießen. Befinden sich die TN in einem kristallklaren Wasser, warm und frisch zugleich, voller bunter Lichter und tanzenden Wesen, können sie darin selbstverständlich atmen und schweben.
   Der Gang verändert sich, passt sich der Umgebung an. Alles wird leicht und spannend zugleich. Wenn der Konsens der Gruppe etabliert ist, lädt die Therapeutin einen Patienten ein, eine neue suggestive Landschaft entstehen zu lassen, usw.
   Nachdem alle TN die Gruppe durch ihre „magische Umgebung" geführt haben, beginnt die Therapeutin, den Zauberstab herumzureichen. Hierzu reicht manchmal nur der Zeigefinger, der irgendwo im Raum auf einen imaginären Knopf tippt.
   Die Therapeutin beginnt als Erste und eröffnet somit die „Reichtums Parade". Bevor sie auf den „Knopf" drückt, oder den Zauberstab schwingt, beschreibt sie verständlich und ausdrucksstark, was da bald entstehen wird, z. B. „Ein Haus aus Kristall und hellem Holz … Versunken in einem Wald aus Rosen … Man kann durch die Räume fliegen und überall gibt es kuschelweiche Kissen zum Liegen!"
   Die Gruppe kann sich zum Bild verhalten und die Umgebung mit Sprache und Bewegung unterstreichen. Nach einander bekommen alle TN den Zauberstab in die Hand gedrückt und entwerfen Welten und glückbringende Umstände.
   Zuletzt, wenn die Therapeutin den Zauberstab wieder zurück bekommt, führt sie die Gruppe mit einer positiven Anleitung in den realen Raum zurück und lädt alle Anwesenden dazu ein, den Zauberstab bald wieder zu schwingen.

5. **Variationen**

6. Dauer
Eine halbe Stunde und länger, je nach Bedarf.

7. Indikation und Kontraindikation
Zauberstab spielen ist für Patienten angesagt, die sich in einem Erneuerungsprozess befinden, in einer Abschiedsphase, oder wenn der Bedarf nach Halt und Fülle vordergründig ist. Die Selbstbestimmung und die Leichtigkeit im Entstehen lassen von neuen Bedingungen wirkt selbstheilend und nährend. Bei Patienten mit Schizophrenie, dissoziativen Störungen, Zwang- und Angststörungen, Bordeline- Erkrankungen und Demenzerkrankungen ist das Spiel kontraindiziert.

8. Fokus
Besonders wichtig im Spiel mit dem Zauberstab ist, Klienten und Patienten aufzufordern, nicht nur situationsgebunden wie z. B. „Wir befinden uns jetzt in einem Land, wo keiner mehr streitet", sondern auch deskriptiv zu gestalten. Ein Land, in dem sich keiner mehr streitet, darf Bäume und Himmel haben, saftige Wiesen und eine strahlende Sonne. Form und Inhalt wachsen zusammen. Positive Eindrücke setzten sich auch über ein positives Imagenieren fest.

9. Auswertung
Konnten alle Teilnehmer zuversichtlich und spontan entwerfen? Entstand dabei Druck oder Abwertung?
Wurde das Spiel entwertet oder rationalisiert, das Ganze als „lächerlich" oder „kindlich" abgestempelt?
Entfalteten die Patienten Freude am Gestalten neuer Welten, erlebten sie Höhenflüge, oder das Entstehen von positiven Nebengedanken? Die Rückmeldung und das Verhalten der Gruppe gibt der Therapeutin (wie fast immer) Auskunft über die Wirksamkeit des Spiels.

10. Bemerkungen
Ein „sprödes" Spiel, arm an „bunten Bildern" und spannenden Szenarien bedeutet nicht zwangsläufig, dass die Sitzung in eine Schräglage geraten ist. Das Zulassen von neuen positiven Bildern geschieht manchmal in Schneckentempo und verlangt von der Therapeutin viel Geduld und Gelassenheit.

11. Tipp
Äußerst wichtig für das technische Gelingen dieser Arbeit ist der Einsatz der Therapeutin. Die Kraft und die Überzeugung ihrer Darstellung dienen zu Beginn des Spiels als „Icebraker". Nach einer ausdrucksvollen Einleitung reagieren z. B. zurückhaltende Patienten mit Zuversicht und Mut und das Vertrauen in die eigene Ausdruckskraft wächst.

12. Quelle
Aus der theaterpädagogischen und theatertherapeutischen Arbeit.

Beitrag von Corinna D'Angelo

2.4.6 Heldenreise

1. **Stichwörter**
   Held, Hindernis; Geschichte; Begleiten; Mentor; Ängste; Ressourcen; innere Bilder

2. **Organisation und Setting**
   Einzelsetting oder Gruppentherapie
   Material: Ein Zettel, auf dem die untenstehenden Stichworte für das Finden der Geschichte in jeder 2er Gruppe mindestens einmal vorliegen.

3. **Absicht oder Ziel**
   Diese kreative Heldengeschichte kann den TN in Kontakt bringen mit seine inneren Ressourcen.

4. **Beschreibung**
   Zu zweit wird die Geschichte gefunden:

   A ist dabei der Erfinder, B ist sein Begleiter.
   Wer ist dein Held? Wie alt, Frau oder Mann oder Kind?
   Was ist sein Problem? Angst oder Herausforderung? Er/Sie macht sich auf den Weg.
   Wie sieht die Landschaft aus?
   Ein Mentor/Unterstützer am Wegesrand: Wer ist das, wie sieht er/sie aus
   Was gibt er/sie dem Helden mit auf den Weg?

   Ein Hindernis taucht auf:
   Wer oder wie ist es? Dies kann ein Drachen sein oder ein Ungeheuer, ein Dornenwald oder Wüste … Der Held muss sich mit dem Hindernis auseinandersetzen, vielleicht bekommt er/sie Hilfe vom Mentor oder von einem Helfertier/Krafttier. B lässt sich die Handlung möglichst genau beschreiben.
   Der Held siegt/bezwingt das Hindernis und kommt in eine „schöne Landschaft", in der er sich ausruhen darf und Menschen kommen ihn zu beglückwünschen: Happy End! – Wie sieht das aus?

   Nachdem diese Geschichte erfunden ist, steht A auf und begibt sich in die Haltung des Helden:
   Er fängt an, durch den Raum zu gehen und begegnet seinem Mentor. Entweder geht er selbst in die Haltung des Mentors, oder B schlüpft als Stellvertreter hinein.
   Die ganze Geschichte wird handelnd vollzogen, die Spielpartner können wahlweise von A selbst gespielt werden, oder von B.

   Achtung bei Kämpfen, keine Waffen benutzen, die die Verletzungsgefahr erhöhen. Bei Kämpfen empfiehlt sich auch immer Slow Motion. Nach dem Spiel sollte die Therapeutin auf ein gutes „Entrollen" beider TN achten. Pause machen. Dann mit vertauschten Rollen nochmal das Ganze.

5. **Varianten**
   Die einzelnen Geschichten können auch in der Gesamtgruppe inszeniert werden. Dabei darauf achten, dass immer mindestens ein Zuschauer mit der Therapeutin zusammen übrig bleibt. Zeugenschaft ist hier wichtig.

Siehe auch die Übung 6-Bilder-Geschichte unter Kapitel 2.3.5.

6. Dauer
2 Spiele können in 2 Stunden geschafft werden. Wenn alle Geschichten nacheinander inszeniert werden, dann sind mehrere Sitzungen nötig.

7. Indikation und Kontraindikation
Diese Übung unterstützt den Selbstwert. Sie wirkt bei allen Menschen, ausgenommen bei Menschen in akut psychotischen Krisen.

8. Fokus
Die TN sollen möglichst die ersten Einfälle annehmen, keine Angst vor Klischees oder Kitsch.
Die Therapeutin muss darauf gefasst sein, dass die TN ihre Ängste sehr deutlich spüren. Welche Ängste tauchen auf?
Wo geraten 2 TN miteinander ins Stocken? B als Begleiter sollte nicht seine Ideen hineinbringen, sondern die Ideen von A unterstützen.

9. Auswertung
Für A:
Wie ist das, wenn sicher ist, dass Du siegen kannst.
Wo waren im Spiel Überraschungen?
Was willst Du für dich und dein Leben aus dieser Geschichte mitnehmen?

Für B:
Was ist dem Begleiter aufgefallen? Was willst Du für dich und dein Leben aus dieser Geschichte mitnehmen?

10. Bemerkungen
Wenn mehrere Menschen gleichzeitig handeln, so muss der Raum groß genug sein, sodass jeder Spieler „seinen szenischen Schutzraum" hat und andere nicht durch seinen Spielraum kreuzen.
Beim gleichzeitigen Spielen von mehreren Geschichten ist wichtig, dass der B „den Raum" von A mithalten kann, das heißt sich nicht von anderen Akteuren ablenken lässt.

11. Tipp

12. Quelle
Inspiriert durch Märchen und Heldengeschichten und Rebillot, P. u. Kay, M.: Die Heldenreise, Eagle Verlag, 2011.

Beitrag von Doris Müller-Weith

2.4.7 Geistboot

1. **Stichwörter**
Phantasiereise, in Bewegung; schamanisch; Ritual; Totem; Krafttier; Mentor; Gemeinschaft; Trance; veränderter Bewusstseinszustand

2. **Organisation und Setting**
Gruppensetting
6–9 TN
Material: Rasseln, Gegenstände, die energiegeladen sind, wie ein Stein oder eine Blume, eine Feder oder ein Bild.

3. **Absicht oder Ziel**
Eine bewegte Phantasiereise, die die ganze Gruppe miteinander in eine leichte Trance versetzt. Das „gemeinsame Boot" gibt Halt.

4. **Beschreibung**
Nachdem die TN ihre persönlichen Gegenstände zusammen haben, wird im Raum ein Boot angedeutet. Jeder nimmt dort einen Platz ein: 2 Reihen, hinten ein Steuermann und vorne ein Einzelner im Ausguck, der den Rhythmus vorgibt. Die TN stehen an den Seiten des Bootes und rudern imaginär im vorgegebenen Rhythmus. Der Steuermann kann auch singen, wenn er will/sich traut.
Wer sich im Boot hinlegt, macht dadurch deutlich, dass er jetzt auf die Suche nach seinem Krafttier, Mentor, Helfertier oder Totem geht. Was gesucht wird, wird in der Gruppe abgemacht, bevor das Boot etabliert wird.
Wenn alle, außer Steuermann und der Einzelne im Ausguck, liegen, lässt man noch 3–4 Minuten Zeit/Stille für die Begegnungen mit dem „Totem", danach fängt der Steuermann wieder an zu singen bzw. der im Ausguck fängt wieder an, den Rhythmus der Ruder vorzugeben, z. B. durch rhythmisches Rasseln. Ein TN nach dem anderen steht wieder auf und kommt in die Ruderbewegung, bis alle TN wieder stehen und rudern.
Jetzt kann der Erste ausscheren, indem er das Boot in der Bewegung seines Totems (Helfertier etc.) umkreist, alle andern rudern weiter, bis alle TN einmal ausgeschert sind und das Boot umkreist haben. Das Übung endet damit, dass wenn der letzte TN, der ausgeschert war, wieder zurück ins Boot gelangt ist, jeder TN auf dem Boot in die Haltung seines Totems geht und nacheinander den Satz spricht: Ich (das Totem) bringe dir (dem TN) …, z. B. Widerstandskraft.
Dann steigen alle TN bewusst aus dem Boot aus und holen Papier und Stifte. Das Totem wird gemalt und der Satz hinten aufs Blatt geschrieben, den das Totem einem mitgegeben hat: Ich bringe Dir …
Nach einer Pause gibt es einen Austausch zwischen den TN, ein Sharing im Kreis bietet sich an.

5. **Varianten**

6. **Dauer**
2–3 Stunden, eher für ein Tagesseminar oder Wochenende geeignet.

7. Indikation und Kontraindikation
Nicht zu empfehlen bei sehr hypersensiblen Menschen, in akuten Krisen und bei starken Realitätseinschränkungen.

8. Fokus
Die TN sollen sich einlassen auf ihre eigenen inneren Bilder. Die Therapeutin muss den Rahmen halten können.

9. Auswertung
Wo gab es Überraschungen? Wo Hindernisse? Welche Totems/Tiere haben sich gemeldet? Was haben die TN als Geistboot erlebt, z. B. Unmut, Erschöpfung, „wie lange noch", Trance, Faszination, Ewigkeit?

10. Bemerkungen

11. Tipp

12. Quelle
Siehe Harner, M. (1982), Der Weg des Schamanen, Interlaken, Ansata Verlag.

Beitrag von Doris Müller-Weith

2.4.8 Zeugung, Geburt und Kleinkind

1. **Stichwörter**
   Phantasiereise; Zeugung; Geburt; Kleinkindalter; nachnähren; heilsame Szene; Mutterqualitäten, Vaterqualitäten

2. **Organisation und Setting**
   Gruppensetting

3. **Absicht oder Ziel**
   Diese Übung kann vom individuellen Drama wegführen und die eigene heilsame Szene fördern.

4. **Beschreibung**
   Zunächst führt die Therapeutin eine kurze Probe durch: Die TN sollen hintereinander in Grätschstellung auf Matten stehend den Geburtskanal bilden, durch den später die einzelnen TN in Bauchlage robben werden.
   Danach legen sich alle TN auf Matten, zugedeckt bis über den Kopf in Rückenlage. Die Augen haben sie geschlossen, sie spüren den Atem und den Körper – sie entspannen sich.

   Die Therapeutin spricht in ruhigem Ton:
   „Deine Seele schwebt oben und beschließt, sich zu verkörpern. Sie sieht einen Mann und eine Frau beim Liebesakt und macht sich auf den Weg nach unten … Eine Eizelle ist bereit, die Samenfäden strömen den Eileiter hoch, ein Samenfaden geht die Verbindung mit der Eizelle ein und löst damit eine chemische Reaktion aus. Mit Staccato-Bewegungen treibt der Samenfaden in die „Zona" hinein, die davon angeregt ihren Stoffwechsel verändert. Diese Zygote macht sich nun auf den Weg in die Gebärmutter. Sie gibt Hormone (= Information) an den Blutkreislauf der Mutter ab. Die Zellen teilen sich – der 16-Zeller tritt schließlich in die Gebärmutter ein: Die inneren Zellen werden zum Embryo, die äußeren zu Plazenta (die also eine Kreation des Embryos selbst ist)."

   Die TN wechseln nun von der Rückenlage in die Embryo-Haltung.

   Die Therapeutin spricht weiter:
   „Nach der Einnistung in der Gebärmutter verändert sich der Embryo weiter: Die äußere Schicht wird zu Nervensystem, Sinnesorganen und Haut. Die innere Schicht bildet Verdauungsorgane, Lunge und untere Harnwege, die mittlere Schicht bildet Herz, Blut- und Lymphgefäße, Muskeln und Skelett.
   Ab der 7. Woche kannst du erste unkoordinierte Bewegungen ausführen. Bald kannst du nach der Nabelschnur greifen, am Daumen lutschen, die Beinchen strecken, die Wirbelsäule aufrichten und so schon für deine spätere aufrechte Haltung üben. Durch diese ständige Bewegung entsteht dein Gehirn. Deine Sinne entwickeln sich: Das Berührungsempfinden, der Tastsinn, das Riechen und Schmecken (das Fruchtwasser schmeckt süß), das Hören. Sehr bald entwickelst du eine besondere Vorliebe für die Stimme deiner Mutter. Du spürst sie auch durch das Fruchtwasser und die Vibrationen ihrer Beckenschale. Auch die tieferen Frequenzen der Stimme deines Vaters sind dir schon vertraut.

Im 4. Monat kannst du schon gähnen. Dein Gehirn entwickelt sich ständig weiter durch deine Bewegungen, Sinneseindrücke und äußeren Reize. Du kannst die Stirn runzeln, Augen reiben, dich bei lauten Geräuschen zusammenziehen, treten, kannst Schluckauf haben, Fruchtwasser trinken und an Daumen und Zehen lutschen. Du übst schon die späteren Atembewegungen und reagierst auf die Gefühlszustände Deiner Mutter, ist sie aufgeregt, ruhig ...
Nach 6 Monaten hast du schon viel gelernt, du kannst sogar schon lächeln. Du bist in inniger Beziehung zu ‚deiner Mutter' – dem Organismus, der dich hält, nährt und stimuliert. Stell dir einen kleinen Augenblick diesen Organismus vor, wie zufrieden, glücklich, freudig, manchmal aufgeregt, manchmal entspannt er dich umhüllt. Du bist der geborgenste, zufriedenste stimulierte Säugling im Universum. Ständig bist du über dich selbst hinausgewachsen, hast Neues gelernt. Genieße noch einen kleinen Augenblick diese Geborgenheit im warmen, feuchten, in Beziehung seienden Zustand – und mach dich dann bereit für die Geburt."

Nun bilden die TN wieder den Geburtskanal und jeder einzelne robbt hindurch; jeweils die vorderen beiden TN spielen die „Eltern" und nehmen den Neuankömmling liebevoll in Empfang „Schön, dass Du da bist", dann reihen sich die drei hinten ein.

Die Gruppe teilt sich nun in 2 Teile:
Eltern und Kinder. Jedes Kind findet eine(n) Mutter/Vater. Gemeinsam durchleben sie (unter Anleitung der Therapeutin) die Stadien des Säuglings- und Kleinkind-Alters.

Die Therapeutin spricht:
„Gleich nach der Geburt beginnt das Kind mit der Imitation von Gesichtsbewegungen. Es darf am Handballen der Mutter nuckeln. Aus seinen erst unkoordinierten Bewegungen werden langsam koordinierte, es kann ab dem 2.–4. Monaten den Kopf heben. Ab dem 3. Monat kann es mit allen Sinnen wahrnehmen, ab dem 6. Monat sich alleine drehen, gezielt schauen und greifen. Zwischen dem 6. und dem 10. Monat lernt es, sich aufzurichten, frei zu sitzen, zu rollen, zu robben und zu kriechen. Etwa im 8.–10. Monat ‚fremdelt' das Kind, es hängt ständig an der ‚Schürze' der Mutter. Ab dem 12. Monat beginnt das Kind, sich aus der totalen Symbiose zu lösen, es fängt an, sich anders als andere zu erleben. Ungefähr ab dem 12. Monat lernt das Kind sich hochzuziehen, zu stehen und beginnt schließlich zu laufen. Es liebt das Spiel: Davonlaufen – Zurückkommen, ahmt die Tätigkeiten seiner Mutter nach, erweitert nach und nach seinen Lebensraum. Mit 18 Monaten kann das Kind beobachten und durch bewusste, selbst gesteuerte Imitation gezielte Handlungen ausführen."

Schließlich singen die „Mütter/Väter" ihre „Kinder" in den Schlaf und beenden so die Reise.

5. Varianten

6. Dauer

Die Übung dauert ca. 2 Stunden.

7. Indikation und Kontraindikation

Die TN müssen eine Bereitschaft haben ihr persönliches Drama mal zur Seite zu legen und sich dieser Fiktion ganz zu überlassen. Dies ist keine Anfängerübung.

8. Fokus

Die TN fokussieren sich auf das Wahrnehmen der Empfindungen und Gefühle. Die Therapeutin schafft mit den Worten die Stimmung der „Mutterbauchatmosphäre".

9. Auswertung

Die „nährenden" Gefühle und Empfindungen einsammeln.

10. Bemerkungen

11. Tipp

12. Quelle

Unbekannt. Text nach G. Hüther: Die ersten 9 Monate.

Beitrag von Doris Müller-Weith

2.4.9 Meine Welt ist ... Sie könnte doch ...!

1. Stichwörter
Warming-Up; Loslassen; (Selbst-)Erkenntnis; Coaching-Themen

2. Organisation und Setting
Einzel- und Gruppensetting

3. Absicht und Ziel
Die Absicht dieser Übung ist das Aufwärmen und Sensibilisieren der TN für eigene Bedürfnisse und das Öffnen der Sinneskanäle nach innen und außen.
Es werden Sätze/Themen gefunden, mit denen weiter gearbeitet werden kann.

4. Beschreibung
Die TN gehen im Raum umher. Der Bodenkontakt wird mit der ganzen Fußsohle hergestellt, die Arme hängen locker. Allmählich setzt die Bewegung sich von unten durch den Körper hindurch nach oben fort, landet letztlich in den Schultern und in den Armen. Die Bewegungsamplituden werden immer größer, der ganze Körper bewegt sich übertrieben schwungvoll durch den Raum.
Verschiedene Gangarten werden ausprobiert etc., je nachdem wie viel Zeit zur Verfügung steht.
Die TN gehen im Raum umher mit einem konkreten Ziel vor den inneren Augen, z. B. Arbeit, Uni, Seminar etc. Sie sind früh von zu Hause losgegangen und haben genug Zeit, um gelassen zu gehen und aufmerksam die Umgebung zu betrachten, z. B. können sie sich in der Innenstadt mit Geschäften befinden. Die Gegenstände im Seminarraum werden hierbei zur Café- oder Schaufensterausstattung.

Die Therapeutin gibt vor:
„Plötzlich STOPP! Etwas wurde zu Hause vergessen, rasch den ganzen (!) Weg zurück, das Vergessene schnell greifen und wieder los zum Ziel!"

Diesmal wird der ganze Weg zurück zur Arbeit o. ä. mit Hektik zurückgelegt, es gibt keine wirkliche Aufmerksamkeit mehr für die Schaufenster etc.

Die Therapeutin gibt vor:
„Plötzlich wieder STOPP: Es ist doch Sonntag!"

Plötzlich Ruhe, Stillstand, „geschenkte Zeit".

Die Therapeutin leitet an:
„In einem Park legst Du Dich in die Sonne. Du machst die Augen zu und denkst über den ‚Sinn Deines Lebens' nach. Was ist da bloß los bei mir, wenn ich schon sonntags zur Arbeit gehe? Du denkst lange über Dich nach, ganz vertieft, Du sackst vollkommen ab. Dann, ganz allmählich öffnest Du die Augen und fragst Dich: Wo bin ich eigentlich? Du siehst den Park mit neuen Augen, manche Details hast Du noch nie zuvor gesehen, obwohl Du schon oft im Park gewesen bist. Mit allen Sinnen entdeckst Du nun den Park: Tasten, lauschen, riechen etc., selber Töne produzieren. Allmählich siehst Du auch die Anderen im Park, es kommt zu ersten nonverbalen Begegnungen."

An dieser Stelle kann es zu einer Improvisation zwischen den einzelnen TN kommen, muss aber nicht, je nachdem, wie viel Zeit für die Übung eingeplant ist.
Am Ende der Übung entwickelt jeder TN für sich den Satz „Meine Welt ist ... Sie könnte doch ...!"

5. Varianten
Möglich ist noch, den Gegenstand, den ich zu Hause vergessen hatte zu thematisieren, im Nachdenken und -spüren, im Dialog mit den Anderen, die vielleicht fragen etc.

6. Dauer
Die Übung dauert ca. 10–15 Minuten, sie kann aber auch ausgebaut werden.

7. Indikation und Kontraindikation
Welchen Ballast schleppt jeder TN unbewusst oder bewusst mit sich herum? Wie kann der TN seine eigene Situation verbessern bzw. was wäre sein Wunsch? Diese Übung macht schnell und prägnant Themen der TN deutlich, an denen im weiteren Therapieverlauf gearbeitet werden kann.

8. Fokus
Der jeweilige TN erkennt selber, was in seinem Leben unter Umständen nicht so gut läuft und formuliert selbstständig eine Wunschvorstellung dessen, was er gerne ändern würde bzw. was er gerne anders hätte.

9. Auswertung
Die TN können sich im Kreis zusammenfinden und sich die Sätze mitteilen. Die Therapeutin kann entscheiden, ob sie weiter daran arbeiten möchte oder nicht. Die Erfahrung kann aber auch einfach versenkt und „kompostiert" werden und jeder TN nimmt sie für sich mit nach Hause.

11. Tipp

10. Bemerkungen
Diese Übung eignet sich besonders für Coaching-Themen.

12. Quelle
Nach Matthias Müller-Wurbs, Schauspieler, Regisseur und Coach.

Beitrag von Nina Dudek

Kapitel 3

Rollen und Figuren

3.0.1 Verkörpern der vier Elemente

1. Stichwörter

Begegnung; freie Bewegung; Charaktertypen; Elemente; Qualitäten; Selbsterkenntnis; Selbstakzeptanz; Tanz

2. Organisation und Setting

Gruppensetting
Hier können rote, blaue, gelbe und weiße Tücher hilfreich sein.

3. Absicht oder Ziel

Manch einer versteht sich selber besser, wenn er weiß, dass sein Temperament ein feuriges oder erdiges ist. Das fördert die Selbstakzeptanz. Hilft aber auch Unterschiede wahr zu nehmen und im Kontakt einander respektieren zu lernen.
Die vier Elemente sind in der griechischen Lehre die Grundlage für vier verschiedene Charaktertypen: Erde – Phlegmatiker, Wasser – Melancholiker, Feuer – Choleriker, Luft – Sanguiniker

4. Beschreibung

Nach einem Warming-up, wie z. B. sich in verschiedenen Qualitäten langsam, träge, schnell, hüpfend etc., durch den Raum bewegen.
Zunächst stellen sich die TN Wasser vor, das kann eine Wasserlandschaft sein, am See, ein Flüsschen etc. sein. Eine fließende Musik wird eingespielt, die TN fangen an die Musik aufzunehmen und sich in dieser Qualität zu bewegen. Zum Abschluss werden sie aufgefordert, diese Qualität in sich nach zu spüren.
Nun folgt eine feurige Musik, die TN stellen sich ein Feuer, von Streichholz, Kerze bis Waldbrand, vor und bewegen sich mehr und mehr in dieser Qualität. Zum Schluss wieder die Aufforderung, diese Qualität in sich nach zu spüren. Als nächstes kommt die erdige Musik, Vorstellung von Erde, Felsen, Humus, Gebirge usw. Wieder bewegt man sich mehr und mehr in dieser Qualität und spürt nach. Als letztes kommt die luftige Musik, Wind, Wolken, Blätter im Wind, und nach dem Tanz wieder der Qualität in sich nachspüren.
Nun wählt jeder TN seine bevorzugte Qualität. Diese werden auf die Ecken des Raumes verteilt: eine Ecke für Wasser, eine für Feuer (diagonal gegenüber liegend), Erde und Luft liegen sich ebenfalls diagonal im Raum gegenüber. Zu einer geeigneten Musik begegnen sich nun Feuer und Wasser tänzerisch im Raum, freie Improvisation, danach Erde und Luft. Danach kommen alle zusammen und tauschen ihre Erlebnisse aus.

5. Varianten

Siehe auch Übung 3.0.2 „Vier Elemente als Tiere" und 3.0.4 „Parcours der vier Temperamente".

6. Dauer

45 Minuten.

7. Indikation und Kontraindikation

Kontraindiziert bei TN, die mit freier Bewegung im Raum überfordert sind.

8. Fokus

Das Hauptaugenmerk liegt beim Identifizieren mit einer Qualität und darüber Neues zu entdecken bzw. vorhandene Ressourcen zu stärken.

9. Auswertung

Bleibt auf das Mitteilen der Erlebnisse bezogen.

10. Bemerkungen

Die TN unter Umständen ermutigen, nicht zu sehr zu gucken, wie „toll" die Anderen sich bewegen, sondern im eigenen Bewegungsfluss zu bleiben.
Man kann hierbei zauberhaften Begegnungen und Kämpfen zwischen Feuer und Wasser bzw. Erde und Luft beiwohnen.

11. Tipp

Die Musik von Vanessa Mae ist hierfür gut geeignet, da sehr dynamisch, und vielschichtig.

12. Quelle

Aus der Pantomime und selber weiter entwickelt.

Beitrag von Doris Müller-Weith

3.0.2 Vier Elemente als Tiere

1. **Stichwörter**
   Körperspiel; Körperausdruck

2. **Organisation und Setting**
   Gruppensetting
   6–8 TN sind am besten für die Klinik, ansonsten sind auch mehr TN möglich.

3. **Absicht oder Ziel**
   Übung, um über körperliche Erfahrung der vier Elemente ins Spiel zu kommen.

4. **Beschreibung**
   Erde, Luft, Wasser, Feuer als Tiere Kuh, Vogel, Fisch, Löwe
   Die TN gehen neutral durch den Raum. Gegebenenfalls kurzzeitiger Fokus auf die eigene Körperwahrnehmung. Aufforderung sich auf die Füße zu konzentrieren und sich als nächstes schwerfällig durch den Raum zu bewegen (Therapeutin macht immer mit), mit jedem Schritt ganz bewusst in den Boden zu versinken. Dazu hängende Schultern, Körperschwerpunkt tief, langsame Bewegungen. Aufforderung zu Kontakt aus dieser Stimmung, kurze Begrüßungen. Danach Ausschütteln, Neutralgang und die Informationen, dass der vorherige Zustand/Energieform „Kuh" genannt wird. Jetzt kommt ein Gang auf Zehenspitzen, Blick nach oben, leicht wippend, flatternde Bewegungen, Gelenke locker. Wieder Kontakt/Begrüßungen. Ausschütteln etc. Info: „Das war Rotkehlchen" (kann auch anderer Vogel sein). Nun kommen fließende Bewegungen, je nach Fischart in Verbindung mit Ruhe (Goldfisch im Teich) oder mehr spielerisch (Delphin). Kontakt etc. Letztes Tier: Löwe mit Körperschwerpunkt Brust (dominant, herausstreckend), Gang groß, Bewegungen mächtig.
   Nachdem die vier Tiere grob angelegt sind, kommen nun die weiterführenden Spielübungen.
   Zunächst „Klassentreffen". Vorgabe: Alle treffen sich zwanzig Jahre nach Schulabschluss wieder und erzählen sich gegenseitig aus dem eigenen Leben, reden über früher usw. Dabei sind zunächst alle das gleiche Tier (mit zwischendurch Pausen, Ausschütteln möglicherweise).

   Wichtiger Hinweis:
   Jetzt Übergang von der Tier-/Energieform auf die Menschenebene, d.h. es wird ein Mensch gespielt, der diese Qualitäten ausgeprägt hat (je nach Situation spielt die Therapeutin mit, dies ist meistens eher günstig, TN fühlen sich nicht so beobachtet, sie sind dann freier).

   Im nächsten Schritt wieder Klassentreffen, nun aber mit einer Mischung von verschiedenen Tieren.
   Ist die Übung bisher gut gelungen, kann nun eine noch freiere Spielvorgabe kommen. Geeignet ist dafür Schule. Die Therapeutin übernimmt die Lehrerrolle (auch in Tierform). Die TN suchen sich ein Wunschtier aus. Die Schule wird am besten durch zwei Viererstuhlreihen dargestellt. Ab da freies Spiel.

Möglichkeiten für Fortgeschrittene:
- Die TN übernehmen auch die Lehrerrolle.
- Die Teilnehmer spielen nicht das Wunschtier.
- Reflexion je nach Dynamik zwischen den einzelnen Schritten, wobei zwischendurch am besten keine ausführliche Reflexion (sonst verschwindet Spielenergie wieder), sondern mehr ein kurzes Abfragen in dem Sinne „Geht's gut oder nicht?"
- Dafür hinterher ausführliches Besprechen.

5. **Varianten**
Der Affe als Tier hat sich sehr bewährt. Lässt sich aber keinem Element direkt zuordnen. Deshalb häufig auch die Übung einfach mit vier verschiedenen Qualitäten (Maus geht auch gut, Katze und Schildkröte auch, bei den Vögeln macht es einen großen Unterschied, ob man Rotkehlchen oder Adler nimmt). Am ehesten Fisch weglassen, wird häufig als schwer spielbar erlebt (dafür Affe).
Weiterführende Formen auch bei Übung 3.0.16 „Wettergott".

6. **Dauer**
In der beschriebenen Form ca. 45 bis 60 Minuten.

7. **Indikation und Kontraindikation**
Dieses Spiel ist für alle gut geeignet, man muss aufpassen an der Stelle, wo beim Klassentreffen alle dasselbe Tier spielen (Verstärkungseffekt), gerade beim Vogel entsteht teilweise viel Unruhe, die „wuselig" machen kann, beim Löwen besteht die Gefahr von Machtkämpfen und Verlierern (diesen Abschnitt nicht zu lange ausdehnen).

8. **Fokus**
Je nach Gruppe immer wieder auf die Erdung achten, sonst besteht die Gefahr, dass die TN sich in den verschiedenen Rollen verlieren. Zwischendurch immer wieder Zustand abfragen und genau auf das Verhältnis von Spielzeit und Pause (Neutralgang, unter Umständen mit Fokus auf bestimmte Körperzentren oder Selbstspürphasen) achten.
Wichtig ist die Hinführung zum Spiel und nicht die „gute" Umsetzung der Elemente/Tiere. Gerade in der Klinik mit den vielen gekränkten und verletzten Menschen geht es immer wieder darum wertfreie Räume zu kreieren, in denen Menschen sich entfalten können. Natürlich sollte die Therapeutin darauf achten, dass die Vorgaben ungefähr beachtet werden. Viel wichtiger ist aber die Chance, über das Gerüst der Elemente/Tiere zu einem freien Spiel zu kommen. Mit Hilfe dieses schrittweisen Vorgehens gelingt es auch in der Klinik bei fast allen Patienten, dass sie zu einer eigenständigen Spielerfahrung kommen (bis Klassentreffen Tiere gemischt geht's in der Regel immer, Schule eher schwieriger, da gibt es manchmal zu viel Freiraum).

9. **Auswertung**
Wie ist es den TN überhaupt gelungen, diesen langen Weg der Übung zu gehen? Wichtig dabei die Differenzierung im Erleben der einzelnen Schritte, TN neigen oft zu undifferenziertem Eigenerleben, hier ist ein Nachhaken und genaues Beobachten durch die Therapeutin wichtig.

Dabei Augenmerk auf die verschiedenen Gefühle legen:
- Welche gefühlsmäßige Verbindung mit welchem Tier?
- Wie im Kontakt gewesen in welchen Situationen?
- Wie die freiere Form mit der Schule erlebt?
- Unter Umständen, wie wurde die Lehrerrolle erlebt.

10. Bemerkungen

Die Schwierigkeit bei einer so langen Übungsabfolge besteht in der Klinik, wenn zwischendurch TN aussteigen wollen. Wichtig ist dabei, zu vermitteln, dass es in Ordnung ist, die Übung abzubrechen. So können sich TN auf einen Stuhl setzen und zugucken oder auch den Raum verlassen (sollen aber möglichst wiederkommen, was nicht immer möglich ist). Also eine Atmosphäre zu schaffen, in der das Scheitern als normal angesehen wird.
Unter Umständen muss man auch die Übung kürzer gestalten, eventuell kann man schon nach der ersten Runde mit dem groben Kennen lernen der Tiere enden.
Oder zwischendurch nur noch mit den TN weitermachen, die noch Lust/Energie haben und die anderen werden zu Zuschauern.

Dabei ist wichtig:
Wie kommuniziert die Therapeutin die Situation? Welche Worte wählt sie, um eine positive Gesamtstimmung entstehen zu lassen, in der die Zuschauer das Gefühl haben „Ich habe viel geschafft, viel erlebt und jetzt darf ich zuschauen, wenn meine Grenze erreicht ist" und die anderen denken „Super, ich kann jetzt noch etwas Besonderes ausprobieren".

11. Tipp

Bei der Impro „Schule" können die TN ermuntert werden, nicht nur auf den Stühlen zu sitzen, sondern konsequent der Tierenergie zu folgen (da wird ein Affenschüler die Gruppe schön aufmischen, hier und da mit Mitschülern spielen wollen und in Konflikte mit Kuhschülern und besonders Löwenschülern geraten).
Als Unterrichtsinhalt in der Schulsituation eignet sich Volkslieder singen oder gemeinsam ein Märchen erzählen. In einer noch freieren Form ist auch Sportunterricht (Gymnastik) möglich. Als Altersstufe eignet sich meist eine 9. Klasse.

12. Quelle

Selbst entwickelt.

Beitrag von Sascha Heuer

3.0.3 Rollenentwicklung mit einem Gegenstand

1. **Stichwörter**
   Kennenlernen; Gegenstand; Requisit; Rolle als Schutz; Gefühle

2. **Organisation und Setting**
   Gruppensetting
   Kann bedingt bzw. in abgewandelter Form im Einzelsetting gemacht werden. Verschiedene Requisiten, Decken.

3. **Absicht oder Ziel**
   Diese Übung dient dem (besseren) Kennenlernen in der Gruppe und dem Entwickeln einer Figur durch ein Requisit. Welche Eigenschaften hat die Figur, die entwickelt wird? Welchen besonderen Charakterzug hat sie? Mit Hilfe der Figur kann in die Improvisation und somit in Kontakt mit den anderen TN gegangen werden, ohne dass sich die TN als sie selbst exponieren müssen – alles geschieht also unter dem Schutz einer Rolle. Dies kann helfen, unterdrückte Gefühle zuzulassen, wie z. B. Wut, Mordgedanken, Schmerz, Trauer oder auch Liebe und Erleichterung.

4. **Beschreibung**
   Teil 1 der Übung:
   In der Mitte des Raumes liegt ein Kreis mit Decken. Im Kreis liegen bereits, wenn die TN den Raum betreten, viele verschiedene Gegenstände, wie zum Beispiel Stoffblumen, eine Kerze, Streichhölzer, ein Degen, eine Schatulle, ein Hexenhut, ein Klangherz, eine Rose aus Gips etc. Jeder TN, der in den Raum kommt, wird gebeten, sich in den Kreis zu setzten. Sobald alle sitzen, bittet die Therapeutin jeden TN, sich einen Gegenstand aus der Mitte herauszunehmen, der ihn spontan anspricht.
   Die Therapeutin fordert alle TN dazu auf, sich und ihren Gegenstand ihrem jeweiligen Sitznachbarn vorzustellen. Nachdem sich alle TN ausgetauscht und schon mal zu zweit etwas kennengelernt haben, werden sie gebeten, dass jeweils der eine den anderen vorstellt und der Gruppe das erzählt, was er bereits über seinen Sitznachbarn weiß. Dabei soll sich derjenige, der erzählt, hinter den anderen, den er vorstellt, stellen und dann etwa folgend beginnen: „Das ist Johanna. Johanna hat den bunten Kieselstein ausgewählt, weil ..."

   Teil 2 der Übung:
   Alle TN stehen nun auf und legen die Decken beiseite. Jeder TN überlegt sich zu welcher fiktiven Person der Gegenstand, den er sich ausgewählt hat, wohl einmal gehört haben mag. Wenn jemand keine Idee hat, hilft die Therapeutin weiter.
   Die Therapeutin gibt die Anregungen, verschiedene Gangarten und Haltungen für die Figur auszuprobieren und den Hinweis, dass die Gegenstände auch in andere Dinge umfunktioniert werden können, z. B. ein TN, der ein Schwert gewählt hat, kann dies auch als Zauberstab oder als Baum verwenden. Was für Geräusche macht die Figur? Gibt es etwas, das sie immer sagt? Welche Eigenschaften hat die Figur? Eventuell Hinzufügen einer besonderen, wie z. B. „kann fliegen".
   Danach finden sich alle TN jeweils zu Zweit zusammen, um eine kurze Szene mit den beiden jeweiligen Charakteren und den gewählten Gegenständen zu improvisieren. Die

Paare bekommen fünf Minuten Zeit, sich zu beraten und um ein Setting für ihre Improvisation auszumachen. Die „Bühne" wird durch einige Decken vom übrigen Raum abgetrennt.

5. Varianten

Die Gegenstände können auch unter einem Tuch verborgen sein und müssen erst mal ertastet werden. Dabei können schon Assoziationen laufen, nach dem Motto, wem könnte dieser Gegenstand so oder abgewandelt, gehört haben.
Für das Einzelsetting kann die Übung abgewandelt werden. Es ist möglich, dass der TN sich einen Gegenstand wählt und eine Figur entwickelt. Dieser Figur können besondere Eigenschaften mit auf den Weg gegeben werden. Die Figur kann eine Reise durch den Raum machen und dabei Abenteuer bestehen. Der Raum kann im Vorfeld vom TN dekoriert werden. Der TN ist somit Bühnenbildner und spielt gleichzeitig die Hauptrolle.

6. Dauer

„Rollenentwicklung mit einem Gegenstand" kann je nach TN-Zahl unterschiedlich lang ausfallen. Die Mindestdauer beträgt erfahrungsgemäß 30–40 Minuten.

7. Indikation und Kontraindikation

8. Fokus

Die TN sollen ihrer Kreativität freien Lauf lassen und alles ausprobieren, was ihnen zu ihren Figuren einfällt. Es gibt kein richtig und falsch: das Ziel liegt im Ausprobieren.
Die Therapeutin sollte immer unterstützend weiterführende Fragen stellen, um die Figuren noch runder zu machen. Wichtig ist es, hinterher bei der Improvisation auf eine gerechte Zeiteinteilung für die einzelnen Teams zu achten.

9. Auswertung

Für den therapeutischen Prozess ist diese Übung bestens als Kennenlern-Übung mit großem Spiel- und Spaßfaktor geeignet. Die Therapeutin erfährt nicht nur direkt etwas über die TN durch die Auswahl des Gegenstandes und dessen Assoziation, sondern die TN kommen direkt unter dem Schutz einer selbst erfundenen Rolle ins Spiel und somit in Kontakt miteinander. Das kreative Potential der TN wird somit freigesetzt und sie haben direkt zu Beginn der Therapie ein Erfolgserlebnis, auf das sie stolz sein können. Besonders geeignet ist diese Übung für Gruppen mit wenig Spielerfahrung, da durch die mehr oder weniger alltäglichen Gegenstände Hemmungen und Ängste genommen werden, nicht Theaterspielen zu können oder sich vor anderen Leuten zu exponieren – es gibt kein richtig oder falsch, da jeder TN die Figur ja ganz eigenständig entwickelt und sie somit genauso einzigartig wird, wie der TN selbst.

10. Bemerkungen

Es ist unbedingt notwendig, dass der Raum genügend Platz bietet, um mit den Gegenständen zu experimentieren, ohne sich dabei ständig in die Quere zu kommen. Außerdem sollte es möglich sein, eine genügend große „Bühne" vom „Zuschauerraum" abzutrennen.
Die Variation aus dem Einzelsetting entstand während eines Einzelsettings.

11. Tipp

Gut ist, wenn man auch einige eher außergewöhnliche Gegenstände anzubieten hat, wie z. B. einen zerbeulten Kochtopf, eine Gießkanne, einen Degen oder Seifenblasen. Die Spielzeit einschränken und auf die Zeit achten, damit alle TN dran kommen.

12. Quelle

Auf der Basis einer Übung aus der HIGW-Weiterbildung selbst weiter entwickelt.

Beitrag von Nina Dudek

3.0.4 Parcours der vier Temperamente

1. **Stichwörter**
Anteile; Temperamente, griechische; Bühnenbild; Landschaft; Nachmachen; Raumlauf; Gefühle

2. **Organisation und Setting**
Gruppensetting
Mindestens 4 Personen, verschiedene Tücher, Möbelstücke, Accessoires aller Art.

3. **Absicht oder Ziel**
Andere Anteile an sich selber entdecken. Einseitigkeiten wahrnehmen.

4. **Beschreibung**
Die TN bauen ein eigenes Bühnenbild auf mit allem, was vorhanden ist. Es entsteht ein Parcours mit Hindernissen, Bächen, Bergen, Gebüsch usw. – was immer entstehen will. Ein TN geht neutral in seiner alltäglichen Gangart den Weg durch den Aufbau. Die Anderen merken sich exakt diesen Weg und gehen ihn ebenso in ihrer persönlichen Gangart. TN 1 geht den Weg noch mal und beschreibt, durch was für eine Landschaft er da geht – z. B. „ Ich wate durch einen Fluss, erklimme einen Felsen, springe auf eine Wiese." Die anderen TN gehen den gleichen Weg. Dann gehen die TN mit verschiedenen Gefühlen (Wut, Angst, Freude etc.) laut Ansage der Therapeutin diese Wege. In der nächsten Stufe gehen sie in einem Temperament: Choleriker, Phlegmatiker, Sanguiniker oder Melancholiker (diese Temperamente sollten vorher mit einem Raumlauf vorbereitet worden sein. Jeder kann hierbei verschiedene Temperamente ausprobieren).

5. **Varianten**
Die vier Temperamente treffen sich an einem Ort, nachdem sie den Parcours durchlaufen haben. Dort ist eine Haltestelle, ein Wartezimmer o. ä. die Vorgabe ist, sie müssen warten, aber nichts passiert – Improvisation beginnt. Wie reagiere ich in meinem Temperament, meiner Rolle?

Weitere Variante:
Die Rolle des Temperamentes wird durch eine farbige Maske oder spezielle Verkleidung unterschieden und verstärkt.

Vereinfachung oder Verkürzung:
Direkt in die Temperamente einzusteigen, ohne die alltägliche Gangart oder Stimmung.

6. **Dauer**
Je nach Variation 45 Minuten. Mit Warming-up und Raumlauf der Temperamente ca. 2 Stunden.

7. **Indikation und Kontraindikation**
Besonders geeignet für Selbstfindung, Standortbestimmung, Wahrnehmung/Verständnis für sich und andere. Burnout, Essstörung, schizophrene Persönlichkeitsstörung, narzisstische Störung, Trauma-Patienten.

8. Fokus
TN sollten darauf achten, welches Temperament leicht fällt und welches schwieriger ist. Trotzdem auch die „andere", schwierigere Rolle, ausprobieren. Dabei Widerstände zulassen. Die Therapeutin achtet strikt auf die Einhaltung der Wege, die Einhaltung des Temperaments – sie hält den Rahmen.

9. Auswertung
Die Therapeutin achtet besonders auf die Widerstände einzelne Temperamente zu spielen. Bei der Rückmeldung könnte es auch dazu kommen, dass sich Patienten gerade in der Widerstandsrolle wie befreit gefühlt haben z. B. einmal frech oder vorsichtig oder eben anders reagiert zu haben. Mache darauf aufmerksam und beleuchte, was da so anders, befreiend war, im Gegensatz zum Alltagsverhalten! Nehme genauso auch Unwohlsein wahr!
Daraus können neue Settings entstehen, die konkret auf das befreiende/beklemmende Element der Temperament-Rolle eingehen.

10. Bemerkungen
Wichtig ist die Vorarbeit. Die Gruppe sollte einander etwas kennen. Die Temperamente sollten eingeführt sein, ebenso die Improvisation mit verschiedenen Rollen und Gefühlen.

11. Tipp
Sorge für ausreichend und wandelbares Bühnenbild-Zubehör! Gib Sicherheit durch Einhaltung des Rahmens, sonst verwässert sich die Erfahrung der Verschiedenheit!

12. Quelle
Selbst entwickelt.

Beitrag von Annette Haage-Riedlinger

3.0.5 Zettelwirtschaft

1. Stichwörter

Auftritte, erste; Begegnungen; Eigenschaften; Figuren; Improvisation; Qualitäten, verschiedene

2. Organisation und Setting

Gruppensetting
Material: Kleine Zettel und 2–4 Stifte, Hüte, Stellwand zum Auftritt von zwei Seiten.

3. Absicht oder Ziel

Hier geht es darum, Spielfreude zu wecken, Angst vor Klischees zu verlieren. In verschiedene Figuren zu schlüpfen.
Praktischer Einstieg in die Improvisation, ein bisschen Spielerfahrung ist hier Voraussetzung. Schneller Zugriff soll helfen hineinzuspringen, ohne viel Zeit zum Nachdenken zu geben.

4. Beschreibung

Vorangegangen könnte ein Raumlauf sein, gehen mit verschiedenen Qualitäten wie ängstlich, frech, hinterhältig, fürsorglich etc. Und Figuren auf Zuruf: Polizist, alte Frau, Kind, Sportlehrer, Friseur, Mörder etc.
Nun wird die Gruppe in zwei Hälften aufgeteilt: Hälfte A bekommt die Aufgabe, auf kleine Zettel Rollen wie oben zu schreiben, ohne Eigenschaften außer alt/jung: Je ein Rollenname wird auf einen Zettel geschrieben, insgesamt ca. 30 Stück. Am besten schreiben immer zwei in der Halbgruppe. Halbgruppe B bekommt die Aufgabe Eigenschaften aufzuschreiben: stinkend, verstockt, liebenswürdig, verliebt etc. auch eine Eigenschaft pro Zettel ca. 30 Stück. Nun werden die Eigenschaftszettel und die Rollenzettel auf je zwei Hüte aufgeteilt. Rechts der Stellwand liegen hinter der Stellwand ein Hut mit Eigenschaften und einer mit Rollen. Auf der anderen Seite dito. Es liegen noch viele zusätzliche Kopfbedeckungen als Requisiten hinter der Stellwand. Der Bühnenrand wird abgegrenzt mit einem Seil oder Klebeband. Die Gruppe setzt sich davor als Zuschauer: Zwei TN gehen auf die Bühne und verschwinden rechts bzw. links hinter der Stellwand, ziehen einen Zettel aus jedem Hut. Sie verwandeln sich, treffen keine Absprachen, nehmen eine Haltung ein und das Spiel beginnt: Zwei Figuren begegnen sich und während der Begrüßung und des Spiels werden sie klarer, wer sie sind und wer der andere sein könnte. Ein Freeze oder Abgang beendet die 2–3 minütige Sequenz. Die Zuschauer applaudieren und können dann raten, was und wen die beiden darstellen wollten. Wenn die Zuschauer es nicht erraten können, können die beiden Figuren noch ein oder zwei weitere Male im Spiel aufeinander treffen. Nach max. 3 Versuchen nennen die Spieler ihre Wahl. Nochmal Applaus und Wechsel der Spieler.

5. Varianten

Bei sehr spielgehemmten TN könnte man einen kleinen Dialog wie den folgenden oder einen ähnlichen vorgeben:
A) Guten Tag, wie geht's
B) Schlechtes Wetter heute

A) Auch nichts Neues
B) Na dann mach's gut

6. **Dauer**
Es müssen nicht alle spielen, die Dauer hängt von der Spielfreude der TN ab.

7. **Indikation und Kontraindikation**
Kann mit allen gespielt werden. Falls nötig, die Begegnungen sehr kurz halten.

8. **Fokus**
TN sollen nicht nachdenken, sondern einfach das erste was kommt annehmen. Eine Grundhaltung einnehmen, kann sehr helfen.
Therapeutin achtet darauf, dass nicht zu lange gespielt wird und dass die Anforderung an das Spiel niedrig gehalten wird.

9. **Auswertung**
Falls diese Übung früh eingesetzt wird, kann man gut ablesen, wer sich dabei wie viel zutraut.

10. **Bemerkungen**
Bringt meist viel Spielfreude. Wenn nicht, dann kurz halten.

11. Tipp

12. **Quelle**
Selbst entwickelt.

Beitrag von Doris Müller-Weith

3.0.6 Wer – Wo – Was

1. **Stichwörter**
   Befragung; dramatische Realität; Rollen; Wechsel

2. **Organisation und Setting**
   Einzel- oder Gruppensetting

3. **Absicht oder Ziel**
   Die TN werden an die Entwicklung eigener Rollen herangeführt. Durch den raschen Wechsel von Frage und Antwort sollen möglichst viele verschiedene Rollen als Möglichkeit auftauchen. Blockaden und Reflexionsprozesse sollen möglichst ausgeschaltet bleiben. In der Variante werden die TN an das Rollenspiel herangeführt und ein Einstieg in die dramatische Realität geschaffen.

4. **Beschreibung**
   Die TN gehen paarweise zusammen (bei einer ungeraden TN-Zahl kann entweder die Therapeutin einspringen oder eine Dreiergruppe gebildet werden). TN A fragt „Wer?", TN B antwortet und fragt anschließend „Wo?", TN A antwortet und fragt anschließend „Was?", TN B antwortet, fragt sofort anschließend „Wer?" und leitet so die neue Frage-/Rollenfindungsrunde ein. Auf diese Weise entstehen ganz viele Rollen mit Ansätzen zu Geschichten. Es sollten mindestens 5 Durchgänge sein, dürfen aber auch 10 oder mehr sein.

5. **Varianten**
   Gleiches Gespräch, aber nach jeder Runde wird die Rolle von dem TN, der auf das „Was" geantwortet hat, kurz angespielt.
   Dann dasselbe, das Gegenüber nimmt das Spiel wie ein Schatten auf, kann es aber auch erweitern, ausbauen, es kann sich eine kurze Szene entwickeln.

6. **Dauer**
   10–20 Minuten.

7. **Indikation und Kontraindikation**
   Eher nicht bei Menschen mit Diagnosen aus dem schizophrenen Formenkreis anwenden. Bei Patienten mit Depression genügend Zeit geben.

8. **Fokus**
   Die TN sollen die Rollen möglichst rasch und ohne Nachdenken entwickeln. Es geht nicht um besonders sinnvolle oder tiefschürfende Entwicklungen, sondern um möglichst große und rasche, assoziative Vielfalt.

9. **Auswertung**
   Im Plenum kann ein Sharing stattfinden.

10. Bemerkungen

Die Übung ist eine Vorübung zum Spiel mit Rollen und zur Entwicklung von Geschichten.

11. Tipp

Die Übung ist einfach, erfordert aber ein wenig Mitmach-Bereitschaft und Fantasie von Seiten der TN. Kann z. B. im forensischen Bereich eher zäh laufen.

12. Quelle

Workshop „Die Arbeit mit Lieblingsrollen und ihre Bezugspunkte zu Persönlichkeitsstörungen", Gé Cimmermanns.

Beitrag von Klaus Wührl-Struller

3.0.7 Tanz der Archetypen

1. **Stichwörter**
   Archetypen; freie Bewegung; Bewusstseinsqualitäten; Bilder, innere; Bewegung; Chakren; Körperzentren; Strukturdominante, psychodynamische; Tanz

2. **Organisation und Setting**
   Einzel- oder Gruppensetting
   Mehrheitlich im Gruppensetting angewendet, Musik ist hierbei sehr wichtig: die CD Chakradance von James McCarty und Loui Cennamo bietet eine gute Grundlage. Möglich ist eine Skizze nach jedem Abschnitt zu erstellen, dann werden je TN 1 großes Blatt und verschiedenfarbige Stifte gebraucht.

3. **Absicht oder Ziel**
   Kontaktaufnahme zu verschiedenen Körperzentren, den unterschiedlichen Energien dort. Durch Bewegen und Tanzen erkunden dieser Energien und dazugehörige archetypische Figuren finden. Hiermit können verschiedene innere Anteile und Bewusstseinsqualitäten erkundet werden. Kann auch als Vorbereitung für die Rollenarbeit dienen. Kann uns den eigenen inneren Reichtum deutlich machen.

4. **Beschreibung**
   Jeder TN steht an einem ausgewählten Platz im Raum. Als Vorbereitung kann der Boden „festgestampft werden"(als Erdung gedacht).
   Das unterste Körperzentrum befindet sich im Beckenboden, man stellt sich dort eine rote Energiekugel vor. Die entsprechende archetypische (psychodynamisch strukturdominante) Figur könnte der Wilde Mann/die Wilde Frau sein.
   Ansage: „Bewege dich nun zur Musik, erkunde dieses Körperzentrum oder tanze deine Version des wilden Mannes oder der wilden Frau." Zum Ende: „Lass die Bewegung jetzt kleiner und feiner werden, die Energie zentriert sich in deinem untersten Körperzentrum, lege die Hände auf das Zentrum und spüre der Qualität dieser Energie in dir nach."
   Um weiter nach oben zu wandern kann man die Energiekugel hochwandern lassen und sie ihre Farbe ändern lassen.
   Als Variation kann, um das eigene Erleben dieser Figur zu verankern, als Abschluss jeder Sequenz eine Statue/Haltung für diese Figur gefunden werden oder eine „Energiespur" aufs Blatt gebracht werden.
   Nun geht man alle Zentren der Reihen nach durch. Als da wären: Unterbauch, Farbe Orange: Figur des reifen lustvollen/sinnlichen Mannes, der reifen lustvollen/sinnlichen Frau. Sonnengeflecht, Farbe Gelb: Figur des Kriegers/der Amazone. Herzzentrum, Farbe Grün oder Rosa: Figur der/des jungen Liebenden (erste Liebe; Mädchen oder Jüngling). Halsebene, Farbe Blau: Figur des Tänzers, Sängers, Dichters, Priesters, Schamanen. Stirnzentrum, Farbe Magenta, Violett: Figur des Sehers, Heilers, Weisen, Wissenden. Über dem Scheitel, Farbe Weiß: Figur von Göttin oder Gott. Immer dasselbe Vorgehen. Zum Abschluss kann man sich eine der Figuren auswählen, stellt die Haltung nochmal nach, findet einen Satz für die Figur. Hier wären auch Statuen-Gruppen möglich. In einem nächsten Schritt kann man diese Figur spielend erkunden. Durch Improvisationen zu dritt kleine Szenen entwickeln. Nach den 3 W-Fragen: Wo? Wer? Was?

5. Varianten

Für ungeübte Menschen empfiehlt es sich, eine Auswahl zu treffen und mit dem 3. Körperzentrum zu beginnen: 3-1-6. Wenn das Thema der Therapie eher Verbindung von Herz und Geschlecht ist, kann eine Wahl: 1-2-4 sinnvoll sein. Die oberste Ebene kann auch weggelassen werden, damit die Gefahr des Abdriftens in höhere Sphären gebannt wird. Man könnte einen verbalen Erfahrungsaustausch auf derselben Körperebene anregen.

6. Dauer

Es braucht immer mindestens 30 Minuten bei einer ausgewählten Kombination. Für alle 7 Ebenen ca. 45 Minuten tanzen und 10 Minuten Austausch in Kleingruppen.

7. Indikation und Kontraindikation

Dies ist keine Anfängerübung.

Für Menschen, die viel Struktur brauchen, erst geeignet, wenn freieres Tanzen möglich ist. Für relativ gut strukturierte Menschen kann sie als Fantasiereise in Bewegung oder als Bewegungsmeditation sehr ergiebig sein. Sie kann auch alleine für sich stehen, ohne weitere Improvisationen.

8. Fokus

Die TN achten auf innere Bilder, sollen sich bewegen lassen und auf die Stimmung im Nachspüren achten.

Die Therapeutin sollte ein waches Auge auf TN haben, denen es eventuell zu viel werden könnte, dies vor allem bei der langen Version. Können die TN sich auf sich selbst einlassen? Wie frei sind die Bewegungen? Wo erkennt die Therapeutin Blockaden im Bewegungsfluss.

9. Auswertung

Da diese verschiedenen Energiezentren verschiedene Themen des Lebendig Seins oder auch verschiedene Bewusstseinsebenen ansprechen, kann es sehr aufschlussreich sein, welche Ebenen von den TN bevorzugt und welche gemieden werden.

10. Bemerkungen

Rot steht für vitale Lebensenergie
Orange für die Sinne und Sinnlichkeit, Schöpfungskraft
Gelb für Macht und Ego, Fähigkeit
Grün/Rosa für Liebe und Mitgefühl
Blau für Kommunikation und Verbindung (oben/unten, innen/außen, Kopf/Herz, etc.)
Violett für Intuition, Einsicht, Wissen, Hellsicht
Weiß für höchste Bewusstheit

11. Tipp

Solche Übungen, die das eigene Innere beleben, sind mit Feingefühl zu behandeln. D. h. Eine gefundene archetypische Figur nicht zu schnell „auf der Bühne" exponieren.

12. Quelle

Inspiriert durch die 7 Chakren aus der indischen Lehre der Energiezentren.

Beitrag von Doris Müller-Weith

3.0.8 Lieblingsrolle

1. **Stichwörter**
   Lieblingsrolle; Szenenentwicklung; Szene spielen; Wunschszene; Protagonist

2. **Organisation und Setting**
   Einzel- oder Gruppensetting

3. **Absicht oder Ziel**
   Über die Arbeit an sich selbst soll der TN einen Zugang zu sich, zu seinen Themen und zu seinen eigenen Ressourcen finden.

4. **Beschreibung**
   Jeder TN wählt eine mögliche Lieblingsrolle für sich. Nacheinander wird mit jeder Lieblingsrolle ein Spiel inszeniert. Der jeweilige Protagonist wird von den anderen TN im Sinne eines Rolleninterviews befragt, ein TN protokolliert Fragen und Antwort für den Protagonisten. Abschlussfragen der Therapeutin: „Hat jemand noch eine wichtige Frage, die bis jetzt noch nicht gestellt ist, aber unbedingt beantwortet werden sollte?" „Hat der Protagonist noch eine wichtige Ergänzung oder Aussage zur Rolle?"
   Anschließend wird eine Szene nach Wunsch des Protagonisten gespielt. Protagonist wählt die Mitspieler aus. Er selbst kann in der Lieblingsrolle spielen oder jemanden in die Rolle bitten und zuschauen. Die Szene wird detailliert eingerichtet, dann wird gespielt. Protagonist kann das Spiel unterbrechen und beenden. Abschließend gibt es ein Feedback und Sharing.

5. **Varianten**
   Weitere Szenen mit der Lieblingsrolle entwickeln.
   Das Spiel weiterlaufen lassen, die Szene in der Improvisation sich entwickeln lassen.
   Je nach Struktur und Größe der Gruppe kann jede Lieblingsrolle im Plenum oder in Kleingruppen erarbeitet und gespielt werden.

6. **Dauer**
   Sehr abhängig von der Teilnehmerzahl und der Variante. Mindestens 20–45 Minuten je TN.

7. **Indikation und Kontraindikation**

8. **Fokus**
   Wichtig ist, dass die Szene für den Protagonisten „stimmig" ist. Für ihn muss hohe Klarheit in der Rolle herrschen.

9. **Auswertung**
   Sharing aus den Rollen: Protagonist, Mitspieler, dann die Zuschauer. Woran erinnerst du dich? Was ist dir aufgefallen?

10. Bemerkungen

11. Tipp

Wenn die Rolle nicht gut definiert ist, kann beim Protagonisten sehr schnell eine Unzufriedenheit mit dem Spiel entstehen. Dann die Gelegenheit zum nochmaligen, korrigierten Spiel der Szene geben.

12. Quelle

Workshop „Die Arbeit mit Lieblingsrollen und ihre Bezugspunkte zu Persönlichkeitsstörungen", Gé Cimmermanns.

Beitrag von Klaus Wührl-Struller

3.0.9 Rolleninterview

1. **Stichwörter**
   Befragung; Interview; Rollen; Klärung

2. **Organisation und Setting**
   Einzel- oder Gruppensetting

3. **Absicht oder Ziel**
   Wenn sich die TN in einem Setting für eine Rolle entschieden haben, kann mit einem Rolleninterview die Rolle konkretisiert, vertieft, lebendiger gemacht werden. Das Rolleninterview dient weniger zur Befriedigung der Neugier der anderen TN, sondern zu Klärung der Rolle für den Protagonisten.

4. **Beschreibung**
   Je nach Gruppengröße im Plenum oder in Kleingruppen. Die TN befragen den Protagonisten zu verschiedensten Aspekten seiner Rolle (Alter, Familienstand, Beruf, Hobbies, Geheimnisse usw.) Der Protagonist gibt Auskünfte, muss dabei aber auf Konsistenz der Aussagen achten. Idealerweise protokolliert einer der Interviewer die Fragen und Aussagen. Anschließend sind verschiedene Spielformen mit der so entwickelten Rolle möglich.

5. **Varianten**

6. **Dauer**
   5–15 Minuten.

7. **Indikation und Kontraindikation**

8. **Fokus**
   Die Befragung sollte nicht ausschließlich völlig spontan und durcheinander sein. Die TN sollten sich auch nicht zu schnell mit Antworten zufrieden geben. Bei zweifelhaften Auskünften oder Unklarheiten sollten weitergehende Fragen gestellt werden. Es geht darum, durch die Befragung möglichst viel über die Rolle zu erfahren – besonders für den Protagonisten selbst.

9. **Auswertung**

10. **Bemerkungen**

11. **Tipp**

12. **Quelle**
    Workshop „Die Arbeit mit Lieblingsrollen und ihre Bezugspunkte zu Persönlichkeitsstörungen", Gé Cimmermanns.

Beitrag von Klaus Wührl-Struller

3.0.10 Einstieg in Rollenarbeit und Figurengestaltung

1. **Stichwörter**
   Bewusstwerdung; Einstieg; Fragen; Imagination; Körperwahrnehmung; Persönlichkeitsanteile; Ressourcen; Stärken, eigene; Zufall

2. **Organisation und Setting**
   Gruppensetting
   Etwas angepasst auch für ein Einzelsetting geeignet.
   Zettel und Stifte, optional Requisiten, Hüte, Tücher o. ä.

3. **Absicht oder Ziel**
   Einstieg in Rollenarbeit und Figurengestaltung, Anregung der Imagination, Körperwahrnehmung, indirekte Bewusstwerdung der eigenen, innewohnenden Ressourcen und Stärken, Identifikation und Ausdruck von Persönlichkeitsaspekten.

4. **Beschreibung**
   Jeder TN bekommt einen Zettel und wird gebeten, auf diesen einige Merkmale zu einer noch zu entwickelnden Figur aufzuschreiben, anhand folgender drei Fragen:
   - Was kann die Figur besonders gut?
   - Was fällt ihr schwer?
   - Welches Geheimnis hat sie?

   Das heißt, dass niemand eine konkrete oder vollständige Figur im Kopf haben muss, sondern sich nur auf diese drei Fragen hin etwas ausdenken soll.
   Danach kommen die Zettel in einen Hut oder Tuch und jeder zieht einen Zettel (wenn jemand seinen eigenen Zettel zieht, ist dies an sich nicht problematisch, aber nach Wunsch kann man ihn wieder hineinlegen und einen anderen Zettel ziehen oder mit jemandem tauschen). Nun hat also jeder bereits drei Informationen zu einer Figur, deren Gestaltung er im Folgenden mit Hilfe von impulsgebenden Fragen, die von der Therapeutin hineingegeben werden, immer weiter vervollständigen wird. Die Therapeutin lässt zwischen den Fragen jeweils genügend Zeit, damit sich die TN die Antworten innerlich und/oder körperlich beantworten können. Die TN suchen sich am besten einen Platz im Raum, an dem sie ungestört für sich jeweils auf die Fragen reagieren können und so nach und nach eine Figur oder Rolle entstehen lassen können.
   - Wo wohnt die Figur?
   - Was tut sie so im Laufe des Tages/der Nacht?
   - Wie schwer/wie leicht ist sie? Welche Körperhaltung hat sie?
   - Wie ist ihre Fortbewegung (gehen, setzen, hinlegen ...)? Wie schnell oder langsam bewegt sie sich, mit gleichmäßigem oder ungleichmäßigem Rhythmus?
   - Hat sie evtl. einen bestimmten Tick?
   - Hat sie evtl. eine spezielle Begrüßung?

   Ab hier beispielsweise können im Raum umhergehende Figuren sich begegnen und sich kurz auf ihre jeweils individuelle Art begrüßen. Die Fragen dienen als Impulse, die die Aufmerksamkeit auf manche Aspekte legen und somit bei der Entstehung einer Figuren-

gestaltung unterstützen. Natürlich können weitere Fragen hinzukommen. Die Frage nach dem Namen der Figur kommt nicht zu Beginn.
Im Anschluss sind mehrere Varianten möglich. Die einfachste kann zunächst z. B. sein, dass alle an ihren jeweiligen Plätzen in einer Statue einfrieren und die Therapeutin (etwa mit einem simulierten Mikrofon) von einer zur anderen geht und sie kurz „einschaltet" und „interviewt" (etwa: „Guten Tag, wer sind Sie denn? Und was machen Sie hier so?" usw.), oder dass auch ohne ein „Interview" einer nach dem anderen aus der Rolle heraus einen Satz über sich sagt. Es kann (auch als nachfolgender Schritt) eine Spielfläche abgesteckt werden (z. B. mit Seilen oder Tüchern auf dem Boden), auf die nacheinander jede Figur tritt und sich kurz vorstellt, oder auf der in einer Improvisation jeweils zwei Figuren sich begegnen.

5. **Varianten**
Es bestehen zahlreiche Möglichkeiten, wie die Arbeit mit den Figuren auch in späteren Sitzungen fortgeführt wird, in wieweit die Beschäftigung mit der gleichen Figur vertieft wird oder neue erarbeitet werden. Es kann ein so genanntes Rollentagebuch geführt werden, in dem die TN für sich selbst alle Rollen und Figuren dokumentieren, die sie im Therapieprozess gespielt haben. Eigenschaften, Themen, Emotionen dieser Rollen sowie Parallelen, Vergleiche, Anknüpfungspunkte usw. zu sich selbst.
Vor allem bei Jugendlichen kann das zentrale Thema der Vorbilder und „Helden" mit dieser Übung eingeführt werden, aber auch in allen anderen Ziel- und Altersgruppen finden zahlreiche anstehende Themen – oft wie von alleine ohne Zutun der Therapeutin – ihren Platz.

6. **Dauer**
Mindestens etwa eine halbe Stunde, meist länger.

7. **Indikation und Kontraindikation**

8. **Fokus**
Diese Übung ermöglicht einen Einstieg in Rollenarbeit und Figurengestaltung, Anregung der Imagination, Körperwahrnehmung, indirekte Bewusstwerdung der eigenen, innewohnenden Ressourcen und Stärken, Identifikation und Ausdruck von Persönlichkeitsaspekten.

9. **Auswertung**
Diese Übung kann in vielen Aspekten Aufschluss darüber geben, wo sich die TN gerade befinden. In wie weit kommen Einfälle, wie fokussiert sind diese auf die Fragestellung, wie werden sie umgesetzt und verkörpert, wie weit ist jemand im Improvisieren, d. h. auch dem Reagieren auf die Impulse anderer, dem Hineingeben eigener Impulse und dem Gleichgewicht dazwischen, u.v.m.
Nach Wunsch kann z. B. in Abschlussrunden nach Parallelen zum Spielenden selbst gefragt werden (etwa, wenn vom Spielenden eine bestimmte Empfindung oder Situation der Figur geschildert wird, mit einer Frage wie „Und kennen Sie so etwas auch aus Ihrem eigenen Alltag?" o. ä.) und sich Themen für den weiteren Therapieprozess bemerkbar machen.

10. Bemerkungen

Es ist besser, wenn die TN die Fragen möglichst sofort körperlich und ganzheitlich umsetzen, als sich die Antworten nur theoretisch zu überlegen. Bei Bedarf kann die Therapeutin unterstützen, indem sie z. B. eine Frage anders formuliert. Es sollte kein lähmender Druck entstehen – wenn jemand keine Einfälle zu einer Frage hat, muss dies nicht problematisch sein.

11. Tipp

12. Quelle

Im Ansatz aus der Weiterbildung der DGfT (dort bei Doris Müller-Weith), dann persönlich weiterentwickelt.

Beitrag von Ilil Land-Boss

3.0.11 Henriette Müller

1. **Stichwörter**
Gruppen; Figuren; Rollen gemeinsam entwickeln; Geschichten entwickeln; Depression; Persönlichkeitsstörungen; Ressourcen entdecken

2. **Organisation/Setting**
Gruppensetting

3. **Absicht oder Ziel**
Die Gruppe entwickelt gemeinsam eine oder mehrere Figuren und eine Szene. D. h. der einzelne TN hat nicht die Verantwortung, die Figuren bzw. die Szene ganz alleine zu entwickeln, sondern trägt dazu nach seinen Möglichkeiten bei. Es wird Verantwortung vom Einzelnen genommen und zugleich eine sehr reich ausgestaltete Figur/Szene entwickelt. In der Gruppe entsteht eine eigene Dynamik, deren Beobachtung zudem für die Therapeutin wertvolle Hinweise geben kann.

4. **Beschreibung**
Die TN sitzen im Kreis. Jeder nennt abwechselnd ein Attribut einer Figur (z. B. Geschlecht, Namen, Haarfarben, Vorlieben). Es ist alles erlaubt, muss aber konsistent sein (d. h. wenn das Geschlecht einmal festgelegt ist, kann es nicht mehr gewechselt werden. Wenn einmal „Glatze" festgelegt ist, sind „lange Haare" nicht mehr möglich usw.). Je nach Zusammensetzung der Gruppe kann die Nennung der Attribute reihum oder durcheinander erfolgen (bei reihum die Möglichkeit zum Überspringen geben). Wenn die Figur genügend ausgearbeitet ist, wird mit ihr eine Szene gespielt. Dabei können möglichst viele TN mitspielen, wenn z. B. auch Pflanzen und Gegenstände von TN gespielt werden.

5. **Varianten**
Auf die oben genannte Art werden mehrere Figuren und eine Szene entwickelt und dann gespielt.
Es können auch verschiedene Figuren und Szenen miteinander verbunden werden, sodass eine Art Seifenoper mit mehreren Folgen und Konflikten zwischen Personen entstehen kann.

6. **Dauer**
30–60 Minuten

7. **Indikation und Kontraindikation**

8. **Fokus**
Die TN sollen eine möglichst farbige, lebendige Figur entwickeln. Da die Figur nicht von einem TN, sondern von allen entwickelt ist, dürfen alle ihrer Spielfreude freien Lauf lassen.

9. Auswertung
Eine gute Vorbereitung für die Entwicklung eigener Geschichten. Die Therapeutin sollte darauf achten, dass die Figur spielbar und halbwegs „normal" bleibt. Gerade Jugendliche neigen dazu, übertriebene Figuren zu skizzieren, mit denen sie später nicht spielen können.

10. Bemerkungen

11. Tipp
Gerade Jugendliche neigen dazu bei der Entwicklung der Figuren zum Übertreiben. Sie haben dann bei der Entwicklung der Figur großen Spaß, können aber damit oft kaum spielen. Hier sollte die Therapeutin ggf. behutsam eingreifen.

12. Quelle
Kennengelernt in einem Treffen der Regionalgruppe im Rahmen der Ausbildung zum Drama- und Theatertherapeuten der DGfT.

Beitrag von Klaus Wührl-Struller

3.0.12 Zugang zu Märchenfiguren

1. **Stichwörter**
   Märchenfiguren; Zufall; Begegnung; Improvisation; Kombination verschiedener Rollen; Persönlichkeitsaspekte; Rollenvielfalt

2. **Organisation und Setting**
   Gruppensetting
   Raum mit genügend Bewegungsfreiheit. Leere Papierblätter in ca. DIN A7 (Achtel eines DIN A4-Blattes) oder Karteikarten, Kugelschreiber o. ä. Tücher, Hüte, Requisiten u. ä.

3. **Absicht oder Ziel**
   Geschützter Zugang zu Emotionen, Ausdruck verschiedener Persönlichkeitsaspekte (Rollenvielfalt), ins Spiel kommen, in Bewegung kommen, Improvisation

4. **Beschreibung**
   Leere Karten/Papiere und Stifte werden verteilt: jeder soll darauf eine Märchenfigur aufschreiben. Dann kommen sie gefaltet in einen Hut, ein Tuch o. ä. und jeder zieht daraus eine Karte. Es ist kein Problem, wenn jemand seinen eigenen Zettel gezogen hat. Ebenso wenig, wenn jemand die gezogene Figur nicht kennt – dann soll er im Folgenden danach handeln, was er sich unter dem Namen vorstellt.
   Aus dem Requisitenkoffer oder den auf einem Tisch oder dem Boden ausgelegten Requisiten, Tüchern etc. kann sich jeder eines (oder 1–3, je nach Menge und Gruppengröße) aussuchen, sich dann einen Platz für sich im Raum suchen und sich in die Rolle einarbeiten: Wie ist ihre Körperhaltung, ihre Gangart, besondere Fähigkeiten, so genannte Laster, Gefühle, ihr momentaner Zustand usw. (diese Fragen werden als Impulse von der Therapeutin nacheinander und jeweils mit Zeit dazwischen hineingegeben. Natürlich können sie variieren oder weitere hinzukommen).
   Dann tun sich die TN in Paaren zusammen und haben etwa 5 Minuten für eine gegenseitige Vorstellung der Figuren (über sie sprechend, in der 3. Person).
   Dann legt jedes Paar einen Ort und einen ungefähren Zeitpunkt für ein Treffen fest.
   Ein Spielraum wird abgetrennt und es besteht für jedes Paar die Einladung zu einer Improvisation vor Publikum, von der Therapeutin an- und abgeklatscht.
   Die Ausgangsinformationen sind also, dass die zwei Märchenfiguren mit ihren jeweils imaginierten Merkmalen sich zu einem bestimmten Zeitpunkt an einem bestimmten Ort begegnen (z. B. Schneewittchens Mutter und Rumpelstilzchen an Heiligabend vor dem geschlossenen Supermarkt), der Rest ist ungewiss.
   Beim Abklatschen durch die Therapeutin für den Schluss sollen die Spieler einfrieren und dann einen Satz aus der Rolle heraus sagen.
   Dann werden die Rollen abgeschüttelt, die Requisiten ab- und vor sich gelegt, und die Spieler kommen vor den Zuschauern zusammen.
   Es folgt die Einladung an die Zuschauer, jeweils einen Titel für das gesehene Spiel zu sagen (während sie ja nicht unbedingt wissen, welche Märchenfiguren gezogen worden waren).
   Dann können die Spieler etwas zur Improvisation sagen (diesmal spricht nicht die Rolle, sondern die Spieler selbst) – wie sie diese erlebt haben, was besondere Momente waren usw.

5. Varianten

Wenn die Gruppenanzahl ungerade ist, sollte sich eine Dreiergruppe bilden.
Als Zwischenschritt vor der Improvisation kann auch am Ende der Phase der individuellen Erarbeitung der Rolle ein Moment des Einfrierens eingelegt werden und dann die Therapeutin (beispielsweise mit einem imaginären Mikrofon oder einer „Fernbedienung") von einer Figur zur anderen gehen, sie jeweils „anknipsen" und ein kurzes Interview führen.

6. Dauer

Individuelle Beschäftigung mit der Rolle ca. 10–15 Minuten, Besprechung in Paaren ca. 7–8 Minuten (5 Minuten zum gegenseitigen Vorstellen der Rollen und 2–3 Minuten zum Festlegen von Ort und Zeitpunkt), Improvisation ca. 5–10 Minuten pro Paar, Besprechung danach (Titel von Zuschauern und Sharing von Spielern) ca. 10 Minuten pro Paar.

7. Indikation und Kontraindikation

8. Fokus

Es geht hier wieder – manchmal ist es nötig, dies in der Sitzung zu erwähnen – nicht um ein „richtig" oder „falsch" – beim Interpretieren einer Märchenfigur, beim Vergeben eines Titels für die Improvisation usw., sondern jede individuelle Sicht und Idee hat Gültigkeit.

9. Auswertung

10. Bemerkungen

11. Tipp

12. Quelle

Ursprünglich von Doris Müller-Weith und Bettina Stoltenhoff-Erdmann in der Dramatherapie-Weiterbildung der DGfT, dann selbst angewandt und variiert.

Beitrag von Ilil Land-Boss

3.0.13 Lieblings-Märchen - Figuren

1. **Stichwörter**
   Lieblingsmärchenfigur; Szenen, gemeinsam; Bewältigungsstrategien; dramatische Realität; Geschichte gemeinsam erfinden; Ressourcen entwickeln; Erfolgserlebnis gemeinsam; Spielen miteinander; Familientherapie

2. **Organisation und Setting**
   Einzel- oder Gruppensetting
   Besonders bei Familien oder Gruppen mit TN, die ähnliche Ziele und Problematiken haben. Verschiedene Kleidung und Hüte, passend für Märchenfiguren. Märchenbuch. Papier. Buntstifte.

3. **Absicht oder Ziel**
   Spiel- und Rollentwicklung; Ressourcenentwicklung; Darlegung und Klärung von Problemen; Erkennen und Entwickeln möglicher Bewältigungsstrategien.

4. **Beschreibung**
   Alle TN malen ein Bild von ihrer eigenen Lieblings-Märchenfigur. Anschließend erzählt jeder TN von seiner eigenen Figur. Zusammen entwickeln die TN ein Märchen, in dem alle Figuren mitspielen können.

5. **Varianten**
   Einleitung mit einer Entspannungsübung oder begleiteten Phantasiereise, in der die Märchenfigur entstehen kann.
   Die Therapeutin oder einer der TN schreibt das Märchen auf.
   Alle TN sind im Märchenwald und die Szene wird improvisiert.
   Der TN (bei Anfängern) spielt selber nicht, aber schaut zu wie die anderen seine Figur spielen.

6. **Dauer**
   15–45 Minuten, abhängig von Alter und Konzentrationsfähigkeit der TN.

7. **Indikation und Kontraindikation**

8. **Fokus**
   Es soll für alle TN eine positive Erfahrung geschaffen werden. Alle sollen am Ende zufrieden sein, dass sie sich eingebracht haben, über das, was sie selbst eingebracht haben und über die Möglichkeit, es zu spielen.

9. **Auswertung**
   Diese Übung stimuliert eine positive Zusammenarbeit der Beteiligten. Sie thematisiert Probleme, die dann auf symbolische Art und Weise wieder gelöst werden können.

11. Tipp

Die Therapeutin spielt mit und nimmt eine unterstützende Rolle mit magischen Kräften ein (oft als Fee oder Zauberer), damit sie eingreifen kann, wenn dies erforderlich wird. Dieses Eingreifen ist oft wichtig um eine positive Erfahrung zu stimulieren.

Die Therapeutin kann auch mit Spot Licht arbeiten und damit eine interessante Szene herausheben. Währenddessen unterbrechen die anderen TN ihr Spiel, bleiben wie eingefroren in ihrer Haltung stehen (Freeze) und schauen zu. Das kann zum Beispiel dann sinnvoll sein, wenn die Kinder einer Familie eine schöne Szene zusammen spielen, obwohl sie zu Hause häufig streiten oder keinen Kontakt haben. Die Eltern können dann zuschauen und diese neue Erfahrung genießen.

12. Quelle

Selbst entwickelt.

Beitrag von Emilia de Gruijter

3.0.14 Qualitäten einer Lieblingsmärchenfigur

1. **Stichwörter**
   Lieblingsmärchenfigur; Szenen; Rollenentwicklung; Qualitäten herausarbeiten; symbolische Ebene; dramatische Realität; Problemlösungsstrategien entwickeln; Ressourcen stärken

2. **Organisation/Setting**
   Einzel- oder Gruppensetting
   Besonders bei Familien oder Gruppen mit TN, die ähnliche Ziele und Problematiken haben. Verschiedene Kleidung und Hüte, passend für Märchenfiguren. Märchenbuch.

3. **Absicht oder Ziel**
   Spiel- und Rollentwicklung; Ressourcenentwicklung; Darlegung und Klärung von Problemen; Erkennen/Entwickeln möglicher Bewältigungsstrategien.

4. **Beschreibung**
   Die TN werden aufgefordert 5 wichtige Szenen aus dem eigenen Leben in 5-er Würfelform aufzumalen, möglichst ohne Worte. Danach sollen die TN für jede Szene eine wiederholbare Bewegung finden, dazu kann Musik gespielt werden. Wenn alle 5 Bewegungen gefunden sind, werden die TN aufgefordert, sich durch die 5 Szenen zu bewegen bzw. zu tanzen und den ganzen Ablauf mehrfach zu wiederholen. Wenn der Ablauf sitzt, kann daraus eine Einzelperformance werden oder jeweils zwei TN „tanzen" zusammen ihren Ablauf. Die anderen TN schauen als Zeugen zu.

5. **Varianten**
   Eine Szene aus einem bestimmten Märchen wird gespielt
   TN (insbesondere bei Anfängern) spielt selber nicht, aber schaut zu wie die anderen diese Figur spielen.

6. **Dauer**
   15–45 Minuten, abhängig von Alter und Konzentrationsfähigkeit der TN.

7. **Indikation und Kontraindikation**

8. **Fokus**
   Ein TN steht im Mittelpunkt, die anderen passen sich seinen Vorgaben an.

9. **Auswertung**
   Diese Übung stimuliert eine positive Zusammenarbeit der Beteiligten. Sie thematisiert Probleme, die dann auf symbolische Art und Weise wieder gelöst werden können.

11. **Tipp**
   Die Therapeutin achtet auf die Thematisierung eigener Probleme beim TN und hilft dem Regisseur dabei, diese szenisch oder im Gespräch weiterzuverarbeiten. Fingerspitzengefühl und Vertrauen auf den Gruppenprozess sind sehr wichtig.

12. Quelle
Selbst entwickelt.

Beitrag von Emilia de Gruijter

3.0.15 Das Dramadreieck

1. **Stichwörter**
   Dramadreieck; Opfer, Retter, Verfolger; Symbiose; Beziehungsstruktur; Kommunikationsstrukturen; Abhängigkeit, gegenseitige; Selbstverantwortung

2. **Organisation/Setting**
   Einzel- oder Gruppensetting
   Je ein Zettel mit einem „O" für Opfer, „V" für Verfolger, und „R" für Retter.

3. **Absicht oder Ziel**
   Soll spielerisch Bewusstheit schaffen über innere Haltungen in Beziehungen und über symbiotische Kommunikationsstrukturen.

4. **Beschreibung**
   Die Zettel mit den O-V-R werden in einem Dreieck auf den Boden gelegt: Eine Person stellt sich z. B. auf den Platz V und eröffnet mit: „Es ist immer dasselbe mit Dir (zu O Platz hin) nie kommst Du, wenn man Dich braucht." Ein anderer TN springt nun auf den O Platz und geht in die Haltung des Opfers, ein weiterer TN auf den Platz des Retters und ein Spiel beginnt. Es kann eine Vater-Mutter-Kind Situation entstehen, oder in der WG, oder auch ein Arbeitsteam.
   In einem 2. Schritt probieren sich die TN in 3er-Gruppen in diesem Setting aus. Eventuell stellen sie fest, dass R-O-V nicht an die Rollen gebunden sind, sondern „fliegend" wechseln können.

5. **Varianten**
   3 Plätze im Raum:
   Die ganze Gruppe geht an den Platz des Opfers, nimmt dort eine Körperhaltung ein und es werden Opfersätze gesammelt. Genauso am Platz des Verfolgers und des Retters.
   Nach einer gewissen Phase des Ausprobierens dieses Musters, wird die Aufgabe gestellt, auszuprobieren wie man aus dem Muster Opfer-Retter-Verfolger austreten kann.

6. **Dauer**
   20–30 Minuten

7. **Indikation/Kontraindikation**
   Sind die TN aus kognitiven Gründen nicht in der Lage Kommunikationsverhalten zu reflektieren, ist die Übung nicht machbar.

8. **Fokus**
   TN können ihren Spaß am Opfer/Retter/Verfolger spielen erkennen. Die Rollen können schnell wechseln, dann auch den Platz wechseln.

   Therapeutin:
   Dieses Spiel kann der Therapeutin helfen, die Vorlieben bei ihren TN deutlicher zu erkennen.

9. Auswertung
Zusammentragen lassen, was der scheinbare Gewinn an diesen Rollen ist (Macht ausüben, andere damit manipulieren, Abhängigkeiten aufrechterhalten, Autonomie und Selbstverantwortung vermeiden)
Herausarbeiten des Aussteigens aus dem Dramadreieck im Gespräch nochmal verankern.

10. Bemerkungen
Achtung:
Das Abhängigkeits-Spiel hört erst auf, wenn jeder der Beteiligten Selbstverantwortung übernimmt.

Hat man diese Kategorien einmal etabliert, kann man in späteren Stunden die TN immer mal wieder aufmerksam machen auf deren O-R-V Verhalten.

11. Tipp
Dieser Beitrag lässt sich sehr gut kombinieren im Warming-up mit Übung 5.2.2 „Ich bin OK".

12. Quelle
Theorie stammt aus der Transaktionsanalyse.

Beitrag von Doris Müller-Weith

3.0.16 Wettergott

1. **Stichwörter**
   Elemente; Tiere; Monate; Wetter; Gott; Flaschendrehen; Improvisation, strukturierte; Konflikte

2. **Organisation und Setting**
   Gruppensetting

3. **Absicht oder Ziel**
   Theaterspielen mit Zuschauern in verschiedenen Qualitäten/Elementen. Weiterführung der Übung 3.0.2 „Vier Elemente".

4. **Beschreibung**
   Die TN sind bereits vertraut mit dem Vier Elementen-/Vier Qualitäten Spiel (Kuh, Affe, Vogel, Löwe)
   Jetzt werden ihnen zwei Rollen vorgestellt: Die des Wettergottes/der Wettergöttin und die eines Monates (meistens des aktuellen). Spielaufgabe: Vom aktuellen Wettergeschehen ausgehend wird eine Konfliktsituation von der Therapeutin vorgestellt, mit der die beiden Spieler in ihren Rollen umgehen müssen. Die Rollen werden dabei mit einer der zuvor erarbeiteten Qualitäten dargestellt.

   Beispiel:
   Es ist Mai. Das reale Wetter ist momentan für die Jahreszeit zu kalt und nass. Die Spielaufgabe könnte dann lauten, dass bei dem Wettergott Beschwerden der Menschen eingegangen sind über das schlechte Wetter und er den Mai zu sich zitiert. Mittels Flaschendrehen werden die Qualitäten zugelost (Wettergott als Kuh, Mai als Affe). Dann startet die Szene, die übrigen Teilnehmer sind Zuschauer.
   Beendet wird die Szene von den Spielern, nachbesprochen und je nach Fokus wiederholt, Aspekte vertieft und einfach als Erfahrung stehen gelassen.

5. **Varianten**
   Wer mit wem und warum sprechen will oder muss, kann permanent wechseln (so könnte in der oben geschilderten Ausgangssituation genauso gut der Mai zum Wettergott gehen und sich beschweren, dass die Sonne nicht das tut, was er will oder die Wolken ihm nicht gehorchen).
   Auch möglich als 3-Personen-Szene, in der in diesem konkreten Bespiel die Menschheit ebenfalls verkörpert werden kann (oder die Sonne oder die Wolken).

6. **Dauer**
   Als Einzelszene zwei bis drei Minuten. Mit Nachbesprechung, Wiederholung und den Szenen der anderen Gruppenteilnehmern und dem meist mehrfachen Ausprobieren mit unterschiedlichen Spielpartnern in verschiedenen Qualitäten bis zu 1 Stunde.

7. **Indikation und Kontraindikation**
   Diese Übung ist grundsätzlich für alle geeignet, oft gibt es große Hemmungen vor der Gruppe zu spielen, diese legen sich oft mit der Zeit.

8. Fokus

Es gibt sehr unterschiedliche Möglichkeiten, den Fokus zu setzen. Die Übung kann als reine Theaterübung ablaufen, in der der Fokus beim Ergreifen der Figuren, auf der Qualität des Elements, der Klarheit in der Handlung und/oder der Struktur einer Szene liegen kann. Doch selbst wenn es während des Spieles um nichts anderes geht, steht im therapeutischen Kontext (und besonders in der Klinik) in der Nachbetrachtung das eigene Gefühl zur Rolle und zur Spielsituation im Vordergrund; nicht selten ergeben sich Situationen, in denen es eine Diskrepanz gibt zwischen dem, was der TN auf der Bühne gezeigt hat und dem, wie er es innerlich fühlt oder bewertet hat. Es gibt Menschen, die sehr gut eine Rolle einnehmen können, diese aber getrennt von sich selbst erleben, d. h. das Spiel bleibt für sie leer oder wird negativ erlebt. Hier bietet sich ein genaues Nachhaken an durch ein Gruppenfeedback zum Spiel, oder das nochmal Spielen einer kurzen Sequenz mit intensivem Nachfühlen oder einer Einzelarbeit zum Thema, Beziehung von mir Selbst und der gespielten Rolle. Weiterhin kann der Fokus auch bei den Themen „Umgang mit Konflikten" liegen, „Sich zeigen vor der Gruppe", „Auseinandersetzung mit verschiedenen Qualitäten" oder auch „Wie spiele ich eine Szene?".

9. Auswertung

Je nach Setting:

In einer „freispielorientierten" Gruppe wird meist nicht im Kontakt mit dem einzelnen TN reflektiert, sondern eher im Spielteam.

In einer problemorientierten Gruppe kann an vielen Stellen die Auswertung vertieft werden.

10. Bemerkungen

Bühnenspiel beruht auf Freiwilligkeit. Oft kann die Therapeutin aber einen Deal mit dem TN machen: „Einmal ausprobieren." Trotzdem sollte sie es vermeiden, Druck auszuüben. Fast immer weiß der TN selber, was für ihn gut ist. Wenn er bei der Nachfrage immer noch sagt „Ich will nicht", kann die Therapeutin ihn zwar fragen, auf welcher Ebene er dieses sagt, auf der kindlich-trotzigen oder auf der erwachsenen. Auch wenn er sich selber als trotzig wahrnimmt, heißt das nicht, dass das Bühnenspiel jetzt richtig ist, sondern wahrscheinlich eine Arbeit zum Trotz an anderer Stelle hilfreich wäre.

11. Tipp

Gut ist es, die Zuschauer immer als aktive Partner mit ein zu beziehen. Dafür braucht es manchmal Vorübungen zum wertschätzenden, nicht beurteilenden Feedback, das sich mehr auf die Wahrnehmung bezieht im Sinne „Was haben Sie, Zuschauer, erlebt?" (Sharing)
Gut ist es auch, mindestens ein anderes Bühnenspielthema parat zu haben, um Abwechslung in die Gruppe zu bringen, wenn man mit diesem Übungsprinzip öfter arbeiten möchte. Hilfreich ist auch, wenn Gott oder König einen Stuhl als Thron hat und Monat/Bote sich frei im Raum bewegt. So gibt es eine Raumstruktur, die die Szene hält und Sicherheit schafft. Außerdem kann man so gut mit dem Auftritt arbeiten, der eine Klarheit für den Fortlauf der Szene ermöglicht.

12. Quelle

Selbst entwickelt.

Beitrag von Sascha Heuer

3.0.17 Improvisation zu zweit mit Innenleben

1. **Stichworte**
Überanpassung; Einfühlung fördern; Innenleben ausdrücken; Zusammenspiel; Entlastung; Schattenseiten; Doppel; Ängste; Depression; Süchte; Essstörungen; Persönlichkeitsstörung, emotional instabile

2. **Organisation und Setting**
Gruppensetting
Mindestens 6 Personen.

3. **Absicht oder Ziel**
Diese Übung kann helfen, das Innere mehr zum Ausdruck zu bringen. Sie kann Mut machen auch nicht so „nette" Gedanken und Gefühle mal auszudrücken. Hat Entlastungsfunktion für Angepasste (und Depressive). Übt Einfühlung.

4. **Beschreibung**
Im Warming-up ist das Prinzip eingeführt worden:
A nimmt Haltung ein.
B stellt sich daneben oder dahinter in dieselbe Haltung, aus dem Hineinspüren in die Haltung kommt aus B ein Satz, von dem er glaubt, dass er im Inneren von A sein könnte.
A nimmt z. B. eine stolze Haltung ein, B stellt sich daneben oder dahinter und nimmt gegenteilige Haltung ein: schüchtern oder mickerig und drückt das auch in einem Satz aus.

Die Spielszene:
Konflikthafte Szenen sind hier gut geeignet. Aber auch eine Anmachszene: Szenen mit hoher zwischenmenschlicher Ladung.

Beispiel:
Ein volles Café. An einem Tisch sitzt die neue Freundin des Exfreundes. Die Ex kommt ins Café und setzt sich zur Neuen. Jede der Spielerinnen hat ein Doppel, eine Mitspielerin hinter oder neben sich, der das Innere ausdrückt. Nun geht es Zug um Zug:
A, danach Innenleben von A; dann B, dann Innenleben von B usw. So entspinnt sich ein Dialog, der auf 2 Ebenen läuft: die Äußere und die Innere. Kann vor allem den Spielern des Innenlebens viel Spaß bringen: endlich zu sagen, was sie oft „nur" denken.

5. **Varianten**

6. **Dauer**
20 Minuten, kann aber öfter, oder über mehrere Einheiten gespielt werden.

7. **Indikation und Kontraindikation**
Für dieses Setting gibt es sehr gute Erfahrungen bei Menschen mit Ängsten und Depressionen, und Essgestörten und Süchten (sprich überall da, wo die Symptomatik eine der Überanpassung ist.

Achtung:
Bei emotional instabilen Menschen könnte es sehr schnell chaotisch werden. Trotzdem auch dort eine gute Übung).

8. Fokus
TN müssen einander Zeit geben.
Therapeutin sorgt für einen Endpunkt, wenn er nicht von den Spielern kommt. Lässt keine Schlägereien entstehen.

9. Auswertung
Bei der Auswertung darauf achten, dass die Spieler einander keine Vorwürfe machen. Haben die „Innenleben"-Darsteller Einfühlung in die Person gezeigt, in der sie wohnen?

10. Bemerkungen
Hier trauen sich oft auch schüchternere Spieler ans Werk.

11. Tipp

12. Quelle
Selbst entwickelt, abgeleitet von Psychodrama.

Beitrag von Doris Müller-Weith

3.0.18 Paardynamiken

1. **Stichwörter**
   Mythen; Paare; Dynamik; Archetypen; Selbstverständnis; Seelenbilder; Geschichten; Verena Kast; Bilder, innere

2. **Organisation/Setting**
   Einzel-, Paar- oder Gruppensetting
   Zusammenstellungen von verschiedenen Paaren aus Mythos und Literatur
   Shiva und Shakti, Pygmalion und seine Statue, Ishtar und Tammuz, Hera und Zeus, Merlin und Viviane, Tristan und Isolde, Brudermann und Schwesterfrau, Don Juan und Carmen
   Die TN sind schon spielgeübt. Requisiten und Verkleidungen helfen sehr.

3. **Absicht oder Ziel**
   Vertieft und erweitert das eigene Selbstverständnis. Was ist meine, was unsere Paardynamik und „Paarkultur"?

4. **Beschreibung**
   Die TN wählen, ohne die Geschichten genau zu kennen, einen Zettel mit einem Paar, es sollten sich möglichst immer zwei bei einem Zettel einfinden. Nachdem sie sich etwas in die Geschichte diese Paares eingelesen, oder eingefühlt haben, verteilen sie die Rollen und spielen entweder eine „antike" oder der Geschichte entsprechende Szene oder, falls gewünscht, eine Alltagsszene jedoch mit derselben Dynamik.

   1. Schritt:
   Präsentation der Szene. Nach dem Spiel erzählen die Spieler an welchen Stellen beim Spielen etwas aus ihrem Leben angeklungen ist. Die Therapeutin vertieft durch fragen: Wie ist der Kontakt der beiden, ist da viel oder eher wenig. Oder: Was ist der Sinn dieser Konstellation auf beiden Seiten (zum Beispiel bei Hera und Zeus: im ständigen Streiten ist viel Bezogenheit, ohne dass aber wirkliche Nähe oder Vertrauen, oder gar Hingabe da ist. Oder Carmen und Don Juan: das moderne Paar: Jeder mit verführen beschäftigt, aber mehr in sich selbst als in das Gegenüber verliebt. Oder Pygmalion und seine Statue: Er schafft sie sich nach seinem Bilde, muss sich nicht mit ihr auseinandersetzen, sie versteckt sich hinter seinen Wünschen, braucht sich nicht zu behaupten. Tristan und Isolde: Das ewig unglückliche romantische Liebesideal: Sie lieben sich, aber können nicht wirklich zusammen leben, wie die 2 Königskinder im Lied. Oder Ishtar und Tammuz, der sumerische Mythos: Sie ist die Ältere, reife Frau und er der Jüngling, der in die Liebe eingeführt wird. Verena Kast nennt dies auch eine Übergangsbeziehung: Irgendwann wählt der Jüngling sich dann die gleichaltrige Lebenspartnerin).

   2. Schritt:
   Die eigenen inneren Bilder (durch Vater/Mutter, Ideale, anschauen der eigenen ersten Liebe) aufspüren.

   3. Schritt:
   Wo möchte ich hin und was muss ich/müssen wir als Paar, lernen um dahin zu kommen. Je genauer dies herausgearbeitet und geübt werden kann, umso besser.

5. Varianten

In einer 3er- oder 4er-Gruppe wird eine neue gleichberechtigte Schöpfungsgeschichte entwickelt.

6. Dauer

Mindestens 3 Stunden.

7. Indikation und Kontraindikation

8. Fokus

Fokus der TN:
Was klingt wie in mir an?

Therapeutin hält den Rahmen bei den Vorspielen und achtet darauf, dass die zu entwickelnden Schritte für beide realistisch bleiben.

9. Auswertung

Auch hier gilt: Manchmal ist es schon erhellend und heilsam, so ein tiefsitzendes inneres Bild an die Oberfläche und in Paarkontakt zu bringen.

10. Bemerkungen

Achtung:
Bei Brudermann und Schwesterfrau ist im Gegensatz zu vielen langjährigen Beziehungen immer noch die erotische Anziehung im Spiel! Nicht zu verwechseln mit: „Brüderchen und Schwesterchen".

Oft sind sich Paare ihrer inneren Bilder über die Partnerschaft nicht bewusst.

11. Tipp

Bitte unbedingt das Buch von Verena Kast, Paare, lesen, die Geschichten sind sehr aufschlussreich.
Als Hausaufgabe könnte man den TN mitgeben, ähnliche Konstellationen in Filmen oder Romanen aufzuspüren.

12. Quelle

Selbst entwickelt auf dem Hintergrund des Buches von Verena Kast, Paare, jedoch erweitert durch Tristan und Isolde sowie Carmen und Don Juan.

Beitrag von Doris Müller-Weith

3.0.19 Entrollen

1. **Stichwörter**
   Distanz; Rolle ablegen; Dialog; Abschluss; Beziehung zur Rolle; Reflexion

2. **Organisation und Setting**
   Einzel- oder Gruppensetting

3. **Absicht oder Ziel**
   Entrollende Rituale und Handlungen sollen den TN helfen ihre Distanz zur Rolle wieder zu finden. Schärft das Bewusstsein, dass Rolle und Ich zwei verschiedene Dinge sind. Ist auch eine gute Übung für den Alltag: Ich bin nicht meine Rolle (Mutter, Manager, Lehrerin usw.).

4. **Beschreibung**
   Nach einer Rollenspielsequenz holt sich der TN ein Requisit oder Kostümteil, legt dieses stellvertretend für die Rolle vor sich hin und geht entweder still oder auch vor sich hin brabbelnd in einen Dialog mit der Rolle:
   - Was habe ich durch dich erfahren/gelernt?
   - Wo bin ich grad so wie du?
   - Wo bin ich anders als du?
   - Eventuell: Was willst du (Rolle) mir noch sagen?
   - Sich bei der Rolle bedanken und das Requisit hinter sich legen.

5. **Varianten**
   Als Verstärkung des Entrollens und Abschied nehmen von der Rolle: die Rolle besteigt in der Vorstellung ein Boot und entfernt sich ganz langsam von mir.
   Bei kleinen Gruppen, kann dieser Dialog auch als Einzelimpro „auf der Bühne stattfinden". Das betont die Beziehung zur Rolle noch mehr.
   Man könnte der Rolle auch einen Brief schreiben.
   Oder die Rolle schreibt einen Brief an uns, gibt uns noch einen Tipp mit auf den weiteren Lebensweg.

6. **Dauer**
   Ca. 5–10 Minuten.

7. **Indikation und Kontraindikation**
   Bei geistigen Behinderungen muss abgeklärt werden, ob diese Art von Distanz nehmen zur Rolle möglich ist.

8. **Fokus**
   Der Fokus bei dieser Übung ist auf der Beziehung, dem, was zwischen mir und der Rolle ist.

9. Auswertung
Eine abschließende Austauschrunde in der Gesamtgruppe kann nochmal sichern und deutlich machen, was von dem Erspielten bewusst wahrgenommen wurde und ins Persönliche integriert werden will/kann.

10. Bemerkungen
Die Wichtigkeit des Entrollens kann nicht genug betont werden.

11. Tipp

12. Quelle
Unbekannt.

Beitrag von Doris Müller-Weith

3.0.20 Der Richter und der Retter

1. **Stichwörter**
   Richter; Retter; Weiterbildungsteilnehmer; Haltung, innere; Bewusstwerdung; Gegenübertragung

2. **Organisation und Setting**
   Gruppensetting
   Aufteilung in Dreier- oder Viererteams.
   Material: Papier und Stifte.

3. **Absicht oder Ziel**
   Ziel ist, das Bewusstsein bei der Therapeutin zu schärfen für die beiden Haltungen (Richter und Retter), in der Gegenübertragung.
   Schulung der Fähigkeit, Gegenübertragungsprozesse und Inhalte zu erkennen bzw. anzunehmen.

4. **Beschreibung**
   Jede Kleingruppe nimmt Papier und Stifte, und legt das Papier in die Mitte.
   In eine Ecke des Blattes schreibt sie „Richter", in die andere „Retter".
   3 Minuten freie Assoziation zu den Begriffen, schweigend wird aufgeschrieben.
   Jeder TN markiert diejenigen Wörter, die für ihn am meisten Ladung haben (mehrere pro Rolle).
   Jeder TN schreibt für sich eine kurze Charakterbeschreibung für Richter und Retter, wobei er als Basis die Wörter benutzt, die er markiert hat.
   Die TN kommen in ihrer Kleingruppe zusammen und tauschen sich über ihre Beschreibungen aus.
   Die Kleingruppe präsentiert ihre Charaktere in einem „Chorus", indem sie sowohl das Gemeinsame als auch die individuellen Unterschiede berücksichtigen

5. **Varianten**

6. **Dauer**
   Abhängig von TN Zahl.

7. **Indikation und Kontraindikation**
   Diese Übung ist geeignet, um in einer Weiterbildungsgruppe für angehende Therapeuten oder Pädagogen eingesetzt zu werden.

8. **Fokus**
   Liegt beim Erkennen der eigenen inneren Haltungsanteile von Richter und Retter in der Gegenübertragung.

9. Auswertung

Die TN diskutieren Ähnlichkeiten und Unterschiede der verschiedenen Darstellungen der Rollen.

Sie stellen Bezüge her zu ihrem jetzigen Leben, und/oder zu eigenen inneren Aspekten.

Schlüsselfragen für die Auswertung:

- Wo kommen diese Charaktere her?
- Sind mir diese Figuren innerlich vertraut?
- Gibt es bestimmte Umstände die diese Figuren/Aspekte in meinem Inneren zum Leben erwecken?
- Erlebe ich diese Aspekte nur positiv oder nur negativ?
- Wie kann ich die negativen Aspekte neutralisieren und gleichzeitig die positiven Attribute behalten?

10. Bemerkungen

11. Tipp

12. Quelle

Selbst entwickelt.

Beitrag von Susana Pendzik

3.0.21 Improvisieren mit literarischen Rollen

1. Stichwörter
Rolle, literarische; Vorlage; Psychodynamik; Gefühle, archaische; psychologische Geste; Identifikation; dramatische Realität; Biografie der Rolle

2. Organisation/Setting
Einzel- oder Gruppensetting
Es gibt Zettel auf denen in Stichworten die Biografie der Rolle, die Geschichte festgehalten ist, nach den W-Fragen: wann, wo, was, wer und meist ein Zitat. Kostüme die theatral sind und Requisiten oder Tücher sind hier eine wichtige Unterstützung.

3. Absicht oder Ziel
Über die Identifikation mit einer Rolle können mehrere Effekte erzielt werden: Abstand zum Eigenen, bei gleichzeitiger Möglichkeit Eigenes auf die Rolle zu projizieren. Umgang mit heftigen, zum Teil archaischen Gefühlen wie Hass, Rache, mörderische Wut, hingebungsvolle Liebe können im Spiel zugelassen werden. Es kann dabei auch viel über allgemein menschliche Psychodynamiken gelernt werden.

4. Beschreibung
Die Zettel werden je nachdem offen, das heißt, die Namen sind für alle sichtbar oder verdeckt im Kreis ausgelegt. Es empfiehlt sich nur ca. 2–3 Zettel mehr als TN hinzulegen, ansonsten werden die Kombinationen der Rollen zu beliebig. Ist der Beziehungsaspekt ein wichtiges Thema der Therapie, dann wähle man Rollen vorher aus, die per Stück miteinander zu tun haben. Geht es mehr um individuelle Themen, können auch Einzelrollen ausgelegt werden.
Die TN gehen herum und wählen sich eine Rolle. Jeder für sich studiert diese Biografie und eignet sie sich mehr und mehr an, als wäre es seine Eigene.
Die TN wählen sich Kostümteile als Unterstützung, dies kann auch zu zweit geschehen.

Durch gezielte Hinweise, wie:
- „Wie geht Deine Figur, wie berührt sie den Boden der Tatsachen?"
- „Wie ist das Becken: Voller Lebenslust frei schwingend oder eher zurückgehalten?"
- „Brustraum und Hände: ist das Brustbein selbstbewusst aufgerichtet, das Herz offen oder verschlossen, die Arme und Hände verkrampft oder gebend/nehmend?"
- „Wie setzt sie sich, wie steht sie auf. Welches Grundtempo, welcher Rhythmus" usw.
- „Nun steige in die Tiefe deiner Rolle hinab und finde dort ein Gefühl, was diese Figur vor aller Welt verbergen möchte, auf keinen Fall und Niemandem zeigen. Finde für einen kurzen Moment eine Ganzkörperhaltung, die dieses Gefühl ausdrückt, nimm die Haltung ein und finde einen Satz, den dann alle gleichzeitig aussprechen (psychologische Geste). Nun kehre zurück in die normale Alltagshaltung Deiner Figur. Spüre aber weiter die Verbindung zu dem tiefen Gefühl."

Alle kommen in einem Stuhlkreis zusammen. Jede Figur bekommt nun die Chance sich in der Runde vorzustellen, indem sie so viel oder so wenig von sich und ihrer Geschichte erzählt wie sie möchte. Die anderen Rollen können reagieren, aber immer aus der Rolle heraus, nicht privat.

2. Improvisation:
In Kleingruppen wird eine Szene vorbereitet, die das Drama auf den Punkt bringt. Diese Szene wird einander vorgespielt. Ohne direkte Rückmeldung, nur Applaus. Danach werden 2–3 Rückmeldungsrunden gemacht:
1. Runde: Was habe ich in der Rolle erlebt?
2. Runde: Was habe ich als Zuschauer erlebt?
3. Runde kann noch ein Feedback an die einzelnen Spieler sein.
Achtung! Hier immer auf Selbstmitteilungen achten und keine Beurteilungen der schauspielerischen Leistungen zulassen.

5. Varianten

Nach diesem Spiel, kann noch ein Drittes folgen, mit dem Thema: Was müssten die Figuren lernen, entwickeln, einsehen, um aus ihrem Drama aussteigen zu können. Hier kann man auch als Gesamtgruppe miteinander konstruktiv „tüfteln", dabei kann viel gelernt werden über Beziehungsdynamiken, kollektive Werte, geschlechtsspezifisches Verhalten und Selbstbewusstsein bzw. Individuation anstatt Angst und Abhängigkeit.
Oder die Kleingruppe erfindet für eine der Rollen eine Kindheitsszene, in diesem Fall übernehmen die Mitspieler Rollen die gebraucht werden: zum Beispiel, eine Kindheitsszene des Orest.

Weitere Variante:
Falls viele Einzelrollen „übrigbleiben" oder in der Gruppe Vereinzelung das Thema ist: Jeanne d'Arc, Othello und Brunhilde treffen sich auf der Dachterrasse des Hilton in New York. Hier müssen die TN das Thema, was sie verbindet finden, zum Beispiel: Eifersucht.

6. Dauer

Mindestens ein Abend, besser 2–3 Abende dafür verwenden. Gut geeignet für Intensivseminare wie ganze Tage oder Wochenenden.

7. Indikation und Kontraindikation

Kann mit allen Klienten gemacht werden. Gegebenenfalls bestimmte Rollen auswählen, die besonders gut für diese TN passen. Vorsicht bei Psychosen/Schizophrenien: Es muss ein Entrollen möglich sein, nicht dass die TN als King Lear aus der Therapie herausgehen.

8. Fokus

Hinweis für die Therapeutin:
Die Gefahr der literarischen Rollen für Regisseure und Dramatherapeuten ist, plötzlich den Gesetzen des Theaters anheim zu fallen. Der Fokus bei diesem Thema sollte immer auf der Psychodynamik bleiben, wir müssen nicht wissen, wie die Familienverhältnisse im alten Griechenland waren, denn wir gehen bei diesen Geschichten davon aus, dass es sich um archetypisches Material handelt, das in jedem Menschen in seiner Psychodynamik weiterwirkt.

Worauf sollen die TN achten:
Welche Gefühle und Themen schwingen in ihnen an.
Können die TN in die Rolle ein- und auch wieder aussteigen.

9. Auswertung

Am Ende sollen die TN immer sehr bewusst aus der Rolle wieder aussteigen, kann mit Hilfe des Kostümablegens passieren. Oder als Entrollen (siehe auch unten bei Entrollen): man legt ein Requisit der Rolle vor sich hin und geht entweder still oder auch vor sich hin brabbelnd in einen Dialog mit der Rolle:

- Was habe ich durch dich erfahren oder gelernt?
- Wo bin ich grad so wie du? Wo bin ich anders als du?

Sich bei der Rolle bedanken und das Requisit hinter sich legen. Oder als Verstärkung des Entrollens: die Figur besteigt ein Boot und entfernt sich ganz langsam von mir.
Durch die Beschäftigung mit der Rolle sind bestimmte Themen in den Personen und in der Gruppe sichtbar geworden, z. B.: Umgang mit Macht und Liebe, oder Hass auf die Mutter (Klythaimnestra und ihre Kinder). Diese Themen können mit anderen dramatherapeutischen Mittel vertieft werden bzw. auf die persönliche Geschichte bezogen werden. Aber auch gefundene Auswege aus dem Drama können auf die persönliche Situation angewendet werden.

10. Bemerkungen

Literarische Rollen machen manchmal Angst oder gehen mit hohen Ansprüchen an Kunst und künstliche Sprache einher. Hier gilt es dies zu entdramatisieren. Das Spielerische hervorheben.
Schon in der ersten Runde, beim Vorstellen kommt oft eine hohe Intensität und gefühlsmäßige Dichte zustande.
Dies ist keine Übung für blutige Anfänger.
Die psychologische Geste ist eine Variante der psychologischen Geste von Michael Tschechow.

11. Tipp

Es gibt zwei Quellen, bei denen solche Biografien bestellt werden können. Siehe Anhang.

12. Quelle

Selbst entwickelt.

Beitrag von Doris Müller-Weith

3.0.22 Letzte Worte

1. Stichwörter

Tod; Worte, letzte; Zitate, berühmte; Leben, eigenes; Tabu; Angst nehmen; Sinn

2. Organisation/Setting

Einzel- oder Gruppensetting
Mehrheitlich im Gruppensetting angewendet, kann aber auch im Einzelsetting angeboten werden. Gearbeitet wird mit Zitaten, letzten Worten von berühmten Persönlichkeiten (z. B. aus Werner Fuld, Lexikon der letzten Worte oder aus dem Internet: www.letzte-worte.de).

3. Absicht oder Ziel

Über die Auseinandersetzung mit dem Thema Tod kann durch die Distanz über eine Figur eine Annäherung an das Thema geschehen. Da der Fokus durch die Aufgabenstellung auf das Leben, das vor den letzten Worten liegt, gelenkt wird, steht der „Hier und Jetzt"-Charakter im Vordergrund. In der Reflexion und Vertiefung kann es auch darum gehen, sich mit Fragen, das eigenen Leben betreffend, auseinander zu setzen: Was sollen meine letzten Worte sein, wie und wo will ich sie sprechen und wie soll das Leben davor aussehen?

4. Beschreibung

Zu Beginn liegen verschiedene Zitate mit letzten Worten auf dem Boden aus. Die Zitate sind anonymisiert. Die TN gehen kreuz und quer durch den Raum, lesen die Zitate und lassen sich von einem, dass sie entweder besonders anzieht, oder aber von einem, dass sie besonders abstößt, zu einer Entscheidung verleiten und bleiben schließlich vor einem Zitat, mit dem sie arbeiten wollen, stehen. Wenn mehrere Personen das gleiche Zitat auswählen, ist das auch in Ordnung.
Dann sprechen alle ihr Zitat im Raum umherlaufend vor sich hin und experimentieren mit Lautstärken, Klangfarben und emotionalen Qualitäten.
Nach der sprachlichen Experimentierphase erfolgt eine körperliche: In welcher Haltung, mit welcher Geste, Bewegung möchte ich die letzten Worte sprechen? Auch hier werden die Teilnehmenden eingeladen, unterschiedliche Körperhaltungen einzunehmen und mit den sprachlichen Qualitäten zu kombinieren.
Schließlich soll sich jeder für einen körperlichen Ausdruck und eine Art zu sprechen entscheiden und jeder spricht seine letzten Worte, indem er irgendwann aus dem Raumlauf heraus auf die Bühne geht, präsentiert und dann weiter geht. Die anderen halten inne, schenken der Figur auf der Bühne ihre Aufmerksamkeit und gehen dann gemeinsam weiter, bis der Nächste die Bühne betritt usw.
Jetzt kann eine umfassendere Figurenfindungsphase folgen: im Raumlauf werden Fragen über und an die Figur gestellt, die jeder innerlich für sich beantwortet, bzw. durch die Figur beantworten lässt – z. B.: Wie setzt du die Füße beim Gehen auf? Wie bewegt sich dein Becken? Was machen deine Arme? Was ist ein typischer Gesichtsausdruck? Wie alt bist du? Wann und wo lebst du? Lebst du allein? Woran glaubst du? Woran wirst du sterben? Was ist dein Lebensmotto?
Im Anschluss daran kann ein Figureninterview stattfinden. Jede Figur setzt sich einmal auf die Bühne und darf sich dem Publikum vorstellen und befragt werden.

5. Varianten

Im Anschluss an die Figurenentwicklung können beispielsweise in Kleingruppen Szenen improvisiert werden, oder aber die TN überlegen gemeinsam, an welchem Ort sich all diese Figuren begegnen könnten.

Eine andere Möglichkeit ist, nach und nach für jede Figur den Augenblick des Todes mithilfe der anderen zu spielen, um die letzten Worte in einen Kontext einzubinden.

6. Dauer

Bei einer Gruppengröße von 6 bis 8 TN dauert die Einheit ca. 90 Minuten.

7. Indikation und Kontraindikation

Hilfreich ist, wenn in der Therapeutin-Klienten-Beziehung ein Vertrauensverhältnis etabliert ist, weil das Thema Tod auch in dieser verfremdeten Form häufig angstbesetzt ist. Ansonsten gibt es keine Einschränkungen, außer was Menschen betrifft, die keine ausreichende Realitätskontrolle haben (z. B. Menschen in akuter Psychose).

8. Fokus

Die TN sollen ihren inneren Impulsen folgen – sowohl bei der körperlichen, als auch bei der inhaltlichen Rollenentwicklung. Keine Angst vor ungewöhnlichen, schrägen Ideen und Antworten. Übertreibungen sind erlaubt und erwünscht!

9. Auswertung

Für die weitere Arbeit können zum einen Beobachtungen hinsichtlich der Rollenübernahme hilfreich sein:

Wie sehr lässt sich der Klient körperlich und sprachlich auf die Übung ein? Fällt es ihm leicht oder schwer in eine Rolle zu schlüpfen – braucht jemand viel oder wenig Hilfestellung, etc.? Das kann für eine Entscheidung über das weitere Vorgehen wichtige Aufschlüsse geben – arbeitet die Therapeutin mit den Rollen weiter, vertieft sie diese, oder geht sie eher einen Schritt zurück und arbeitet basaler an Verkörperungen?

Zum anderen gibt die Übung Aufschluss über den Grad des Einlassens auf das Thema Tod und Sterben. Lässt der TN sich auf das Spiel in der ästhetischen Distanz ein, kann er diese halten, steigt er aus?

10. Bemerkungen

11. Tipp

Beispiele für „Letzte Worte":

1. In die Geschichte der Philosophie ist Francis Bacon (†1626) eingegangen als entschiedener Gegner überlieferter Vorurteile und Vertreter der reinen Empirie. Er starb an einer Erkältung, die er sich bei einem Experiment mit Schnee zugezogen hatte: *„Ich überlasse es anderen Nationen und dem Jahrhundert, ob man meiner noch gedenkt."*
2. Der amerikanische Zirkusgründer Phineas Barnum (†1891): *„Wie waren die Einnahmen heute Abend im Madison Square Garden?"*
3. Der französische Außenminister Jean Louis Barhou (†1934) begleitete seinen Gast, König Alexander I. von Jugoslawien, bei seinem Staatsbesuch in Marseille, als beide

von einem faschistischen Attentäter niedergeschossen und tödlich verwundet wurden: *„Ich kann nicht sehen, was passiert ist. Meine Brille, wo ist meine Brille?"*

4. Der englische Schriftsteller Gilbert Keith Chesterton (†1936): *„Der Fall ist klar – es geht um Licht oder Dunkelheit, und jeder muss sich entscheiden, wo er steht."*
5. Der französische Schriftsteller Bernard de Fontenelle (†1757): *„Ich fühle nichts, außer eine gewissen Schwierigkeit, noch weiter zu existieren."*
6. Der Black Muslim-Führer Malcolm X. (†1965) wurde von rivalisierenden Sektenmitgliedern bei einer Zusammenkunft in Harlem erschossen: *„Bleibt cool, Brüder…"*
7. Buddha: *„Ich habe es nicht geschafft."*

12. Quelle

Die Übung habe ich im Zusammenhang mit einem Inszenierungsprojekt mit strafgefangenen Männern in einer JVA entwickelt und seit dem immer wieder in oben beschriebener Form mit unterschiedlichen Zielgruppen angewendet.

Beitrag von Sandra Anklam

Kapitel 4

Dramatherapie mit biografischem Material

4.0.1 Bewegte Biografie

1. Stichwörter
Sensibilisierung; Biografie; eigene Biografie im Kontext; Einstieg in Biografie-Arbeit

2. Organisation und Setting
Gruppensetting
Wenn es mehr als 8 TN gibt, bietet es sich an, 2 Gruppen zu bilden, damit die Präsentation nicht nur erlebt, sondern auch von außen gesehen werden kann.
Material: Für das Entwickeln des Materials werden Papier und Stifte benötigt.

3. Absicht oder Ziel
Sensibilisierung und Auseinandersetzung mit bestimmten biografischen Themen, sowie deren Einbindung in einen übergeordneten kollektiven und zeitlichen Kontext.

4. Beschreibung
Jeder TN geht für sich ab Geburtsdatum alle Jahreszahlen bis 10 Jahre in die Zukunft durch und schreibt 5–10 Ereignisse zu einem Thema auf (z. B. Meine größten Erfolge, die traurigsten und glücklichsten Momente, einschneidende Erlebnisse etc.). Dabei wird mit dem Geburtsjahr begonnen, das aktuelle Jahr und das 10. Jahr in der Zukunft müssen ebenfalls vorkommen. Ansonsten sind die Jahreszahlen frei wählbar.

Beispiel:
1965: Ich werde nach 16 Stunden als Birgit „Biggi" als 3. von 5 Kindern im sonnigen Ruhrgebiet – weil Juli – geboren.
1975: Mein erster Kuss – mit Ronny, der gleichzeitig ein Hubba-Bubba kaute.
1986: Tschernobyl – ich sitze beim Friseur, höre Radio und habe zum ersten Mal in meinem Leben die Ahnung, dass ich nicht unsterblich bin.
1992: Mein erster fester – gutbezahlter – Job als Lehrerin einer unglaublichen Klasse 9!
2001: Mein Führerschein – jippiii! Ja, ich weiß. Ist ganz schön spät.
2008: Lisa stirbt. Meine Welt bricht auseinander.
2014: Ich wage den Schritt in die Unabhängigkeit.
2024: Ich bin reich, berühmt und arbeite unglaublich wenig!

Danach stehen alle TN in einer Reihe und der Älteste beginnt. Dieser nennt alle Jahre ab seinem Geburtsjahr und geht mit jedem genannten Jahr einen Schritt nach vorn. Dabei werden auch die Jahre genannt, zu denen keine besonderen Ereignisse aufgeschrieben wurden. Nach und nach reihen sich die anderen TN mit ein, sobald ihr eigenes Geburtsjahr genannt wird. Sie gehen ab dann die Jahreszahlen und Schritte mit und sprechen gemeinsam die kommenden Jahreszahlen. Wenn jemand eine Information hat, halten alle gemeinsam inne, bis diese gesprochen wurde (es können auch mehrere Informationen in einem Jahr genannt werden).
Im Anschluss an die Übung findet ein Sharing über die gemachte Erfahrung statt.

5. Varianten
Die Übung kann weiter vertieft und gestaltet werden, indem bei einer Wiederholung überlegt wird, wie mit den Leerstellen umgegangen wird, wie die anderen bei bestimm-

ten Nennungen reagieren könnten (z. B. Erstarren bei Tschernobyl, Applaudieren beim Führerschein etc.). Eine andere Variation besteht darin, dass jeweils ein TN seine eigene Biografie durch jemand anderen sprechen lässt und von außen schaut.

6. **Dauer**
Je nach Gruppengröße und in Abhängigkeit davon, ob 1 oder 2 Gruppen ihre Biografie bewegen, dauert die Übung ca. 30–60 Minuten.

7. **Indikation und Kontraindikation**
Hinreichender Realitätskontakt und -kontrolle sind Voraussetzung für die Durchführung dieser Übung.

8. **Fokus**
Das laute Aussprechen von Knoten- und Schaltstellen innerhalb der eigenen Biografie kann mitunter emotional sehr bewegend sein. Die Einladung an die TN kann hier sein, Emotionen zuzulassen, ohne die Struktur der Übung, also das Gehen der weiteren Schritte zu verlassen. Im Anschluss wird die geteilte Erfahrung in der Regel als heilsam beschrieben.

9. **Auswertung**
Vor allen Dingen in Bezug auf die letzte Stationen – die in der Gegenwart und in der Zukunft liegenden – kann gemeinsam mit dem Klienten überlegt werden, wie die Perspektive für die Zukunft im Hier und Jetzt angelegt und realisiert werden könnte. Und auch im Rückblick auf Vergangenes können sich ungeklärte, offene Themen und Gestalten zeigen, die Hinweis auf ein weiteres Vorgehen in der Therapie geben können.

10. **Bemerkungen**
Die Übung eignet sich auch hervorragend für inszenierungsbezogenes theatertherapeutisches Arbeiten – z. B. können auch übergeordnete Themen aus biografischer Perspektive generiert werden: Liebe, Andersartigkeit, Utopien, Kinder, etc.
Hier können die eigenen biografischen Informationen auch durch andere gesprochen oder gespielt werden, um den Protagonisten bei einer öffentlichen Aufführung zu schützen.

11. **Tipp**
Manchmal bedarf es einiger Geduld, bis die Gruppe das Prinzip des gemeinsamen Gehens und Sprechens verstanden hat. Nicht aufgeben! Es lohnt sich!

12. **Quelle**
Die Übung habe ich in einem Seminar „Biografisches Theater" bei Cornelia Wolf (Schauspielerin, Diplom-Pädagogin, Theaterpädagogin) als Inszenierungsinstrument kennengelernt und nutze es in oben beschriebener Abwandlung auch in dramatherapeutischen Settings.

Beitrag von Sandra Anklam

4.0.2 Biografie-Arbeit – das 3- bis 5-jährige Kind

1. Stichwörter
Biografie-Arbeit; Traumatherapie; Emotionsstörungen; Emotionsregulierung; Persönlichkeitsstörungen; Einsicht in die eigene Sozialisation

2. Organisation und Setting
Gruppensetting
Material: Spielzeug aus der bzw. passend für die Altersstufe.

3. Absicht oder Ziel
Einsicht in die eigene Sozialisation, Bearbeitung von Traumata und Emotionsregulation.

4. Beschreibung
Die Biografie-Arbeit mit Lebensphasen fängt an mit dem Alter von ungefähr 3 bis 5 Jahren: Das Kleinkind.

1. Aufforderung der Therapeutin:
„Stell dir vor: Du bist ungefähr 4 Jahre, du bist im Kindergarten und wir machen ein gemeinsames Spiel. Vielleicht bist du schüchtern, oder ein bisschen frech, eine Klatschbase oder ein Ekel. Erst bringe ich euch ein altes Kinderlied von mir bei, dann möchte ich gerne ein Lied von euch lernen."

2. Aufforderung der Therapeutin:
„Es ist jetzt freie Spielzeit im Kindergarten. Ihr könnt 10 Minuten frei spielen."

Nach den Spielphasen fragt die Therapeutin: „Wir haben zunächst ein strukturiertes Spiel gespielt, dann ein nicht strukturiertes Spiel. Bitte erinnere dich, wie das Kleinkind sich im nicht-strukturierten Spiel verhält. War das anders, als im strukturierten Spiel? Was fällt dir auf?"
Sharing zunächst in Zweiergruppen, ca. 10 Minuten, dann in der gesamten Gruppe. Jeder zu seinem eigenen Empfinden des Spiels ein Wort, einen Satz oder eine Metapher.

5. Varianten
In 2 Gruppen. Eine Gruppe spielt, die andere beobachtet, anschließend wechseln. (So bekommen die TN auch Rückmeldung, wie das eigene Verhalten von anderen wahrgenommen wird.)
Die TN spielen Kinder in einer Familie. Jeder darf das eigene Alter frei wählen. Die Therapeutin spielt die Mutter oder den Vater.

6. Dauer
60 Minuten.

7. **Indikation und Kontraindikation**
Gruppen, die an Biografie-Arbeit interessiert sind; in der Traumabehandlung, bei Emotionsstörungen oder bei Persönlichkeitsstörungen.

Kontraindikation:
Keine ausreichende Stabilität bei TN für Biografie-Arbeit oder unzureichende Fähigkeit zu abstraktem Denken.

8. **Fokus**
Die TN sollen Einsicht bekommen, wie sie in einer bestimmten Lebensphase waren oder sich gefühlt haben.

9. **Auswertung**
Diese Übung vermittelt Einsichten in die eigene Biografie und ist heilsam.

10. **Bemerkungen**

11. **Tipp**
Sorge dafür, dass es beim Spiel auch Spaß gibt.

12. **Quelle**
Von der Autorin selbst entwickelt.

Beitrag von Emilia de Gruijter

4.0.3 Biografie-Arbeit – das 8- bis 10-jährige Kind

1. **Stichwörter**
   Biografie-Arbeit; Traumatherapie; Emotionsstörungen; Emotionsregulierung; Persönlichkeitsstörungen; Einsicht in die eigene Sozialisation

2. **Organisation und Setting**
   Gruppensetting
   Material: Spielzeug aus der bzw. passend für die Altersstufe.

3. **Absicht oder Ziel**
   Einsicht in die eigene Sozialisation, Bearbeitung von Traumata und Emotionsregulation.

4. **Beschreibung**
   Jetzt bist du ungefähr 8 bis 10 Jahre alt: Das Schulkind.

   1. Aufforderung der Therapeutin:
   „Stell dir vor: Du bist ungefähr neun Jahre, du bist in der Schule und wir machen ein gemeinsames Spiel. Es heißt Mörderspiel. Kennt ihr das? Man kann bei diesem Spiel jemand „umbringen" mit einem verstohlenen Wink. Dazu setzen wir uns in einem Kreis. Alle schließen die Augen und ich klopfe jemand auf die Schulter – das ist der Mörder. Auf Anweisung öffnen alle wieder ihre Augen. Der „Mörder" „tötet" mit einem Augenzwinkern. Wer angezwinkert wird, wartet 5 Sekunden und stirbt dann möglichst dramatisch. Der Mörder darf sich nicht erwischen lassen. Errät einer der TN, wer der Mörder ist, ist das Spiel zu Ende. Errät er den Falschen, stirbt auch der ratende TN."

   2. Aufforderung der Therapeutin:
   „Jetzt ist Pause in der Schule, ihr habt 10 Minuten Zeit zum Spielen."

   Nach den Spielphasen fragt die Therapeutin: „Wir haben zunächst ein strukturiertes Spiel gespielt, dann ein nicht strukturiertes Spiel. Bitte erinnere dich, wie das Schulkind sich im nicht-strukturierten Spiel verhält. War das anders, als im strukturierten Spiel? Was fällt dir auf?"
   Sharing zunächst in Zweiergruppen, ca. 10 Minuten, dann in der gesamten Gruppe. Jeder zu seinem eigenen Empfinden des Spiels ein Wort, einen Satz oder eine Metapher.

5. **Varianten**
   In 2 Gruppen. Eine spielt, die andere beobachtet, anschließend wechseln. (So bekommen die TN auch Rückmeldung, wie das eigene Verhalten von anderen wahrgenommen wird.)
   Die TN spielen Kinder in einer Familie. Jeder darf das eigene Alter frei wählen. Die Therapeutin spielt die Mutter oder den Vater.

6. **Dauer**
   60 Minuten.

7. Indikation und Kontraindikation
Gruppen, die an Biografie-Arbeit interessiert sind; in der Traumabehandlung, bei Emotionsstörungen oder bei Persönlichkeitsstörungen.

Kontraindikation:
Keine ausreichende Stabilität bei TN für Biografie-Arbeit oder unzureichende Fähigkeit zu abstraktem Denken.

8. Fokus
Die TN sollen Einsicht bekommen, wie sie in einer bestimmten Lebensphase waren oder sich gefühlt haben.

9. Auswertung
Diese Übung vermittelt Einsichten in die eigene Biografie und ist heilsam.

10. Bemerkungen

11. Tipp
Sorge dafür, dass es beim Spiel auch Spaß gibt.

12. Quelle
Von der Autorin selbst entwickelt.

Beitrag von Emilia de Gruijter

4.0.4 Biografie-Arbeit – das 13- bis 15-jährige Kind

1. **Stichwörter**
   Biografie-Arbeit; Traumatherapie; Emotionsstörungen; Emotionsregulierung; Persönlichkeitsstörungen; Einsicht in die eigene Sozialisation

2. **Organisation und Setting**
   Gruppensetting
   Material: Spielzeug aus der bzw. passend für die Altersstufe.

3. **Absicht oder Ziel**
   Einsicht in die eigene Sozialisation, Bearbeitung von Traumata und Emotionsregulation.

4. **Beschreibung**
   Jetzt bist du ungefähr 13 bis 15 Jahre alt: Der Pubertierende.

   1. Aufforderung der Therapeutin:
   „Stell dir vor: Du bist ungefähr 14 Jahre alt, du bist in der Freizeit und wir machen ein gemeinsames Spiel: „Tun oder wagen" (auch bekannt als „Wahrheit oder Pflicht"). Kennt ihr das? Wir sitzen in einem Kreis und drehen eine Flasche. Auf wen die Flasche zeigt, der muss dem Flaschendreher einen Kuss geben („Tun" bzw. „Pflicht") oder er bekommt vom Flaschendreher eine Frage gestellt, die er ehrlich beantworten muss („Wagen" bzw. „Pflicht") Tut er das nicht, überlegt die Gruppe und er bekommt einen Auftrag bzw. eine andere Pflicht."

   2. Aufforderung der Therapeutin:
   „Es ist Partytime – 10 Minuten zur freien Verfügung in der Disko."

   Nach den Spielphasen fragt die Therapeutin: „Wir haben zunächst ein strukturiertes Spiel gespielt, dann ein nicht strukturiertes Spiel. Bitte erinnere dich, wie der Jugendliche sich im nicht-strukturierten Spiel verhält. War das anders, als im strukturierten Spiel? Was fällt dir auf?"
   Sharing zunächst in Zweiergruppen, ca. 10 Minuten, dann in der gesamten Gruppe. Jeder zu seinem eigenen Empfinden des Spiels ein Wort, einen Satz oder eine Metapher.

5. **Varianten**
   In 2 Gruppen. Eine spielt, die andere beobachtet, anschließend wechseln. (So bekommen die TN auch Rückmeldung, wie das eigene Verhalten von anderen wahrgenommen wird.)
   Die TN spielen Kinder in einer Familie. Jeder darf das eigene Alter frei wählen. Die Therapeutin spielt die Mutter oder den Vater.

6. **Dauer**
   60 Minuten.

7. Indikation und Kontraindikation

Gruppen, die an Biografie-Arbeit interessiert sind; in der Traumabehandlung, bei Emotionsstörungen oder bei Persönlichkeitsstörungen.

Kontraindikation:

Keine ausreichende Stabilität bei TN für Biografie-Arbeit oder unzureichende Fähigkeit zu abstraktem Denken.

8. Fokus

Die TN sollen Einsicht bekommen wie sie in einer bestimmten Lebensphase waren oder sich gefühlt haben.

9. Auswertung

Diese Übung vermittelt Einsichten in die eigene Biografie und ist heilsam.

10. Bemerkungen

11. Tipp

Sorge dafür, dass es beim Spiel auch Spaß gibt.

12. Quelle

Die Übung wurde von der Autorin selbst entwickelt.

Beitrag von Emilia de Gruijter

4.0.5 Biografie-Arbeit – der 18- bis 20-Jährige

1. Stichwörter
Biografie-Arbeit; Traumatherapie; Emotionsstörungen; Emotionsregulierung; Persönlichkeitsstörungen; Einsicht in die eigene Sozialisation

2. Organisation und Setting
Gruppensetting
Material: Spielzeug aus der bzw. passend für die Altersstufe.

3. Absicht oder Ziel
Einsicht in die eigene Sozialisation, Bearbeitung von Traumata und Emotionsregulation.

4. Beschreibung
Jetzt bist du ungefähr 18 bis 20 Jahre alt: Der junge Erwachsene.

1. Aufforderung der Therapeutin:
„Stell dir vor: Du bist ungefähr 19 Jahre alt, du bist auf einem Campingplatz mit Freunden und ihr macht einen Spaziergang im Wald. Kennt ihr die Methode „katathymes Bilderleben"? Ihr legt euch auf den Rücken in einen Kreis mit den Köpfen zusammen. Wir machen erst eine kurze Entspannungsübung. Dann stell dir einen Wald vor, wo du mit den anderen einen gemeinsamen Spaziergang machst. Wenn du etwas denkst, siehst, riechst oder spürst dann sagst du das und die anderen versuchen das auch zu sehen oder zu fühlen usw. Auch wenn du eine Vorstellung hast, wie der Weg verläuft oder wo du läufst, sage es laut. Ihr macht euer eigenes Abenteuer." (Alternative: Klatschspiel. Wir sitzen im Kreis auf Stühlen. Jeder legt die rechte Hand auf den linken Oberschenkel des rechten Nachbarn, die linke Hand auf den rechten Oberschenkel des linken Nachbarn. Nun klatschen die Hände reihum in der Reihenfolge, in der sie liegen. Wenn jemand 2 mal klopft wird die Richtung gewechselt. Die Hand, die einen Fehler macht (falsches Klatschen oder nicht-Klatschen usw.) muss weggenommen werden.

2.Aufforderung der Therapeutin:
„Ein Freund von euch hat Geburtstag und ihr seid auf dem Weg dorthin."

Nach den Spielphasen fragt die Therapeutin: „Wir haben zunächst ein strukturiertes Spiel gespielt, dann ein nicht strukturiertes Spiel. Bitte erinnere dich, wie der 19-Jährige sich im nicht-strukturierten Spiel verhält. War das anders, als im strukturierten Spiel? Was fällt dir auf?"
Sharing zunächst in Zweiergruppen, ca. 10 Minuten, dann in der gesamten Gruppe. Jeder zu seinem eigenen Empfinden des Spiels ein Wort, einen Satz oder eine Metapher.

5. Varianten
In 2 Gruppen. Eine spielt, die andere beobachtet, anschließend wechseln. (So bekommen die TN auch Rückmeldung, wie das eigene Verhalten von anderen wahrgenommen wird.)
Die TN spielen Kinder in einer Familie. Jeder darf das eigene Alter frei wählen. Die Therapeutin spielt die Mutter oder den Vater.

6. Dauer
60 Minuten.

7. Indikation und Kontraindikation
Gruppen, die an Biografie-Arbeit interessiert sind; in der Traumabehandlung, bei Emotionsstörungen oder bei Persönlichkeitsstörungen.

Kontraindikation:
Keine ausreichende Stabilität bei TN für Biografie-Arbeit oder unzureichende Fähigkeit zu abstraktem Denken.

8. Fokus
Die TN sollen Einsicht bekommen wie sie in einer bestimmten Lebensphase waren oder sich gefühlt haben.

9. Auswertung
Diese Übung vermittelt Einsichten in die eigene Biografie und ist heilsam.

10. Bemerkungen

11. Tipp
Sorge dafür, dass es beim Spiel auch Spaß gibt.

12. Quelle
Von der Autorin selbst entwickelt.

Beitrag von Emilia de Gruijter

4.0.6 Biografie-Arbeit mit Lebenslinie

1. **Stichwörter**
   Stabilisieren der Lebenslinie; Geschehen lassen; Distanz zum eigenen Erleben; Interpretation der eigenen Biografie; Vertrauen in die Gruppe; Loslassen; Ermöglichung von Umdeutungen

2. **Organisation und Setting**
   Gruppensetting
   Für die Übung braucht es mindestens 4–6, maximal 12 TN.
   Material: Für das Bilden der Lebenslinie wird ein langes Seil benötigt. Darüber hinaus Zettel, auf denen die Altersangaben stehen, sowie Papier und verschieden farbige Stifte. Förderlich, aber nicht zwangsläufig notwendig, sind Requisiten und Kostümteile.

3. **Absicht oder Ziel**
   Stabilisieren der Lebenslinie, Erkenntnis, dass Dinge passier(t)en und so sein dürfen! Distanz zum eigenen Erleben und die Fähigkeit zum Interpretieren der eigenen Biografie entwickeln, Vertrauen in die Gruppe gewinnen, Loslassen, Ermöglichung von Umdeutungen.

4. **Beschreibung**
   Die TN werden gebeten, im Vorfeld je ein(!) Bild oder einen Gegenstand oder ein Symbol für jede der folgenden Lebensphasen mit zu bringen: Kleinkind, Schulkind, Pubertät, Adoleszenz, Erwachsenenalter (und eventuell ein Symbol für die Zukunft).
   1 bis 3 TN legen ihre Gegenstände entlang der Lebenslinie aus. Die anderen schauen sich diese in Ruhe an und ordnen sich in etwa gleicher Anzahl einer der Lebenslinien zu. Dann inszenieren sie mit ca. 15-minütiger Vorbereitungszeit und ohne weitere Vorinformationen des Protagonisten eine Szenenfolge mit Übergängen zwischen den einzelnen Stationen – die Bilder, Symbole und/oder Gegenstände sind die Impulsgeber für die Szenenfolge. Während der Vorbereitungszeit ist der Protagonist eingeladen, einen kleinen Spaziergang zu unternehmen und wahrzunehmen, wie es ihm mit der Aussicht geht, auf seine Biografie einen Blick von außen zu werfen.
   Die Präsentation erfolgt dann ohne Kommentar und Erklärung der Spielenden.
   Im Anschluss teilt der Protagonist seine Reaktion mit und hat die Möglichkeit, etwas zu seinem Erleben, sowie zu den Gegenständen oder Bildern zu erzählen. Eventuell kann danach noch eine veränderte Version nach den Vorgaben des Protagonisten gespielt werden.

5. **Varianten**
   Im Anschluss an die gespielten Lebenslinien kann jeder TN für sich ein Bild malen. Dabei werden in einen Kreis 5 bzw. 6 Teilabschnitte (Kleinkind, Schulkind, Pubertät, Adoleszenz, Erwachsenenalter, evtl. Zukunft) eingezeichnet und zu jeder Lebensphase ein Bild/Symbol/Farbe aus der eigenen biografischen Geschichte gemalt.
   Eine andere Möglichkeit besteht darin, zu jeder der 5 bzw. 6 Phasen eine Körperhaltung zu finden. Dann werden die Haltungen in einen fließenden Ablauf gebracht und dreimal hintereinander gemeinsam durchlaufen.

6. **Dauer**
Pro Lebenslinie ca. 30–45 Minuten.

7. **Indikation und Kontraindikation**
Hinreichender Realitätskontakt und -kontrolle sind Voraussetzung für die Durchführung dieser Übung. Der Schritt, die eigene Geschichte in andere Hände zu geben, setzt ein gewisses Maß an Vertrauen innerhalb der Gruppe voraus.

8. **Fokus**
Die TN sollten darauf hingewiesen werden, dass sie achtsam mit den Gegenständen und Bildern der Protagonisten umgehen, damit im Eifer des Spielgeschehens nicht ein Tagebuch gefleddert oder ein liebgewonnenes Stofftier durch den Raum geworfen wird. Sinnvoll ist, sich beim Protagonisten explizit zu versichern, ob die Gegenstände oder Bilder für das Spiel genutzt werden können oder nicht.
Die Therapeutin sollte bei der Präsentation nahe beim Protagonisten sitzen, um den für diesen meist sehr emotionalen Prozess des Zuschauens gut begleiten zu können.

9. **Auswertung**
Wenn es in der Arbeit um das Herkunftssystem und um die Biografie geht, ist diese Übung sehr aufschlussreich und bietet in der Regel eine gute Basis, um zentrale biografische Themen weiter vertiefen und bearbeiten zu können. Hilfreiche Fragestellungen können sein: Wie hat der Protagonist das Spiel erlebt? An welchen Stellen und mit welcher Begründung hätte dieser eventuell ein verändertes Spiel gewünscht? Wie leicht oder schwer fiel es dem Protagonisten, seine Bilder und damit einen Teil seiner Geschichte abzugeben?

10. **Bemerkungen**
Es ist immer wieder erstaunlich, wie viele Informationen in wenigen Bildern und/oder Gegenständen stecken. In der Regel erschaffen die Spielenden immer eine stimmige und ressourcenorientierte Interpretation der einzelnen Stationen, die dem Protagonisten eine andere, häufig auch humorvolle und von Leichtigkeit geprägte Perspektive auf seine eigene Geschichte ermöglicht.

11. **Tipp**
Schön ist die Einladung an die Spielenden, dem Protagonisten mit der Szenenfolge ein Geschenk machen zu dürfen. Das schafft in der Regel eine sehr respektvolle und feierliche Atmosphäre, die dem Thema Lebenslinie durchaus angemessen ist.

12. **Quelle**
Die Übung lernte ich ursprünglich bei Emilia de Gruijter (siehe Autorenverzeichnis in diesem Buch) kennen und entwickelte sie im Laufe meiner eigenen Berufspraxis weiter.

Beitrag von Sandra Anklam

4.0.7 Erfahren, was man entbehrt hat

1. **Stichwörter**
   Biografie-Arbeit; Bindungsstörungen; Bearbeiten der Vergangenheit; Nachnähren; Trost

2. **Organisation und Setting**
   Einzel- oder Gruppensetting
   Material: Ausreichend Tücher, weiche Stoffe, Kissen und Requisiten.

3. **Absicht oder Ziel**
   Bearbeiten der eigenen Vergangenheit. Bindungsstörungen beheben.

4. **Beschreibung**
   Zunächst erklärt die Therapeutin die verschiedenen Phasen von Bindung. Hilfreich ist es, diese Phasen auf einem Flipchart o. ä. aufzuschreiben. Die Therapeutin weist deutlich darauf hin, dass die erwachsene Person jetzt, unabhängig von der eigenen Vergangenheit, eine Wahlmöglichkeit bezüglich ihres Verhaltens hat.
   Anschließend wird ein Trost-Sessel gebaut (eine bequeme, bergende Sitzgelegenheit mit sehr vielen weichen Stoffen und Kissen).
   Dann wird jede Phase der Bindungs-Entwicklung gespielt, einmal wie es in der Phase wirklich (bzw. in der Erinnerung des TN) war. Beim 2. Mal so, wie es sein sollte bzw. wie der TN es sich gewünscht hätte.
   Tiefe Gefühle dürfen jetzt gefühlt und verarbeitet werden. Der TN kann seine Position mehrfach wechseln zwischen, „wie war es" und „wie sollte es sein".

5. **Varianten**
   Der Sessel wird von anderen TN gebildet.

   Andere Variante:
   Der Raum wird zweigeteilt. Ein Teil ist dafür, wie es wirklich war. Der andere Teil ist dafür, wie es sollte sein (kann z. B. mit Deko oder Beleuchtung oder gespielt durch andere TN dargestellt werden).

   Weitere Variante:
   TN kann zu Vater oder/und Mutter noch sagen, was er gerne sagen möchte.

6. **Dauer**
   30–45 Minuten (pro Phase, in der Regel sind für diese Methode mehrere Sitzungen erforderlich).

7. **Indikation und Kontraindikation**
   Bei Bindungsstörungen. Kontraindikation: Wenn TN nicht stabil sind.

8. **Fokus**
   Die Therapeutin muss diesen Prozess intensiv unterstützen und halten können.

9. Auswertung
Nur Therapeutinnen mit guten Kenntnissen über Bindungsphasen und -störungen können diese Übungen anwenden. Die entsprechende Psycho-Edukation ist ein wichtiger Bestandteil, um eine sinnvolle Auswertung machen zu können.

10. Bemerkungen

11. Tipp

12. Quelle
Von der Autorin selbst entwickelt.

Beitrag von Emilia de Gruijter

4.0.8 Heilsame Szene

1. **Stichwörter**
   Biografie-Arbeit; Szene; Mitteilen; Zugehörigkeit; eigenes Thema; veröffentlichen; heilsame Szene

2. **Organisation und Setting**
   Einzel- oder Gruppensetting
   Nachdem die Gruppe ein gemeinsames Thema gefunden hat, zum Beispiel: „Wünsche äußern" oder „Grenzen effektiv ziehen" oder „Konflikt" werden die TN eingeladen eine Szene aus ihrem alltäglichen Leben vorzustellen.

3. **Absicht oder Ziel**
   Das Eigene wird zum Thema in der Gruppe. Das kann sowohl die gemeinsame Lösungssuche einer Gruppe befördern, als auch das sich zugehörig fühlen bzw. „ich bin nicht alleine mit meinem Thema" bewirken.

4. **Beschreibung**
   Die Szene wird nach den bewährten Kriterien beschrieben: Wo spielt die Szene, wer ist darin beteiligt, wann spielt sie, was geschieht da und was ist eventuell der Konflikt. Der Protagonist vergibt die Rollen, spielt selber nicht mit, sondern bleibt zunächst Regisseur seiner Szene. Die TN müssen gefragt werden, ob sie die Rolle spielen wollen und sollen auch Nein sagen dürfen. Dann wird die Szene gespielt. Sie kann unterbrochen werden vom Protagonisten mit klatschen oder Stopp rufen und es können Regieanweisungen folgen. Die Szene wird gespielt, der Protagonist wird befragt, ob es so war und wie es ihm mit dem Anschauen geht. Danach werden die Spieler befragt, wie es ihnen beim Spielen der Rollen ergangen ist. Zum Schluss können auch die anderen TN ihre Resonanz auf das Spiel und das Thema geben.

5. **Varianten**
   Variante 1:
   Eine 2. Spielrunde kann folgen, in der der Protagonist seine Rolle spielt oder die Rolle des „Kontrahenten".

   Variante 2:
   Auf der Suche nach Veränderung können die anderen TN mittun und Verhaltensänderungen spielerisch ausprobieren. Erst wenn eine akzeptierte Lösung gefunden wurde, geht der Protagonist ins Spiel und probiert die Szene aus.

   Variante 3:
   Die heilsame Szene. Was hättest Du da gebraucht, um anders aus der Situation heraus zu gehen. Die Szene dahingehend verändern und spielen.

6. **Dauer**
   30–40 Minuten pro Spiel.

7. Indikation und Kontraindikation
Bei traumatisierten TN ist darauf zu achten, dass traumatische Situationen nicht unverändert nachgespielt werden. Hier muss im Vorgespräch auf Schutzfunktionen/Rollen geachtet werden.

8. Fokus
Die TN achten auf ihre authentischen Reaktionen und Einfälle.
Traumatische Situationen nur überarbeitet d. h. mit Hilfestellungen und schützenden Rollen versehen, spielen lassen. Siehe Variante 3.

9. Auswertung
Die Therapeutin achtet darauf, dass der Protagonist mit seiner Offenheit geachtet wird, dass, wenn eine Lösung angestrebt wird, diese auch für den Protagonisten passt. Dass die Zuschauenden Sharing Reaktionen geben, aber keine Bewertungen der Szene, der Schauspieler oder des Themas abgeben.

10. Bemerkungen
Als sehr effektiv bei schwierigen oder traumatischen Situationen hat es sich erwiesen, gute Großmütter oder Feen oder Wunschväter/-mütter in die Szene einzubauen. Diese Wesen/Figuren vermitteln an den entscheidenden Punkten Stärke und Schutz, setzen Grenzen, finden die richtigen Worte etc. Hier ist die Therapeutin gefragt und ihr Gespür: was es hier gebraucht hätte, da die TN genau diesbezüglich „betriebsblind" sein können.

11. Tipp
Manchmal ist das Spielen bzw. Betrachten der eigenen Situation wie sie war, schon sehr berührend, entlastend und hilfreich oder heilsam.

12. Quelle
Biografisches Theater und Augusto Boal.

Beitrag von Doris Müller-Weith

4.0.9 5-Bilder-Tanz

1. **Stichwörter**
   Biografie-Arbeit; Erinnerungen aufarbeiten; Tanz; Lebensstationen; Distanz, ästhetische; Ritual

2. **Organisation und Setting**
   Einzel- oder Gruppensetting
   Material: DIN A3 Blätter und Stifte sowie tanzbare Musik.

3. **Absicht oder Ziel**
   Stärkt bei den TN die Fähigkeit, sich als Akteur seines eigenen Lebens zu begreifen.

4. **Beschreibung**
   Die TN werden aufgefordert 5 wichtige Szenen aus dem eigenen Leben in 5-er Würfelform aufzumalen, möglichst ohne Worte.
   Danach sollen die TN für jede Szene eine wiederholbare Bewegung finden, dazu kann auch schon Musik gespielt werden.
   Wenn alle 5 Bewegungen gefunden sind, werden die TN aufgefordert, sich durch die 5 Szenen zu bewegen bzw. zu tanzen und den ganzen Ablauf immer wieder zu wiederholen.
   Wenn der Ablauf sitzt, kann daraus entweder eine Einzelperformance werden oder aber jeweils zwei TN „tanzen" zusammen ihren Ablauf. Die anderen TN schauen als Zeugen zu.

5. **Varianten**

6. **Dauer**
   Ca. 2 Stunden.

7. **Indikation und Kontraindikation**
   Kontraindiziert: Wenn die TN noch zu neu sind bzw. total identifiziert mit ihrer leidvollen Geschichte. Andererseits kann die Übung gerade dabei helfen, sich weniger an einzelne Leidenserinnerungen zu klammern.

8. **Fokus**
   Für TN ist wichtig, dass die Bewegungen wiederholbar sind. Die TN sollen aber nirgends „hängen" bleiben.

9. **Auswertung**
   Einsammeln, was die TN erlebt haben. Oft finden sie es entlastend, in eine Szene rein und wieder raus zu können.

10. **Bemerkungen**
    Die ritualisierte Bewegung hilft eine ästhetische Distanz zu schaffen.

11. Tipp

12. Quelle

Von der Autorin selbst entwickelt.

Beitrag von Doris Müller-Weith

4.0.10 Haltung für den Vater, die Mutter und dazwischen

1. Stichwörter
Verständnis für die eigene Person; Eltern-Kind-Beziehung

2. Organisation und Setting
Einzel- oder Gruppensetting
In der Gruppe erst, wenn schon eine Vertrauensbasis untereinander da ist.
Material: Eventuell im Einzelsetting mit Fotoapparat arbeiten.

3. Absicht oder Ziel
Fördert das Verständnis für sich selbst und für die Dynamik in der Triade: Vater-Mutter-Ich.

4. Beschreibung
Nach einem entsprechenden Warming-up, in dem mit Haltungen gespielt wurde, kommt die Aufgabe: „Stell Dich auf die Bühne, und nimm eine Haltung[3] für deine Mutter ein. Das muss nicht unbedingt eine äußere Haltung sein, sondern vielmehr eine innere. Es kann auch eine Kombination von beiden sein. Lass dir Zeit die Haltung selber innerlich zu spüren. Dann löse sie auf, verlasse den Platz und nimm einen Platz daneben ein, ob weit weg oder nah beisammen, ist deine Entscheidung. Nimm dort eine Haltung für deinen Vater ein. Nimm dir auch hierfür Zeit, hinein zu spüren. Löse dich aus dieser Haltung und von diesem Platz. Jetzt geh in den Raum dazwischen und nimm eine entsprechende Haltung für dich selbst ein. Verweile und spüre, wie das so ist ‚dazwischen'. Sprich zu uns möglichst noch aus dieser Haltung heraus. Erzähle uns auch deine Körperempfindungen."

5. Varianten
Man könnte auch Mitspieler als Stellvertreter in die Vater- bzw. Mutter-Haltung bringen, aber erst nachdem der Protagonist die Haltung erkundet hat. Dann stellt er sich zwischen die Beiden in seiner eigenen Haltung. Für ungeübtere TN ist diese Variante etwas einfacher, die andere jedoch meist „dichter". Vorteil dieser Variante: Die Mitspieler können zusätzlich beitragen, wie sie sich in der Vater-Mutter-Haltung und im Verhältnis zueinander erlebt haben.

6. Dauer
Pro TN inklusive Feedback 10 Minuten.

7. Indikation und Kontraindikation
Wenn zum Thema Vater und Mutter noch nie gearbeitet wurde, könnte die Übung als Einstieg etwas heftige Reaktionen hervorbringen. Wenn die TN sich jedoch schon anderweitig mit ihrer Ursprungsfamilie beschäftigt haben ist dies eine gute Einstiegsübung.

3 Haltung: Es sollte klar definiert werden, ob die jeweilige Haltung für die Eltern und für sich selbst so ist, wie man sie/sich früher wahrgenommen hat oder wie man sie/sich heute wahrnimmt.

8. Fokus
Die TN achten auf Körperempfindungen, Energielevel und emotionale Befindlichkeiten. Die Therapeutin greift ein, wenn nur so getan wird als ob, wenn der innere Bezug zur Haltung fehlt.

9. Auswertung
In der Auswertung geht es hauptsächlich darum, Verständnis zu haben für seine Reaktionen in der Haltung dazwischen (für sich selbst). Es geht hier keinesfalls darum, seine Eltern bloß zu stellen oder anzuklagen.

10. Bemerkungen
Wenn die TN einzeln auf die Bühne gehen, ist es wichtig, dass die Atmosphäre im Raum eine des Vertrauens ist. Oft bekommen die TN Hemmungen, weil sie denken sie denunzieren ihre Eltern. Das Ganze hat einen performativen Charakter. Nicht viel reden dazwischen oder danach, sondern einfach wirken lassen.

11. Tipp
Falls Hemmungen spürbar sind, immer wieder betonen, dass es nicht so sehr um die Eltern sondern mehr um das Verständnis für sich selber geht.

12. Quelle
Die Übung hat die Autorin durch den Kollegen Günther Ottersbach kennen gelernt.

Beitrag von Doris Müller-Weith

4.0.11 „Es war einmal ..." – Erzähl' mir meine Geschichte

1. **Stichwörter**
   Autobiografisches Gedächtnis; Geschichte erzählen; Distanz zur eigenen Biografie; Perspektivenwechsel

2. **Organisation und Setting**
   Partnerübung im Gruppensetting
   Material: Papier, Stifte zum Schreiben.

3. **Absicht oder Ziel**
   Die narrative Herangehensweise dieser Übung regt das autobiografische Gedächtnis an. Sie eröffnet mit dem Mittel des Geschichtenerzählens eine Verbindung zur eigenen Biografie.
   Durch das Aufschreiben der Geschichte entsteht ein ästhetisches Werk. Die Geschichte des Erzählers erhält damit eine besondere Würdigung. Dieser Effekt wird durch das Vorlesen noch verstärkt: Der Autor nimmt durch das Hören der eigenen Geschichte eine distanzierte Perspektive ein, von dieser blickt er auf seine Geschichte.
   Einerseits werden neue Zugänge zur eigenen Biografie ermöglicht, andererseits fördert die Übung die Selbstreflexion und das Selbstbewusstsein.

4. **Beschreibung**
   TN bilden Paare, TN A erzählt eine erlebte Situation/Geschichte aus seinem Leben, die er schon oft und gerne erzählt hat. TN B schreibt mit. Anschließend wird gewechselt. TN B liest A die mitgeschriebene Geschichte von A vor und überreicht sie danach an A. Anschließend wiederum Wechsel. Abschließend tauschen sich die Paare aus und geben sich Feedback.

5. **Varianten**
   Die Geschichten können je nach Fokus variieren (fiktiv, andere Zeit, andere Perspektive). Das Gegenüber kann variieren, in einer weiteren Runde des Geschichtenerzählens neue Paare gebildet werden.

6. **Dauer**

Gesamtdauer:	45 Minuten.
Geschichten:	20 Minuten, 10 Minuten je Geschichte (5 Minuten zum Erzählen/Mitschreiben der Geschichten, 5 Minuten zum Vortragen/Zuhören)
Feedback:	Jeder Partner 5 Minuten.
Gruppenaustausch:	Je nach Gruppengröße 10–15 Minuten.

7. **Indikation und Kontraindikation**
   Die Übung kann in allen Gruppen angewandt werden, in denen Personen in der Lage sind eine Geschichte zu erzählen und mit zu schreiben.

8. Fokus

Wichtig bei der Auswahl der Geschichte ist, dass die TN die Geschichte gerne erzählen. Die Therapeutin führt die Übung ein, gibt die Struktur vor, sorgt für die Zeit, sagt die Wechsel und Abläufe an.

9. Auswertung

Eine abschließende Reflexionsrunde in der gesamten Gruppe ist gut, dort können Themen und Inhalte, die in den Geschichten auftauchten noch mal aufgegriffen werden.

10. Bemerkungen

„Das Gedächtnis ist ein Geschichtenerzähler, und wie alle Geschichtenerzähler zwingt es der Rohmasse der Erfahrung Gestalt auf. Es schafft Form und Bedeutung, indem einige Dinge hervorgehoben, andere ausgelassen werden. [...] macht jeden von uns zur zentralen Figur in einer epischen Reise ins Dunkel oder ins Licht." (Tobias Wolf, New York Times, 28. April 2001 aus Nelson, K.: „Über Erinnerungen reden" in Welzer, H./ Markowitsch, H. J. [Hrsg.] [2006]: Warum Menschen sich erinnern können. Klett-Cotta Verlag. Stuttgart aus: Welzer, H. 2006, 80)

11. Tipp

Es sollte genug Platz vorhanden sein, dass sich die TN paarweise etwas entfernt von einander platzieren können, um sich nicht gegenseitig zu stören.

12. Quelle

Die Idee, sich die erzählte, aufgeschriebene Geschichte vorzulesen, stammt aus einer Übung von Robert Landy. Diese hat die Autorin aufgegriffen und sie mit den eigenen Geschichten verbunden.

Beitrag von Simone Klees

4.0.12 Gute Mutter/Guter Vater

1. **Stichwörter**
   Nachnähren; Mutterqualitäten; Vaterqualitäten; unerfüllte Wünsche; inneres Kind

2. **Organisation und Setting**
   Einzel- oder Gruppensetting
   Einzelsetting ist möglich, jedoch ist die Übung besser in einer Gruppe durchzuführen.
   Material: Stifte, Papier, verschiedene Tücher, Decken, Requisiten. Eventuell auch die Möglichkeit, nach draußen zu gehen.

3. **Absicht oder Ziel**
   Soll die Qualitäten, was „Gute Mutter" bzw. „Guter Vater" ist, deutlich machen. Soll „unerfüllte Wünsche" des inneren Kindes erfüllen und nachnähren. Kann helfen, Unerledigtes zu erledigen.

4. **Beschreibung**
   Teil 1 der Übung:
   Entweder in der Gesamtgruppe oder in je einer Halbgruppe werden die Gute-Mutter- bzw. Guter-Vater-Qualitäten gesammelt und auf ein Flipchart oder Blatt geschrieben. Diese Qualitäten werden dann laut verlesen.

   Teil 2:
   Jeder TN geht in sich und überlegt, was er sich von seiner Mutter oder seinem Vater früher gewünscht hätte. Z. B. „Herumtoben" oder „die Hand reichen, damit man sich traut über den Baumstamm zu balancieren" usw. und schreibt einen Wunsch auf und auch, ob er es sich von Vater oder Mutter gewünscht hätte. Nun wird die Gruppe in 2 Halbgruppen geteilt und die „ Kinder" suchen sich ihre „Väter" bzw. „Mütter". Diese werden instruiert, gemeinsam werden 3–4 wichtige Eigenschaften aus der Gute-Mutter-/Guter-Vater-Liste ausgesucht (die der Darsteller auch zu verkörpern bereit und in der Lage ist).
   Die Situation wird eingerichtet und anschließend während 10–15 Minuten gespielt. Die Therapeutin achtet auf die Zeit. Nach maximal 15 Minuten steigen beide aus ihren Rollen wieder aus und nehmen sich 5–10 Minuten Zeit gegenseitig auszutauschen darüber, was sie erlebt haben.
   Danach gibt es in der Gesamtgruppe eine erneute Aufteilung der Rollen mit Wechsel von Vater zu Kind und umgekehrt. Kann sein dass die meisten ihren bereits gewählten Spielpartner behalten wollen, aber es soll auch möglich sein zu wechseln.

5. **Varianten**
   Das Sammeln der Wünsche kann auch in Zweierteams erfolgen. Auf jeden Fall müssen sich die TN in der Durchführung des Spiels auf einen Wunsch beschränken.

6. **Dauer**
   2 bis 2,5 Stunden.

7. **Indikation und Kontraindikation**
   Diese Übung sollte nicht am Anfang eines therapeutischen Prozesses stehen. Es muss schon ein Verständnis davon da sein, was gesunde und heilsame Qualitäten sind.

8. **Fokus**
   Die TN, die die gute Mutter oder den guten Vater spielen, sollen darauf achten, wie sich das anfühlt. Die „Kinder" ebenso: Wie ist es, zu bekommen, wonach man sich gesehnt hat.
   Die Therapeutin muss ein gutes Auge haben, um zu sehen, wo ein Team in Schwierigkeiten gerät, weil entweder der Darsteller von Mutter oder Vater mit seiner Rolle überfordert ist oder durch die Reaktion des „Kindes" ins Straucheln gerät. Oder wo ein „Kind" Unterstützung braucht.

9. **Auswertung**
   Wie ist es, zu bekommen, was man sich von Herzen wünscht?

10. **Bemerkungen**
    Dies kann eine sehr tief greifende und sehr emotionale Übung sein. Oft ist es schmerzhafter etwas zu bekommen als weiter unter dem Unerfüllten zu leiden.

11. **Tipp**
    Hier kann ein Schlusskreis mit Blickkontakt zu allen oder ein gemeinsamer Atem oder Summton als Abschluss sehr hilfreich sein.

12. **Quelle**
    Von der Autorin selbst entwickelt.

Beitrag von Doris Müller-Weith

Kapitel 5

Häufige Themen

5.1 Wahrnehmungsschulung

5.1.1 Gegenstände-Wahrnehmungsspiel

1. **Stichwörter**
   Gruppe, schwierige; Angst; TN, instabile; Einführen einer Spielebene; Klinik; Schizophrenie; Persönlichkeitsstörungen; Wahrnehmungsschulung

2. **Organisation und Setting**
   Gruppensetting
   Material: Benötigt werden 10 bis 15 kleine Gegenstände, dies können Gegenstände des Alltags sein, die sich im Raum befinden und/oder die die TN mit sich führen, z. B. Schlüsselbund, Taschentücher, Kugelschreiber, Lippenstift etc.

3. **Absicht oder Ziel**
   Die Übung ist gut für eine „schwierige" Gruppe zu Beginn, z. B. in der Klinik mit vielen Angstpatienten oder instabilen Menschen, sie kann Angst abbauen, eine Beziehung/Vertrauen zur Therapeutin schaffen und dabei fast unmerklich eine Spielebene einführen und theatertherapeutische Elemente beinhalten.

4. **Beschreibung**
   Die TN sitzen in einer Reihe an der Wand. Die Therapeutin baut vor ihnen ca. 6 bis 8 Gegenstände auf. Die TN sollen sich jetzt die Lage der Gegenstände einprägen. Dazu können die TN auch aufstehen und sich die Gegenstände aus allen Perspektiven betrachten. Dann schließen die TN die Augen und die Therapeutin nimmt lautlos Veränderungen an den Gegenständen vor. Nach dem Öffnen der Augen versucht jeder TN, die Veränderungen herauszufinden, ohne darüber zu sprechen. Nacheinander sprechen nun die TN die Zahl der Gegenstände aus, von denen sie annehmen, sie seien verändert worden. Jetzt können die TN nacheinander einen Gegenstand benennen, bei dem sie eine Veränderung vermuten. Die anderen TN werden jeweils um ihre Meinung zu dem Vorschlag gebeten. Nach Abschluss der Diskussion, oft sind sich die TN auch einig, sagt die Therapeutin, welcher Gegenstand verändert oder nicht verändert wurde.
   In der folgenden Runde schließen die TN wieder die Augen, die Therapeutin nimmt 1 bis 2 weitere Gegenstände dazu und baut ein neues Gegenstände-Bild.

5. **Varianten**
   Die TN können auch die Rolle der Leitung übernehmen. Dies ist dann aber nicht mehr geeignet als Anfangs-Übung. Die TN können auch im Kreis sitzen oder in 2–3 Reihen. Mit der Zeit können die Veränderungen kleiner und sehr schwer zu erkennend werden. Das wirkt häufig provozierend auf die Gruppe, die sich dann meist über die Therapeutin beschwert („Das ist doch überhaupt nicht zu erkennen", wenn z. B. die Büroklammer nur um einen Millimeter verrückt wurde).

6. **Dauer**
   Hängt von der Anzahl der Runden ab. Meistens sind 5 bis 6 Runden günstig, die ca. eine halbe Stunde dauern.

7. Indikation und Kontraindikation

Gut bei TN mit Ängsten oder mit Vorbehalten gegen Theaterspiel oder Theatertherapie. Eignet sich in der Klinik meist besser für eine Theaterspielgruppe, die nicht problemorientiert konzipiert ist. Als Einstieg in eine problemorientierte Gruppe nur bedingt geeignet, da der Fokus stark auf das Spiel gerichtet ist.
Außerdem ist es nicht günstig, wenn die Gruppe starke Unterschiede in der Wahrnehmungsfähigkeit aufweist und es einige TN gibt, die sehr viel veränderte Gegenstände herausfinden und andere kaum welche.
Kann auch im Rahmen von Wahrnehmungsschulung bei Menschen mit Persönlichkeitsstörungen und Menschen mit Schizophrenie eingesetzt werden.

8. Fokus

Die Therapeutin sollte sich in der Art des Gegenstände-Veränderns dem für die Gruppe passenden Schwierigkeitsgrad anpassen.
Günstig ist es, meistens 2 bis 3 leichte Veränderungen vorzunehmen, die von fast allen erkannt werden und einige schwierigere dazu.
Die Therapeutin muss darauf achten, ob bei einzelnen TN während der Übung Leistungsdruck entsteht oder wie TN mit Konzentrationsschwierigkeiten auf die Übung reagieren. Im negativen Fall ist es günstiger weniger Runden durchzuführen. Ist die Gruppe problemorientiert kann der Leistungsdruck ein guter Einstieg in die individuelle Thematik sein.

9. Auswertung

Welche TN können sich auf die Spielebene einlassen, wie verhält es sich mit der Konzentrations- und Wahrnehmungsfähigkeit? Diese Übung hilft manchmal auch diagnostisch weiter. Wer beteiligt sich wie emotional an dem Spiel? Wer geht wie in die Auseinandersetzung mit der Therapeutin?

10. Bemerkungen

Es ist wichtig zu wissen, welche Übung auf die GWSP folgt, um so den Übergang gerade bei ängstlichen TN hinzubekommen. Geeignet ist häufig eine Kreisübung, da die TN sich in der halben Stunde soweit sichern konnten, dass der nächste Schritt von der sicheren Wand im Rücken zum offeneren Kreis meist möglich ist.

11. Tipp

Günstig ist häufig auch, wenn die Therapeutin die Gegenstände auf dem Boden aufbaut und selber auch auf dem Boden sitzt bei der Übung. Gerade ängstlichen Patienten fällt es so einfacher, die Therapeutin und die Theatertherapie/das Theaterspiel nicht als Bedrohung wahrzunehmen.

12. Quelle

Johannes Junker und selbst entwickelt.

Beitrag von Sascha Heuer

5.1.2 Drei Lampen der Aufmerksamkeit

1. Stichworte
Aufmerksamkeit, lenken; sich verbinden; Bezug zum Du; Präsenz; Konzentrationsfähigkeit; Achtsamkeit; Ich-Du-Raum; Raumlauf; Flexibilität

2. Organisation und Setting
Gruppensetting
Warming-Up

3. Absicht oder Ziel
Diese Übung fördert die Achtsamkeit mit verschiedenen Brennpunkten der Aufmerksamkeit. Wo bin ich mit meiner Aufmerksamkeit: im Raum, bei der Gruppe und beim Ich? Weiterhin handelt es sich um eine Präsenzübung und fördert die Flexibilität, die Konzentrationsfähigkeit und Aufmerksamkeit.

4. Beschreibung
Die Übung beginnt mit einem Raumlauf, alle TN gehen durcheinander. Die Therapeutin sagt an: „Achte, während du gehst, nur auf Dich, als wäre ein Spot auf Dich gerichtet, alle anderen versinken im Dunkeln." Die TN gehen durch den Raum und stellen sich die Instruktionen der Therapeutin bildlich vor.
Dann leitet die Therapeutin weiter an: „Jetzt stell dir vor, eine Stubenlampe geht mit Dir und beleuchtet immer dich und einen Radius von 1 bis 1,5 Meter um dich herum. Wer in diesen Lichtkegel tritt, tritt in Dein Bewusstsein, alle andern „liegen im Dunkeln".
Nun gibt es noch den Deckenfluter: Hierbei sind alle, du und alle im Raum in Deinem Bewusstsein, auch wer sich hinter dir in der anderen Ecke befindet usw."
Danach wird in angemessenen Zeitabständen zwischen den Aufmerksamkeitsbrennpunkten gewechselt.

5. Varianten

6. Dauer
Die Übung dauert ca. 10 bis 15 Minuten.

7. Indikation und Kontraindikation
Zu schnelle Wechsel bei den Aufmerksamkeitsbrennpunkten können die TN verwirren.

8. Fokus

9. Auswertung
Da es sich um eine Aufwärmübung handelt, sollte die Therapeutin nur Feedbacks sammeln, nach dem Motto, wenn es gut funktioniert hat, was haben sie dabei erfahren, entdeckt.

10. Bemerkungen
Eine Entdeckung könnte z. B. sein, dass der Eindruck entsteht, als würden sich die Lichtverhältnisse im Raum tatsächlich verändern.

11. Tipp
Manchmal, wenn die Gruppe noch nicht so vertraut ist miteinander, kann es gut sein, mit der Stubenlampe zu beginnen. Bei diesem Aufmerksamkeitsbrennpunkt müssen sich die TN nicht so abschotten gegen die anderen im Raum, wie das beim Spotlicht der Fall ist.

12. Quelle
Gitta Martens, Theaterpädagogin und Dramatherapeutin.

Beitrag von Doris Müller-Weith

5.1.3 Kleine Arbeit mit der Decke

1. **Stichworte**
   Vertrauen; verbinden; sammeln; zentrieren; halten; nähren; Sucht; Demenzerkrankungen; PTDS; Burnout; Depression; Angst; narzisstische Störungen

2. **Organisation und Setting**
   Gruppensetting
   Material: weiche Decken

3. **Absicht oder Ziel**
   Nähren der lebensnotwendigen Grundbedürfnisse, Erweiterung der emotionalen Offenheit. Sowohl mit körperlichen Blockierungen und negativen Verhaltensmustern, als auch mit Kräften und Ressourcen in Kontakt kommen.

4. **Beschreibung**
   Die Gruppe geht frei durch den Raum. Decken werden von der Therapeutin verteilt. Die Stimmung sollte ruhig und der Raum geschützt sein. Mit dem Tempo, das für die Gruppe am angenehmsten ist, durchläuft die Therapeutin gemeinsam mit der Gruppe mehrere Phasen. Im Gehen wird die Decke gehalten, je nachdem, wie es für den TN am angenehmsten erscheint. Die Therapeutin gibt die unterschiedlichsten Phasen an:
   Im Gehen wird die Decke zu etwas geformt. Der TN entwickelt einen Bezug zur Decke und man schreibt ihr ein Gewicht zu. Eine passende Haltung für das, was der TN im Arm oder in den Händen hält, wird hinzugefügt. Der Bezug zur Decke wird erweitert. Der TN lässt Gedanken und Assoziationen hinein fließen. Die Position in der die Decke gehalten wird, wird verändert. Dadurch kann z. B. ein Baby, das von einem TN im Arm getragen wird, zu einer schweren Tasche, oder zu einem Stein werden, den er auf dem Rücken schleppt, oder umgekehrt. Der TN überprüft die Position seiner Decke und kommt zu der Form, die ihm am meisten entspricht. Der TN kann jetzt Sätze bilden, die mit der Form der getragenen Decke im Zusammenhang stehen.
   Die Decke wird abgelegt. Zeit zum Ausruhen, Innehalten, Gedanken kommen und gehen zu lassen. Die Decke wird wieder aufgenommen, die Gruppe geht kurz frei durch den Raum.
   Der TN zeigt anderen TN, was er trägt, beobachtet, vergleicht. Wer mag tauschen? Wenn die TN dazu bereit sind, werden die Formen getauscht und nach Möglichkeit lädt die Therapeutin die Gruppe ein, kurze Dialoge entstehen zu lassen. Ab hier kann spontan entschieden werden, ob größere Szenen entwickelt werden, oder ob der TN zur eigenen Form wieder zurückkehren möchten. Der TN legt die Decke an einem für ihn geeigneten Ort im Raum ab.

5. **Variationen**
   Die kleine Arbeit mit der Decke kann variieren, indem die Therapeutin die Decken durch Kissen ersetzt. Die Kissen sollten aber formbar sein. Auch die Reihenfolge der Phasen kann man variieren, je nachdem wie die TN sich spontan verhalten oder spontan neue Phasen betreten. Interessant ist es auch, ab dem Moment wo ein Bezug zur getragenen Form entwickelt wurde, mit freien Improvisationen zu arbeiten.

6. Dauer

Die Dauer der Übung beträgt ca. eine Stunde.

7. Indikation und Kontraindikation

Die Therapeutin sollte die einzelnen Phasen mit ruhiger Stimme anleiten. Es ist wichtig, dass die Gruppe mit angemessenem Tempo durch den Raum begleitet wird, da eine gewisse Zeit benötigt wird, sich in Beziehung mit der Form zu bringen und nachzuspüren was im Entstehen oder Nichtentstehen dieser Beziehung geschieht.

8. Fokus

Fragen von Seiten der Therapeutin an und für die Patienten können sein:
Erlebe ich Widerstand, Abwertung, Geborgenheit? Ist das Gewicht, was ich zu tragen habe schwer? Möchte ich es schnell ablegen oder eher nicht mehr abgeben? Die Therapeutin sollte bei der kleinen Arbeit mit der Decke darauf achten, dass alle TN sich gehalten fühlen und dass keiner aus dem natürlichen Energiekreis herausfällt. Wenn TN sich nicht an die Phasen halten, ist es wichtig sie besonders zu beobachten oder zu begleiten, bei Bedarf sogar in spielerischen Kontakt mit ihnen zu treten, ohne aber den Bezug zur restlichen Gruppe zu verlieren.

9. Auswertung

Sowohl die Rückmeldungen der Gruppe über die eigene Erfahrung, wie auch die Beobachtungen der Therapeutin sind ausschlaggebend. So kann ein TN seine Decke z. B. als Baby formen und eine ganze Weile liebevoll halten und später, auf die Anweisung die gehalten Form kurz abzulegen, das „Baby" auf den Boden fallen lassen, als wäre es ein nicht zerbrechliches Postpaket. Dieses Verhalten kann unter Umständen Hinweis über die Entstehung von Kontaktunterbrechungen geben. Die Gruppe wird hierzu eingeladen anderen TN Rückmeldung zu geben und eigene Erfahrungen zu teilen. Diese Übung kann als sanfter Türöffner für Erstkontakte innerhalb der Gruppe nützlich sein.

10. Bemerkungen

Die Nutzung der Decke in mehreren Phasen kann auch als Werkzeug für eine gesamte Sitzung dienen. Über die entstandene Beziehung zur Form können Monologe, Geschichten, Beichten oder Liebeserklärungen entwickelt werden. Diese können später im Spiegel der Gruppe erweitert werden.

11. Tipps

12. Quelle

Die kleine Arbeit mit der Decke ist im Rahmen einer Gefängnissitzung entstanden. Mit Sicherheit wird sie ohne Nutzung der Sprache auch in anderen Therapiesettings in unterschiedlichsten Varianten durchgeführt.

Beitrag von Corinna d'Angelo

5.1.4 Spiegelung als Resonanz: Sprich!

1. Stichwörter
Playback; Zuhörfähigkeit; innerer Konflikt; Resonanz, dramatische

2. Organisation und Setting
Gruppensetting

3. Absicht oder Ziel
Diese Übung hat zum Ziel, einen inneren Konflikt von einer Perspektive anzuschauen und seine Zuhörfähigkeit zu schulen. Die Therapeutin lässt mit dieser Übung Playback-Techniken üben.

4. Beschreibung
Die Gruppe teilt sich in Dreiergruppen auf. Die TN diskutieren nacheinander mit den anderen Mitgliedern ihrer Gruppe einen bestimmten Konflikt, den sie in ihrem Leben haben oder den sie in ihrer Vergangenheit gehabt hatten. Nacheinander formt jeder TN mit den Körpern der anderen TN seiner Gruppe seinen Konflikt. Wenn die Skulptur fertig ist, tritt der Bildhauer zurück und schaut sich für einen Moment seine Skulptur an. Auf sein Word hin „Sprich!", wird die Skulptur lebendig, bewegt sich, spricht und tut etwas für die Dauer von ca. 1 bis 2 Minuten. Die Übung endet, wenn die Skulptur von selber wieder einfriert – so wie im Playback Theater die „flüssigen Skulpturen".

5. Varianten

6. Dauer
Die Dauer der Übung beträgt ca. 20 Minuten.

7. Indikation und Kontraindikation

8. Fokus
Die TN, die als Skulptur fungieren, sollten keine Rolle erfinden, sondern die Hinweise für ihre Darbietung sowohl aus der vorhergegangenen Diskussion über den Konflikt nehmen, als auch aus der physischen Position, in welche der Bildhauer sie gesetzt hat. Die TN, die als Skulptur fungieren, versuchen, dem Autoren den Konflikt zurück zu spiegeln, ohne jedoch zu versuchen, eine Lösung anzustreben. Die Therapeutin sollte darauf achten, dass die Darbietung kurz gehalten wird – etwa 1–2 Minuten.

9. Auswertung

10. Bemerkungen
Die Technik von dramatischen Resonanzen ist eine fortgeschrittene Dramatherapie-Form, die meistens in Gruppen benutzt wird. (Für weitere Informationen zu Dramatischer Resonanz siehe auch: Pendzik, S. (2008). „Dramatic Resonances: A technique of intervention in drama therapy, supervision, and training." The Arts in Psychotherapy, 35, 217–223.) Die Resonanzen selber sind eine Art kreativer Antworten, die angeboten werden aus ei-

ner dramatischen Realität einiger TN, als Reaktion auf eine persönliche Erfahrung, einem Traum, einer Frage, einem inneren Konflikt, oder jeglicher Erzählung, die von einem TN in einem dramatherapeutischen Setting dargestellt wird. Die Antworten sind inspiriert von der originalen Beschreibung und bleiben angepasst an deren Geist, mit welchem sie mitschwingen.
Resonanzen können auf verschiedenen Stufen einer ästhetischen Distanz des anfänglichen Inputs ausgeführt werden, rangierend von einer nahen Wiedergabe der Erfahrung (Spieglung) zu einer archetypischen Widergabe (Universal). Im Falle dieser Übung handelt es sich um eine Spiegelung, also der ersten Form.

11. Tipp

12. Quelle
Diese Übung wurde von der Autorin selbst entwickelt.

Beitrag von Susana Pendzik

5.1.5 Ein Naturphänomen als Resonanz

1. **Stichwörter**
   Distanz, breitere, ästhetische; Verbindung des Persönlichen mit dem Universalen; Zuhörfähigkeit schulen

2. **Organisation und Setting**
   Gruppensetting

3. **Absicht oder Ziel**
   Die Absicht dieser Übung ist es, eine persönliche Situation von einer breiteren ästhetischen Distanz aus zu betrachten und seinen persönlichen Bereich mit dem universalen Bereich zu verbinden. Außerdem werden Zuhörfähigkeiten mit dieser Übung geschult.

4. **Beschreibung**
   Die Gruppe teilt sich in Dreiergruppen auf. Nacheinander wird jeder TN zum Erzähler und die anderen beiden TN der Dreiergruppe zu Zuhörern. TN A (der Erzähler) erhält eine Zeit von 3 bis 5 Minuten, um über eine persönliche Situation zu berichten, mit der er sich zurzeit beschäftigt, etwas, das in seinem Kopf ist. Die TN B und C hören A bei seinen Ausführungen aufmerksam zu. Am Ende der Beschreibung, versuchen B und C ein Naturphänomen zu finden, das die Erfahrung, von der sie gerade gehört haben, einfängt. Wie ist das Naturphänomen? Wie ein Fluss, der austrocknet? Wie ein Erdbeben? Wie ein neugeborener Welpe? B und C bieten ihre Metaphern an, aber A sollte der Metapher, die sie schließlich auswählen, zustimmen. Nachdem sich auf das Phänomen geeinigt worden ist, finden B und C eine Möglichkeit, es in eine dramatische Form zu bringen, z. B. indem sie Geräusche und Bewegung verwenden. A schaut der Darbietung zu. Kurzes Feedback und dann Wechsel zu einem anderen Gruppenmitglied der Dreiergruppe.

5. **Varianten**

6. **Dauer**
   Die Dauer der Übung beträgt ca. 30 Minuten.

7. **Indikation und Kontraindikation**

8. **Fokus**

9. **Auswertung**

10. **Bemerkungen**
    Die Technik von dramatischen Resonanzen ist eine fortgeschrittene Dramatherapie-Form, die meistens in Gruppen benutzt wird. (Für weitere Informationen zu Dramatischer Resonanz siehe auch: Pendzik, S. [2008]. „Dramatic Resonances: A technique of intervention in drama therapy, supervision, and training." *The Arts in Psychotherapy*, 35, 217–223.) Die Resonanzen selber sind eine Art kreativer Antworten, die angeboten werden aus ei-

ner dramatischen Realität einiger TN, als Reaktion auf eine persönliche Erfahrung, einem Traum, einer Frage, einem inneren Konflikt, oder jeglicher Erzählung, die von einem TN in einem dramatherapeutischen Setting dargestellt wird. Die Antworten sind inspiriert von der originalen Beschreibung und bleiben angepasst an deren Geist, mit welchem sie mitschwingen.
Resonanzen können auf verschiedenen Stufen einer ästhetischen Distanz des anfänglichen Inputs ausgeführt werden, rangierend von einer nahen Wiedergabe der Erfahrung (Spieglung) zu einer archetypischen Wiedergabe (Universal).
In dem Fall dieser Übung handelt es sich um eine archetypische Wiedergabe (Universal), also der zweiten Form.

11. Tipp

12. Quelle
Diese Übung wurde von der Autorin selbst entwickelt.

Beitrag von Susana Pendzik

5.1.6 Erkenne die Veränderung

1. **Stichwörter**
   Bindungsstörungen; Differenzieren lernen; Autismus

2. **Organisation und Setting**
   Einzelsetting oder Gruppentherapie

3. **Absicht oder Ziel**
   Die Absicht dieser Übung liegt darin, differenzieren zu lernen.

4. **Beschreibung**
   Die TN werden in 2 Gruppen geteilt. Die beiden Gruppen stehen sich in 2 Reihen einander gegenüber. Eine Reihe (A) dreht sich um, so dass sie der anderen Reihe (B) den Rücken zuwendet. Dann ändern die TN der Reihe (B) etwas an ihrer Haltung oder ihrem Äußeren. Anschließend dreht sich Reihe (A) wieder um. Die TN der Reihe (A) versuchen nun, zu erkennen, was der gegenüberstehende TN aus Reihe (B) verändert hat. Anschließend ist Reihe (A) mit den Veränderungen dran, Reihe (B) dreht sich um und beobachtet.

5. **Varianten**
   Anstatt mit einzelnen TN, Veränderungen bei der ganzen Reihe erkennen.

6. **Dauer**
   Die Übung dauert 10–15 Minuten.

7. **Indikation und Kontraindikation**
   Die Indikation liegt bei Bindungsstörungen und Autismus.

8. **Fokus**
   Die Therapeutin achtet auf das Differenzieren und Automatisieren bei den TN. Die TN sollen mit dieser Übung lernen, zwischen äußerlichen Veränderungen und Veränderungen der Gefühle zu unterscheiden.

9. **Auswertung**
   Menschen mit Bindungsstörungen und Autismus können oft nicht differenzieren. Mit dieser Übung lernen sie, den Unterschied zwischen äußeren und inneren Veränderungen besser zu erkennen.

10. **Bemerkungen**
    Diese Übungen muss öfters wiederholt werden, um Resultate zu erzielen. Sie ist sehr gut geeignet für Klienten mit Autismus.

11. **Tipp**
    Man kann die Unterschiede auch malen lassen.

12. Quelle
Von Dr. Thomes-Vreugdehil und der Autorin selbst entwickelt.

Beitrag von Emilia de Gruijter

5.1.7 Hilfe, ich bin dreigeteilt

1. **Stichwörter**
   Differenzieren lernen; Bindungsstörungen; Autismus; Automatisieren

2. **Organisation und Setting**
   Einzelsetting oder Gruppentherapie

3. **Absicht oder Ziel**
   Die Absicht dieser Übung ist, dass die TN lernen, zu differenzieren.

4. **Beschreibung**
   Es werden Fotos von den Gesichtern der TN gemacht und auf DIN A4 ausgedruckt. Die Drucke werden in drei Teile zerschnitten, dann werden alle Teile durcheinander gemischt. Anschließend wird versucht, die Gesichter wieder zusammen zu setzen.

5. **Varianten**
   Bei Einzeltherapie können Fotos von Familienmitgliedern benutzt werden. Es sind auch Fotos von Tieren oder Stars möglich. Schwarz-Weiß-Bilder machen es noch schwieriger.

6. **Dauer**
   Die Dauer der Übung beträgt 15-30 Minuten.

7. **Indikation und Kontraindikation**
   Die Übung ist indiziert für Bindungsstörungen und Autismus.

8. **Fokus**
   Die Therapeutin achtet auf das Differenzieren und Automatisieren. Die TN lernen, zwischen äußerlichen Veränderungen und Veränderungen der Gefühle zu unterscheiden.

9. **Auswertung**
   Menschen mit Bindungsstörungen und Autismus können oft nicht differenzieren. Mit dieser Übung lernen sie, den Unterschied zwischen äußerlichen und innerlichen Veränderungen besser zu erkennen.

10. **Bemerkungen**
    Diese Übungen muss häufiger wiederholt werden, um Resultate zu erzielen und ist sehr gut geeignet für Klienten mit Autismus.

11. **Tipp**
    Anschließend können die Fotos auch gemischt werden und dann diese neuen Personen oder Tiere beschrieben und in Szene gesetzt werden.

12. **Quelle**
    Diese Übung wurde von Dr. Thomes-Vreugdehil und der Autorin entwickelt.

Beitrag von Emilia de Gruijter

5.2 Ich und die Anderen: Bindung, Beziehung, Vertrauen

5.2.1 Klangbegleitung im Raum

1. **Stichwörter**
   Tönen; Klingen; Vertrauen; Begleiten; Blindübung; Vorschläge; Frustrationstoleranz; Bilder, innere; Zustände; Befindlichkeit; angrenzen; Abgrenzung

2. **Organisation und Setting**
   Gruppensetting; Kann im Einzelsetting angewendet werden, wenn die Therapeutin die Aufgabe des Partners übernimmt.
   Material: Decken und eventuell Kissen werden gebraucht. Eventuell im Anschluss Papier und Stifte.

3. **Absicht oder Ziel**
   Diese Übung dient der Wahrnehmung des eigenen Ichs, dem Zulassen von Bildern und dem Ausdrücken des jeweiligen Zustandes durch Tönen. Die Beziehung zum Außen wird durch die Präsenz des positiven Begleiters A gestärkt und im besten Fall ein Vertrauen zu diesem aufgebaut. A übernimmt die Rolle des Verantwortlichen für den Begleiteten B, dieser kann sich aber durchaus abgrenzen, indem er Vorschläge nicht annimmt und A muss sich somit ebenfalls in seiner Frustrationstoleranz entwickeln. Er muss mit der möglichen Ablehnung seiner Vorschläge zurechtkommen und seine Frustrationstoleranz ausbauen, indem er weiter neue Vorschläge macht, immer im Sinne für B. Bei dieser Übung wird ziemlich schnell festgestellt, wo die Probleme bei den zwischenmenschlichen Beziehungen für die jeweiligen TN liegen.
   Diese Übung dient auch dazu, Vertrauen in der Gruppe untereinander, aber auch überhaupt anderen Menschen gegenüber (wieder) aufzubauen und zu stabilisieren. Es hilft auch A, Verantwortung zu übernehmen für ein Gegenüber, was bei TN mit Bindungs-Problematik wichtig ist. Weiterhin dient die Übung zur An- und Abgrenzung, indem B Vorschläge annehmen oder ablehnen kann.

4. **Beschreibung**
   Die Therapeutin bittet die TN, sich immer zu Zweit bzw. zu Dritt zusammen zu tun. Einer ist der Begleiter (TN A), der andere der Begleitete (TN B) bei dieser Übung. Der TN B baut sich einen eigenen Raum mit den vorhandenen Decken, TN A setzt sich daneben und breitet die Arme aus. Er ist wachende Präsenz. TN B schließt die Augen und lässt Bilder vor seinem inneren Auge vorbei ziehen. Irgendwann fängt er an einen Ton von sich zu geben, diesen Ton kann er beliebig variieren. TN B steht irgendwann auf und bewegt sich im Raum. TN A läuft mit und achtet darauf, dass der TN B nirgendwo anstößt. Er ist auch Moderator und schlägt TN B von Zeit zu Zeit vor, dieses oder jenes zu ändern, zum Beispiel: Jetzt dreh dich doch mal im Kreis, fühl dich mal wie ein Bär, summ mal lauter, tiefer, höher etc. Der TN B kann diesen Vorschlag annehmen oder auch nicht. Wenn ihm der Vorschlag nicht gefällt, schüttelt er mit dem Kopf und TN A sucht sich etwas anderes, was TN B noch nicht ausprobiert hat. TN A entwickelt ein inneres Bild von dem anderen, das er TN B zum Schluss schenkt. Dies sollte auf jeden Fall etwas Positives sein!

5. Varianten
Es gibt eine Feedbackrunde nach der Übung. Es wird getauscht: Der Begleiter wird zum Begleiteten und umgekehrt. Die Erfahrungen können aufgemalt werden oder es wird eine Farbe gefunden für den Haupt-Befindlichkeits-Zustand während der Übung.

6. Dauer
Die Übung „Klangbegleitung im Raum" dauert ca. 15 Minuten, wenn beide TN an die Reihe kommen sollen, kann aber auch ausgedehnt werden. Wenn gemalt wird oder/und es eine Feedbackrunde gibt, entsprechend länger.

7. Indikation und Kontraindikation

8. Fokus
Worauf die TN achten sollen:
Die TN sollten sich auf die Bilder konzentrieren, die kommen und sich beim Tönen mutig zeigen. Die Bilder sollten auch wieder losgelassen werden – sie kommen und gehen. Der Raum wird erkundet, es sollte so viel Vertrauen aufgebaut werden, dass A B vor Hindernissen bewahrt und auch emotional so mit diesem mitgeht, dass er konstruktive Vorschläge für dessen weiteren Weg und für dessen weiteres Tönen geben kann. A sollte sich nicht frustrieren lassen, wenn seine Vorschläge nicht angenommen werden, sondern versuchen, weiterhin emotional bei B zu bleiben und ihn zu unterstützen bei seiner Reise durch den Raum und durch die inneren Bilder.

Worauf die Therapeutin achten soll:
Die Therapeutin sollte darauf achten, dass zwischen A und B ein Vertrauensverhältnis entsteht und dieses nicht missbraucht wird von der einen oder der anderen Seite. Wenn dies geschieht, sollte die Therapeutin eingreifen.

9. Auswertung
TN A und TN B tauschen sich zu Zweit aus. Und nach der Übung kann es in der Gesamtgruppe eine Sharingrunde geben. Für den therapeutischen Prozess ist die Klangbegleitung im Raum eine hilfreiche Übung im Bereich der An- und Abgrenzung und zu den Themenkomplexen Verantwortung übernehmen/Vertrauen aufbauen.

10. Bemerkungen
Es ist wichtig, dass der Raum so groß ist, dass alle Zweierpaare genügend Möglichkeiten der Entfaltung auf ihrer Reise durch den Raum haben, ohne ständig durch nahes Brummen und Summen anderer TN gestört zu werden.

11. Tipp
Die Therapeutin sollte darauf achten, dass die sich ergebenden Paarkonstellationen passend sind für die Übung und die Präsenz des Begleiters zu jeder Zeit liebevoll und positiv bleibt.

12. Quelle
Selbst weiter entwickelt durch die Autorin auf der Basis einer Übung aus der HIGW-Weiterbildung.

Beitrag von Nina Dudek

5.2.2 Blindübungen

1. **Stichwörter**
   Blind; Training; Formen, einfache und komplexe; selbststärkend; vertrauensbildend; Hindernisse; Begleiten; Beziehung

2. **Organisation und Setting**
   - Gruppensetting
   - *Material:* evtl. Tücher (Halstücher o. ä.), großer Raum

3. **Absicht oder Ziel**
   Die Absicht dieser Übung liegt darin, das Vertrauen in sich und andere zu fördern.

4. **Beschreibung**
   In der einfachsten Form schließt TN A die Augen (oder bindet sich ein Tuch vor die Augen). TN B stellt sich hinter A, fasst ihn an den Schultern und führt ihn durch den Raum.

5. **Varianten**
   B führt A an bestimmte Plätze im Raum, tippt ihm auf die Schultern, dessen Augen gehen kurz auf und machen eine Art Foto.
   B berührt A nicht, sondern stellt sich vor A, macht einen Ton oder Geräusche, singt und geht dabei rückwärts und führt A so durch den Raum.
   B berührt A nur mit einer Fingerspitze an der Wirbelsäule und gibt somit feine Richtungssignale.
   Als nächste Stufe wird eine Erschwernis, ein Parcours mit Hindernissen im Raum (z. B. Stühle) aufgebaut. A steht auf einer Seite, B auf der anderen, B führt A mit Hilfe von hohen und tiefen Tönen, die Richtungsänderungen andeuten.
   Wieder als Parcours, den alle TN gleichmäßig umrunden, die TN B führen die TN A mit Tönen (dürfen sich dabei nicht von der Stelle bewegen, ist auch eine intensive Gruppenkoordinationsübung).
   A geht alleine ohne Führung durch den Parcours (nach vorheriger Ansicht oder auch ohne).
   Alle TN der Gruppe bewegen sich blind frei im Raum (die Therapeutin garantiert Verletzungsfreiheit).
   A hat einen Startpunkt, markiert mit einem Tuch auf dem Boden, Zielpunkt ist ein Hocker in ca. acht bis zehn Meter Entfernung, A geht los und soll sich hinsetzen, wenn er glaubt, hier ist der Hocker, dann wieder zum Startpunkt zurückfinden und neu beginnen, dieses mehrmals wiederholen. Dies ist eine intensive Einzelerfahrung, in der mit der Zeit Start und Ziel an Bedeutung verlieren und stattdessen der Weg und die Verirrung die zentralen Themen werden.
   Siehe auch Klangbegleitung im Raum 5.2.1

6. **Dauer**
   In der einfachen Form dauert die Übung 2 bis 3 Minuten. Mit mehreren Varianten in Kombination bis zu einer Stunde (dies ist auch in der Klinik möglich).

7. Indikation und Kontraindikation

Nicht geeignet für Menschen, die die Augen nicht schließen mögen (oder nur partiell möglich durch ein Üben von Augen schließen, blinzeln und dann öffnen).
Die Formen mit Berührung sind nicht geeignet für Menschen, die nicht berührt werden wollen.

8. Fokus

In der einfachen Form geht es um Themen wie Trauen, Anvertrauen und Verantwortung übernehmen.

Fokus für die Führenden:
Die blinde Person soll sich wohl und sicher fühlen und keine Fremdberührung wahrnehmen.

Bei Alle-blind-gleichzeitig (erst nach reichlichen und guten Blind-Erfahrungen) sind fast alle immer vorsichtig bis ängstlich, nach einigen Minuten setzt bei den meisten TN Entspannung ein. Zunächst sind die Hände oft nach vorne ausgestreckt, um sich zu schützen, später (oft auch nach Anregung) gehen die Hände runter, die Menschen lassen sich mehr von ihrem Gespür leiten.
Bei Blind-Hocker liegt der Fokus der TN nicht mehr beim Blindsein an sich, sondern bei einer Erfahrung zu dem Thema Weg und Lebensweg (hier oft Themen wie „Umwege", „Was ist Erfolg oder Scheitern eigentlich?" und „Was ist mein Weg?")

9. Auswertung

Für Menschen mit Beziehungsschwierigkeiten ist der Aspekt Vertrauen in der Reflektion wichtig.
Eine Vertiefung im Gespräch ist möglich bezüglich Mutter- und Vaterbeziehungen.
Bei Alle-blind-gleichzeitig immer für genügend Raum zur Nachbetrachtung sorgen, die Übung löst fast immer bei Vielen etwas aus (zumindest beim ersten Mal).
TN, die sich orientierungslos im Leben fühlen, können sehr von den komplexen Formen profitieren (besonders Blind-Hocker). Hier ist es angezeigt, die Erfahrung so weit zu vertiefen, bis eine Übertragung auf das eigene Leben von selber entsteht.
Für Angstpatienten sind diese Übungen fast immer eine gute Herausforderung, kann hier auch zielgerichtet eingesetzt werden.

10. Bemerkungen

Die Therapeutin garantiert Verletzungsfreiheit (und teilt das auch mit diesen Worten mit), d. h. sie geht (je nach Person) nur dazwischen oder stoppt, wenn Gefahr droht. Einfache Berührungen eines anderen TN oder von Heizung/Vorhang lässt sie zu. Darüber gibt es manchmal Empörung hinterher („Sie haben doch gesagt, Sie passen auf!"), Klärung über ein Nachgespräch, in dem die Menschen feststellen, dass ihnen in der Regel die Berührung gar nichts ausmachte und es mehr die Erwartung war, dass eine andere Person da ist, um sie vor allem zu beschützen. Häufig gehen die TN gestärkt aus dieser Erfahrung.
Blind-Übungen haben einen Trainingscharakter, sie machen am meisten Sinn mit Wiederholungen über einen längeren Zeitraum, in dem die Übungen immer experimenteller werden können.

In der Klinik ist die Rückschau auf einige Wochen Blind-Übungen immer wieder bemerkenswert. Die TN stellen bei sich fast immer große Entwicklungssprünge fest und können mit der Zeit eine Vielfalt von Erfahrungen erleben. Die Übungen können großes Selbst-Stärkungspotential haben.
Häufig ist nach intensiven Blinderfahrungen ein Zugang zu schwierigen Themen möglich, die TN trauen sich meist viel mehr in der Therapie und im Leben.

11. Tipp
Bei ängstlichen Gruppen zu Beginn kleine Übungen mit den Augen, spielerische Zugänge, um die Angst zu nehmen (kleine Alltagshandlungen blind durchführen oder Topfschlagen), langsame Steigerung.

12. Quelle
Viele verschiedene Blindübungen selbst erfahren und einiges selbst entwickelt. Blind-Hocker von Christian Bohdal, Dozent Schauspiel FH Ottersberg.

Beitrag von Sascha Heuer

5.2.3 Ich bin o.k.

1. **Stichwörter**
   o.k.; nicht o.k.; Haltungswechsel, innerer, äußerer; Haltung; Selbstwert; Fremdwert; Ausstrahlung; Atmosphäre im Raum

2. **Organisation und Setting**
   Einzelsetting und Gruppentherapie

3. **Absicht oder Ziel**
   Diese Übung hilft, Bewusstheit zu schaffen über grundlegende innere Haltungen. Selbstwert und Fremdwert werden bewusster.

4. **Beschreibung**
   Raumlauf: Alle TN gehen durch den Raum. Die Therapeutin macht die Ansage: „Geh durch den Raum in der Haltung: Ich bin o.k., alle andern sind nicht o.k." Aufmerksamkeit auch auf die Körperhaltung lenken.
   Dann die Ansage: „Ich bin nicht o.k., alle anderen sind o.k." Wieder auf den Wechsel in der Körperhaltung und den Wechsel der Stimmung im Raum achten.
   Dann die Ansage: „Ich bin nicht o.k., alle anderen sind aber auch nicht o.k.".
   Und zum Schluss: „Ich bin o.k., und alle Anderen sind auch o.k.". Wieder, sowohl auf die Körperhaltung, als auch auf das „Energieniveau" im Raum achten.

5. **Varianten**
   Anstatt der nüchternen Sätze, wie „Ich bin o.k.", verwendet die Therapeutin mögliche Selbstaussagen der TN, z. B. Ich bin doof, klein und hässlich, alle anderen sind toll, groß und begabt etc.

   Variante 2:
   Sobald die Kategorien klar sind, können die TN eingeladen werden, eigene innere Sätze beizusteuern.

6. **Dauer**
   Als Warming-Up Übung beträgt die Dauer ca. 5–10 Minuten.

7. **Indikation und Kontraindikation**
   Bei akutem Burnout oder Depression kann die Gefahr bestehen, dass die TN nicht den Zugang finden zum „So tun als ob": Ich bin o.k., wirklich in Ordnung und liebenswert ... Sobald aber die Chance besteht, dieses zu verkörpern, profitieren sie von dieser Übung sehr.

8. **Fokus**
   Wie fühlen sich diese mentalen und körperlichen Haltungswechsel an?
   Für die Therapeutin ist es gut zu sehen, ob die TN so tun können als ob ... und kann man sehen, dass dies auf die TN abfärbt?

9. Auswertung
Da es sich um eine Warming-up Übung handelt, ist es angezeigt einfach nur Eindrücke und Erlebnisse der TN sammeln und diese möglichst ohne Kommentar stehen lassen.

10. Bemerkungen
Diese Übung wirkt sehr erhellend für das Selbstwert/Fremdwertthema. Wichtig ist, im therapeutischen Rahmen, mit der positiven Variante aufzuhören.

11. Tipp

12. Quelle
Die Übung ist von der Autorin selbst entwickelt auf dem Hintergrund eines Konzeptes aus der Transaktionsanalyse.

Beitrag von Doris Müller-Weith

5.2.4 Chorisches Warming-up

1. **Stichwörter**
   Tanz; Vormachen; Nachmachen; sich zeigen; verstecken; Warming-up; Gruppenhalt; Gruppenkörper; Sonnenbrillen; Masken; Bewegungsfreude; Körperbewusstsein schulen; Unterhaltung mit Körperteilen; Vortänzer

2. **Organisation und Setting**
   Gruppensetting
   Der Raum muss angemessen groß sein.
   Material: Musik für die Übung im Kreis: Feet in the soil von J. Ashley oder Earth tribe rythme oder Body jazz von G. Roth; evtl. Sonnenbrillen, Masken

3. **Absicht oder Ziel**
   Die Übung soll die Freude an der Bewegung fördern aber auch den „Gruppenkörper" stärken. Wechsel zwischen, ich bin Teil der Gruppe, darin aufgehoben und, ich trete hervor für ein Solo und werde gesehen.

4. **Beschreibung**
   Die TN stehen im Kreis zur Trommelmusik: Die Therapeutin gibt eine Bewegung mit Füßen und Beinen vor, alle TN machen einfach mit. Die Bewegung kann sich im Verlauf ändern, wird einfach nachgemacht. Die Therapeutin gibt nach links weiter, der Nächste macht eine Bewegung zur Musik mit dem Becken, der Nächste mit dem Oberkörper, der Nächste mit den Armen, der Nächste mit dem Kopf, dann wieder abwärts ... angekommen bei den Füßen ... der Nächste macht eine Bewegung mit dem ganzen Körper, der Nächste nochmal, danach ist Schluss und alle sind aufgewärmt.

5. **Varianten**
   Body Jazz:
   Alle stehen im Kreis. Mit Musik von G. Roth wird tänzerisch der Kopf und der Hals bewegt, dann die Brust dann die Arme und Hände, dann das Becken, dann die Beine und die Füße mit Zehen. Dann öffnet sich der Kreis: Zu zweit tanzen die TN eine Unterhaltung mit den Füßen, oder mit dem Becken oder mit den Händen oder mit den Nasenspitzen, Ellbogen, Knien usw. Hierbei können die Partner auch ab und zu getauscht werden. Sich annähern und wieder Abschied nehmen kann hierbei geübt werden.

   Bandwurm mit Kopf:
   Alle TN stehen in einer Reihe hintereinander. Der „Kopf" macht eine Bewegung vor, alle machen diese Bewegung nach und bewegen sich dabei hintereinander durch den Raum.

   Chorus line:
   Alle TN stehen nebeneinander in ein oder zwei Reihen und schauen nach vorne. Dort steht ein TN, der zu Musik nachvollziehbare Bewegungen vormacht. Die Gruppe muss sie möglichst genau kopieren. Nicht zu schnelle unstrukturierte Bewegungen durch den „Vortänzer". Wenn der „Vortänzer" genug hat, tritt er zurück und der TN, an dessen Platz er tritt, geht nach vorne.

Variation:
Alle TN tragen Sonnenbrillen oder Masken und stilisieren die Bewegungen in Richtung cool oder Roboter oder Marsmenschen etc.

Rhombus:
Komplexer in der Aufstellung und Durchführung. Ein Idealfall ist die Aufstellung folgender Massen: 1 TN, dann 3 TN, dann 5 TN, dann wieder 3 TN, dann wieder 1 TN. Alle TN schauen in eine Richtung zu einem der beiden einzeln stehenden TN. Dieser ist nun der Vortänzer. Wenn er sich in einer Vierteldrehung nach rechts dreht, ist der am Rand sich befindende TN aus der 5er Gruppe vorne und wird zum Vortänzer etc. Man kann die Ecken dann noch austauschen, damit auch die in den 3er oder 5er Reihen Mitte mal in den Genuss des Vormachens kommen.

6. Dauer
Die Dauer ist abhängig von den TN-Zahlen und dauert je nach Gruppe 10 bis 30 Minuten.

7. Indikation und Kontraindikation
Funktioniert bestens bei Angst und Depression. Bei narzisstischen Persönlichkeiten und bei Essgestörten ist das Vormachen etwas schwieriger. Bei sogenannten frühen Störungen sollte die Therapeutin nur die einfachen Varianten im Kreis wählen oder zu einem späteren Zeitpunkt der Therapie durchführen. Wenn Raumorientierung und Vertrauen in die Gruppe gewachsen sind, kann man auch die Vortanz-Varianten ausprobieren.

8. Fokus
Die TN sollen auf einfache, wiederholbare Bewegungsabläufe achten. Nicht zu viele Richtungswechsel am Anfang. Der Fokus liegt auf der Bewegungsfreude und der Gruppenkoordination.

9. Auswertung
Was war schwieriger: Das Mitmachen oder das Vormachen? Die Aussagen der TN hierzu können Hinweise geben über die Verteilung von Mitmachern und Vortänzern in der Gruppe.

10. Bemerkungen

11. Tipp

12. Quelle
Von der Autorin selbst entwickelt.

Beitrag von Doris Müller-Weith

5.2.5 Grenzübung

1. **Stichwörter**
   Grenzen; Wahrnehmungsschulung; Empfindung, verbalisieren von; Autismus; Bindungsstörung; Intuition; Körperempfinden

2. **Organisation und Setting**
   Gruppensetting
   vier bis zehn TN

3. **Absicht oder Ziel**
   Die Absicht dieser Übung ist, zu lernen Grenzen wahrzunehmen, eigene und fremde Grenzen zu spüren und Kontakt zur inneren Stimme/Intuition aufnehmen zu können. Menschen mit Bindungsstörungen und Autismus können oft nicht differenzieren. Mit dieser Übung lernen sie, die Unterschiede besser zu erkennen.

4. **Beschreibung**
   Jeweils 2 TN stehen sich in einem Abstand von ca. 5 Metern gegenüber. TN A geht langsam los (Mäuseschritte), TN B soll „Stopp" sagen, wenn er den Moment spürt, wo A eine Grenze erreicht oder überschreitet oder in den eigenen Raum tritt. A kann auch von sich aus stehen bleiben, wenn für ihn die Grenze überschritten ist, bzw. an der Grenze angekommen ist.
   Wahrnehmungs-Sharing von A, B und der Therapeutin. Fast immer braucht es mehrere Versuche, bis alle 3 ein übereinstimmendes Erleben haben, wo die Grenze ist.
   Danach wird gewechselt nun geht B auf A zu.

5. **Varianten**
   Da gerade in der Klinik eine Hemmung besteht, einem Mitpatienten eine Grenze zu setzen (aus Angst dieser Person weh zu tun), ist es manchmal besser, wenn anstatt A die Therapeutin auf B zugeht.
   Hilfreich kann auch die Variante sein, wenn B die Augen schließt und sich mehr auf die innere Stimme/Intuition/Bauchgefühl konzentrieren muss, um die Grenze zu spüren.
   Fortgeschrittene Variante: Beide gehen aufeinander zu.
   Es ist möglich, die „Rollen" innerhalb des gleichen Paares zu wechseln (was in der Einzeltherapie ohnehin nicht anders geht). Der Vorteil des Partnerwechsels ist, dass weniger vergleichender Druck entsteht (etwa: „Ich habe ihn näher an mich herangelassen und er hält mich jetzt auf Abstand" oder „Sie hat mich näher herangelassen, also muss ich es jetzt auch, um sie nicht zu verletzen, obwohl ich eigentlich gern schon Stopp sagen würde"). Da die Übung aber ohnehin genau die Wahrnehmung, Bewusstwerdung, und Reflektion solcher Mechanismen zum Ziel hat, kann man oft auch solche Konstellationen wagen.
   Häufig wird die Übung im Gruppenkontext so durchgeführt, dass 2 gegenüber stehende Reihen gebildet werden, auf einer Seite die, die heranlassen und auf der anderen die, die näherkommen. Der Vorteil einer Verteilung im Raum in verschiedenen Ausrichtungen ist wieder der eines möglicherweise geminderten Vergleichens („Mein Nachbar wird viel näher heran gelassen als ich" o. ä.). Aus den gleichen Gründen wie oben erläutert, kann

aber auch genau eine solche Situation erwünscht sein, um die Wahrnehmung der stattfindenden Abläufe zu verschärfen.
Siehe auch Grenzübung für Paare 5.2.6 und Grenzen wahren 5.2.7.

6. Dauer

Die Dauer hängt sehr von dem Prozess ab, der über die Reflektion entsteht. Häufig erst mal 3 bis 4 Paare gleichzeitig und Sharing ohne Therapeutin. Später einzelne Paare vor der Gruppe mit intensivem Sharing, Wiederholen und Reflektion mit ggf. auch Bezügen zum eigenen Leben (zwischen 20 und 40 Minuten).

7. Indikation und Kontraindikation

Indikation:
Bindungsstörungen.

Diese Übung ist sehr gut geeignet für Klienten mit Autismus.
Vorsicht bei Missbrauchs- und Trauma-Patienten. Ist möglich, aber sehr vorsichtig und bewusst.

8. Fokus

Unbedingt auf die Verbalisierung und Bewusstmachung achten: Stimmt der Abstand? Wie schätzen die anderen diesen Abstand ein?
Die TN sollen von der äußeren Wahrnehmung zur inneren kommen, was die Therapeutin ihnen aber vorher nicht erzählen sollte, sonst entsteht der Aha-Effekt nicht. Viele TN schätzen zum Beispiel in der Blindvariante zunächst die Strecke ab, vermuten eine bestimmte Anzahl von Schritten bis zu ihrer selbst vermuteten Grenze und versuchen dann die Anzahl von Schritten zu hören. Für diese TN kann es sinnvoll sein, im zweiten Versuch auch die Ohren zu schließen.
Den meisten TN ist nicht bewusst, dass sie über eine Art von Intuition verfügen, die ihnen mitteilt, wo ihre Grenze ist. Es gilt in der Arbeit mit den TN, Kontakt zu dieser Intuition aufzunehmen. Zum Beispiel in der Wiederholung mit einer bewussten Überschreitung der Grenze und dem genauen Spüren, was dabei in ihrem Körper passiert. Fast alle TN bekommen dann ein Körpergespür (das in seiner genauen Ausprägung bei jedem Menschen verschieden ist), mit Hilfe dessen sie ihre Grenze nach einiger Übung gut wahrnehmen können.
Ein weiterer Aspekt wird sein, ob sie die Wahrnehmung auch formulieren können.
Bei Missbrauchs- und Trauma-Patienten das bewusste Überschreiten der Grenze nur bei sicherer Beziehung und klarer Absprachemöglichkeit (Stopp sagen oder Stoppzeichen ausmachen) ausprobieren. Dies gilt tendenziell bei allen anderen auch, ist dort aber nicht so entscheidend.

9. Auswertung

Sorgfältige, zeitgebende Reflektion nach der Übung (oder auch zwischendurch) ist sehr wichtig. Erst darüber kann das tiefe Selbst-Empfinden entstehen, das für viele TN eine starke und stärkende Erfahrung darstellt.
Bei dieser Übung kann die Therapeutin sehr gut erkennen, welcher TN bei sich ist bzw. wer potentiell die Fähigkeiten dazu hat. Diese Übung kann ein Wegweiser für den weiteren therapeutischen Prozess darstellen.

Da die meisten Patienten in einer psychiatrischen Klinik Grenzverletzungen erlebt haben, ist diese Übung in der Regel für alle heilsam und wird meistens positiv erlebt.
Aufpassen muss die Therapeutin, wenn sie mit dieser Übung eine Grenzverletzung antickt, die konträr zum therapeutischen Prozess des Patienten läuft (z. B. wenn er sich nach einem Zusammenbruch gerade in einer Stabilisierungsphase befindet).
Diese Übung kann diagnostisch wichtig sein, wenn eine bislang nicht thematisierte Grenzverletzung durch diese Übung (für die Therapeutin) deutlich wird.

10. Bemerkungen

Diese Übung muss häufiger wiederholt werden, um Resultate zu erzielen.
Bei dieser Übung ist die Einsicht von großer Bedeutung, deshalb sind die Nachbesprechung und das Verbalisieren des eigenen Erlebens wichtig.
Eine langsame Hinführung kann hilfreich sein. Möglichkeiten: Atem-Übungen oder zunächst ein Grenzspürüben mit Gegenständen und/oder in der Natur (mit Bäumen).

11. Tipp

Diese Übung fördert ein eigenes gutes Gespür von Grenzen und Intuition. Darüber hinaus ist es auch wichtig für die Therapeutin, die Grenzen der Patienten in der Übung zu spüren oder zumindest erahnen zu können.
In einem zweiten Schritt kann auch in Szenen mit den Grenzen gearbeitet werden, mit dem konkreten Abstand zwischen Menschen.

Hier eine Erläuterung, die gut durch die Therapeutin explizit formuliert werden kann:
„Unser Gespür ist subjektiv, nicht falsch und kann von Situation zu Situation, von Moment zu Moment variieren. Wir lernen, unsere momentanen Bedürfnisse zu erkennen, anzuerkennen und wertzuschätzen. In konkreten Situationen im Alltag ist es dann noch eine andere Frage, inwieweit wir dem jeweils folgen können, was wir wahrgenommen haben. Aber die Wahrnehmung ist ein wichtiger Schritt.
Die Wahrnehmung der persönlichen Grenzen und der – hier wirklich räumlich spürbar gemachten – Privatsphäre eines Menschen hängt von zahlreichen Faktoren ab und ist nicht einfach eine Sympathie- oder Antipathie-Bekundung.
Wir können lernen, die Grenzziehung des anderen nicht persönlich zu nehmen (wenn ich z. B. nicht so nah herangelassen werde, wie ich selbst heranlasse). Viele werden zudem bei dieser Übung beobachten können, dass sie jemanden näher heran lassen, als ihnen eigentlich gerade angenehm ist, etwa um ihn nicht zu verletzen, und damit in ihre eigene Grenze eindringen lassen."

12. Quelle

Gestalttherapie und eigene Variationen.

Beitrag von Sascha Heuer, Ilil Land-Boss und Emilia de Gruijter

5.2.6 Ausgrenzung und Zugehörigkeit

1. Stichwörter

Zugehörigkeit; Ausgrenzung; Zusammenhalt; Selbstbestimmung; Kreativität; Polaritäten; Autonomie; Abhängigkeit; Warming-up; Hauptübung; dependente Störungen; Zwangsstörungen; emotional instabile Persönlichkeiten; Angststörungen; Jugendliche; Erwachsene; Senioren

2. Organisation und Setting

Gruppensetting

Für Gruppen geeignet, die gut aufeinander eingespielt sind.

Material: Für diese Art von Arbeit ist es sehr hilfreich, eine Zahl von Tüchern in Halstuchgröße oder einfach genähte Kutten zum Setting mitzubringen, die alle dieselbe Farbe haben. Sinnvoll ist es auch, weitere Tücher oder Kutten bereitzuhalten, die ebenfalls Kardinalfarben haben.

3. Absicht oder Ziel

Diese Übung ist dazu gedacht, im Rahmen eines Gruppenprozesses unausgelebte Emotionen oder innere, unterdrückte Tendenzen freizusetzen. Sowie das Bewusstsein über die beiden menschlichen Polaritäten: Autonomie versus Abhängigkeit zu schärfen.

4. Beschreibung

Es ist möglich, vor der Übung ein kurzes, auf die Tücher bezogenes Warming-up zu machen, z. B.: Die Therapeutin spricht einen erfundenen Satz aus, der ungefähr folgende Länge hat: „Ich fuhr nach Timbuctu und fand dort nur Pinguine, die an meinem Geld interessiert waren und mir sofort einen Heiratsantrag stellten."

Während der Satz ausgesprochen wird, sollten alle TN das Tuch am Körper festmachen, sodass eine erkennbare Form sichtbar wird und deutlich etwas dargestellt werden kann, z. B.: Kopfbedeckung, Schleier, Kette am Fuß, Schleife am Hals o. ä.

Der Satz muss lang genug sein, damit die TN Zeit haben, etwas zu gestalten und doch so kurz sein, dass auch ein wenig Druck entstehen kann, etwas Skurriles oder Unfertiges zu präsentieren. Der TN, der mit der „Gestaltung" nicht fertig wird, übernimmt das Kommando und spricht den nächsten Satz aus.

Dieses kleine Warming-up lockert die Stimmung auf und sorgt für das Entstehen von Offenheit. Das „nicht fertig werden" wird nicht sanktioniert und erlaubt dem TN, indem er als Folge nur den Satz aussprechen muss, sich zu entspannen.

Nach dieser Aufwärmphase, die sehr lebhaft verlaufen kann, wird die Gruppe durch mehrere Phasen geführt.

1) Die Therapeutin ordnet an, das Tuch am Körper anzubinden und zwar so, dass alle gleich aussehen. Daraufhin gehen alle mit dieser Drapierung durch den Raum. Es ist hier auch möglich die Gruppe einzuladen assoziative Sätze auszusprechen, z. B.: „Ach, Sie auch hier?" oder „Oh, Sie hat es auch erwischt!" oder: „Ist das nicht herrlich? Ich sehe, Sie gehören jetzt auch zu unserer Gruppe!"
2) Die Therapeutin ordnet jetzt an, die Tücher individuell zu drapieren. Es geht nicht mehr um die Gruppe, sondern um Individualität, um Absonderung und Unterschiede.

Auch hier kann die Gruppe assoziativ ins Spiel kommen, kleine Sätze formulieren und den Kontakt mit anderen suchen, so z. B. mit Sätzen wie: „Haben Sie gesehen, was ich seit neuestem trage?" oder: „Oh, Sie sind aber nicht von hier!"

3) Als nächste Phase ordnet die Therapeutin an (eine direktive Haltung kann hier von Nutzen sein), dass alle TN das Tuch genau da anbinden oder drapieren, wie sie es ansagt.
4) Ab hier steht die Gruppe einheitlich und „uniformiert" da. Durch das Tragen des Tuchs, das für alle die gleiche Farbe hat und von allen an derselben Stelle getragen wird, können unterschiedliche Empfindungen wachgerufen werden. Gefühle von Zugehörigkeit wie auch allerlei Widerstand oder Aufbruchstimmung können an dieser Stelle entstehen.

Nach Möglichkeit und Stimmung kann die Therapeutin ein Improvisationsspiel einleiten.

5. Variationen

1) Die Varianten zum weiteren Verlauf dieser Übung sind vielfältig.
2) Die Therapeutin darf mitspielen, muss aber nicht.
3) Die Gruppe kann sofort und durchgehend frei improvisieren.
4) Es bilden sich zwei Gruppen, die sich kurz zurückziehen und ein gemeinsames Thema entwickeln.
5) Die Gruppe bleibt zusammen und entwickelt ein gemeinsames Thema.
6) Die Therapeutin führt nach Bedarf ein buntes Tuch ein. Das bunte Tuch kann von einem TN getragen werden und daraus können unterschiedliche Spannungs- und Beziehungsfelder entstehen. Er spielt quasi einen „Außenseiter" oder „den Besonderen".
7) Es können auch bunte Tücher für die Entwicklung des Spiels zur Verfügung stehen, müssen aber von der Gruppe spielerisch „erobert" werden. Z. B. Die Therapeutin gibt an, dass die Tücher in einer besonderen Schachtel aufbewahrt sind und dass, um sie zu bekommen, ein magisches Wort ausgesprochen werden muss, oder eine besondere Gruppenaktion veranstaltet werden muss (Tanz, Gedicht, oder ähnliches).

6. Dauer

Die Dauer des Spiels kann sehr unterschiedlich sein. Man kann die Aktion kurz halten (ca. 15 Minuten) und als Warming-up-Element verwenden. Ausgebaut kann daraus ein Hauptteil des Settings entstehen. In diesem Fall kann das Spiel 2 Stunden dauern.

7. Indikation und Kontraindikation

Diese spielerische Übung ist besonders für Gruppen geeignet, die sich in einer Findungsphase befinden oder für die Begrüßung von Neuankömmlingen.

8. Fokus

Dieses Spiel gibt Auskunft über unausgesprochene Machtthemen innerhalb der Gruppe, oder nicht ausgelebte Tendenzen und Wünsche der einzelnen TN.

9. Auswertung

Ein „Zeichen" und wie wir uns mit dem Zeichen verhalten, kann unsere Beziehungen zur Gemeinschaft zum Ausdruck bringen.

Die Wirkung des Settings ist stark abhängig davon, wie es aufgebaut wird. Wenn die Gruppe sich gerade nach Halt und Geborgenheit sehnt, kann die „uniformierte" Drapierung mit dem Tuch ein Gefühl von verspielter Geborgenheit oder Zugehörigkeit hervorrufen. Sehnsucht nach Profilierung und Veränderung wiederum, finden in diesem Rahmen genauso Ausdrucksmöglichkeit, weil das „gezeichnet sein" auch mit Stigmatisierung, Schuld, Abhängigkeit, oder nicht ausgelebte Einzigartigkeit zu tun haben kann. Das Verhalten und die Rückmeldungen der Gruppe sind ausschlaggebend.

10. Bemerkungen

Es ist wichtig zu beachten, dass die Art und Weise wie die Tücher zu Beginn, auf Anweisung der leitenden Person angebunden sind, unterschiedliche Empfindungen auslösen können. Eine Kopfbedeckung löst andere Bilder aus, als eine Fußfessel.

11. Tipp

Der Ton der Therapeutin beeinflusst die Ausdrucksbereitschaft der Gruppe. Damit sich die TN dieser Arbeit öffnen, kann die Therapeutin während der Aufbauphase darauf achten, dass die eigene Darstellung genügend spielerische Kraft mitbringt. Eine allzu „therapeutische", farblose Ansage, kann zu Fragezeichen und zu Lustlosigkeit führen und generiert eventuell Abwertung. Die Spannung, die notwendig ist, um den Zugang zu den eigenen Gefühlen zu finden, kann verloren gehen. Die Gruppe sollte sich im besten Fall dem Spiel hingeben und die Therapeutin genau darauf achten, was der gesamte Prozess auf der Gefühlsebene bei den Einzelnen und in der Gesamtgruppe auslöst. Die Übung ist kompatibel mit der Verhaltenstherapie und der Familientherapie.

12. Quelle

Die Übung ist von der Autorin selbst entwickelt und hat ihre Wurzeln in der Theaterpädagogik.

Beitrag von Corinna D'Angelo

5.2.7 Grenzübung für Paare

1. **Stichwörter**
   Einzelarbeit; Paararbeit; Grenzen; Raum, eigener; Abgrenzung; Autonomie; Beziehung; Paarbeziehung; Geben und Nehmen; Selbstverantwortung; Embodiment; Projektivtechnik

2. **Organisation und Setting**
   Einzelsetting oder Gruppentherapie
   Diese Übung wird hier als Paarübung beschrieben.
   Material: Kordeln, Seile, Kissen, etc. Eine Alternative zu Seilen, sind Kreiden.

3. **Absicht oder Ziel**
   Die Übung hilft, Autonomie in der Paarbeziehung zu entwickeln.
   Die eigenen Grenzen und der eigene Raum werden in der Gegenwart des Partners, der Partnerin erprobt. Die Präsenz und der Zugang zu den eigenen Bedürfnissen werden gestärkt.

4. **Beschreibung**
   Die beiden Partner werden angeleitet, sich innerhalb des Beratungsraums einen Raum zu gestalten, indem sie für sich einen Kreis mit Seilen legen. Jede Person richtet sich im Raum so ein, dass sie sich darin ganz wohl fühlen kann. Sie nutzt dazu vorhandenes Material: Stühle, Kissen, Pflanzen, etc. Sie findet im eigenen Kreis den besten Platz. Hier wird sie zur Körperwahrnehmung angeleitet: Wie fühlt sich mein Körper gerade an? Wie ist meine Atmung? Jede Person wird aufgefordert, eine Veränderung am Raum vorzunehmen, z. B. den Raum zu vergrößern oder zu verkleinern, um danach zu überprüfen, ob sich in der Körperwahrnehmung etwas verändert hat. Ein kurzer Platztausch mit dem Gegenüber kann die Wahrnehmung für den eigenen Raum weiter schärfen.
   Wenn beide TN den für sich idealen Raum gefunden haben, sagt jeder für sich den Satz „Ich bin da!" und überprüft, wo diese Worte im eigenen Körper eine Resonanz haben. Danach nehmen die beiden Partner miteinander Augenkontakt auf und sagen einander denselben Satz. Sie achten darauf, mit sich und mit dem andern im Kontakt zu sein. Danach üben sie zwei Arten der Abgrenzung:
   Abgrenzung A): Sie finden eine Geste und Worte, um einander sinngemäß zu sagen: das ist mein Raum, hier entscheide ich *für mich*, was mir gut tut und wer wann zu mir rein darf, wenn überhaupt! Hier sorge ich für mich!
   Abgrenzung B): Sie finden eine Geste und Worte, um einander sinngemäß zu sagen: Geh weg! Lass mich in Ruh! Du störst mich!

5. **Varianten**
   Als Weiterführung dieser Arbeit, welche die Autonomie des Einzelnen sichtbar macht, kann die Beziehung, das Geben und Nehmen in der Paarbeziehung bearbeitet werden. Diese Übung eignet sich auch für die Einzelarbeit. Angewandt als Gruppenübung empfiehlt sich eine schlichte Kreisübung, ohne den Innenraum mit Material zu gestalten. Die Kreise können mit Kreide auf den Boden gezeichnet werden. Aspekte der Gruppendynamik werden sichtbar.

6. Dauer
In der Einzel- oder Paararbeit kann diese Übung 40–75 Minuten dauern, in Gruppen 60–90 Minuten.

7. Indikation und Kontraindikation
Diese Übung erweist sich bei allen Paaren als ausgesprochen gute Grundlage für alle weiteren Auseinandersetzungen.

8. Fokus
Gelingt es den TN, autonom ihren Raum zu gestalten oder dringen sie in den Raum des anderen ein, und dies vielleicht ohne zu fragen? Die Körperwahrnehmung und die Körpersprache im Dialog sind zentral. Diese Übung unterstützt primär die Autonomie der beiden Partner und die gegenseitige Akzeptanz eines eigenen Raums.

9. Auswertung
Zentrale Fragen zur Auswertung sind:
Wo im Leben nehme ich mir Raum, sowohl räumlich, zeitlich, indem ich meine Bedürfnisse einbringe, etc.? Wie habe ich die Abgrenzung A) als abgrenzende Person erlebt, wie war es für mich als Gegenüber? Hier kann die Selbstverantwortung als positive Erfahrung thematisiert werden. Wie habe ich die Abgrenzung B) in beiden Rollen erfahren? Hier geht es um die Erfahrung der Zurückweisung. Welche Erfahrungen aus dieser Übung nehme ich für meine Beziehungsgestaltung im Alltag mit?

Wichtiger Hinweis:
Mein Partner, meine Partnerin kann mir einen Raum nicht geben, ich muss ihn mir nehmen.

10. Bemerkungen

11. Tipp
In der Paararbeit ist es besonders wichtig, beide Partner darin zu unterstützen, von sich und nicht vom andern zu sprechen. Der Hinweis, dass es kein RICHTIG oder FALSCH gibt, sondern nur einen Raum, der sich individuell und im Moment gut anfühlt, ist hilfreich. Einen solchen eigenen Raum können wir als Menschenrecht sehen!
Paare haben eine Tendenz, vom Partner oder der Partnerin zu erwarten, dass er/sie wissen sollte, was dem andern gut tut und was nicht! Diese Übung ist sehr hilfreich zur Klärung falscher Erwartungen, durch das individuelle Deklarieren eigener Bedürfnisse.

12. Quelle
In Anlehnung an IBP Körperpsychotherapie, J. L. Rosenberg und B. Kitaen-Morse, überarbeitet von Markus Fischer; Das Geheimnis der Intimität, i-books, St. Gallen 2011, www.ittenbooks.ch

Beitrag von Brigitte Spörri Weilbach

5.2.8 Grenzen wahren

1. **Stichwörter**
   Grenzen; Invasor; eigenen Raum verteidigen; selbstwertstärkend; Strategien; Grenzüberschreitungen

2. **Organisation und Setting**
   Einzel- oder Gruppensetting
   Material: Man braucht pro Protagonist ein Seil von ca. 4 m.

3. **Absicht oder Ziel**
   Mit dieser Übung können TN ausprobieren, die eigenen Grenzen zu wahren. Sie können untersuchen, welchen Strategien der „Invasoren" sie leicht begegnen und welchen sie sich „ausgeliefert" fühlen: Dort können sie vertieft üben, sich zu immunisieren. Dadurch wirkt die Übung selbstwertstärkend.

4. **Beschreibung**
   Wenn das Seil als Grenze etabliert ist, baut sich TN A seinen Raum und stellt sich in die Mitte. Nun kommt TN B und versucht, sich mit verschiedenen Strategien Eintritt zu verschaffen. Strategien können sein: Einschmeicheln, Hilfe erbitten, fordern, Gewalt, übertölpeln. TN A soll seinen Raum möglichst verteidigen und herausfinden mit welchen Strategien er Mühe hat.
   Kann in einer fortgeschrittenen Gruppe auch mit mehreren Teams gleichzeitig gespielt werden.

5. **Varianten**
   Bei verteidigungsschwachen TN, kann man dem Protagonisten auch mal einen Unterstützer an die Seite geben.
   Kann auch mit 2 „Invasoren" zur gleichen Zeit gespielt werden.

   Als szenisches Spiel:
   Wohnung etablieren, es klingelt, ein Handwerker/Hausmeister/Vertreter/Freundin/versucht sich Eintritt in die Wohnung zu verschaffen. TN muss möglichst lange standhaft bleiben.
   Siehe auch Parkbank Übung: 5.2.8.

6. **Dauer**
   Die Übung dauert ca. 5–15 Minuten pro TN und hängt von der Stärke der Persönlichkeiten ab. Je stärker die Person, umso länger kann das Spiel dauern.

7. **Indikation und Kontraindikation**
   Wenn noch gar kein Sinn für eigene Grenzen vorhanden ist, ist das Spiel kontraproduktiv.

8. Fokus

Welche Strategien hat der TN, um seine Grenze zu wahren schon im Repertoire, welche Varianten, neuen Ideen möchte er ausprobieren?
Die Therapeutin unterstützt die TN effektive Schutzmechanismen auszuprobieren. Wichtig ist zu erkennen, wenn ein TN in die Überforderung geht.

9. Auswertung

Bevor eine große Runde eingeläutet wird, haben die Zusammenspielenden Zeit sich Rückmeldung zu geben, nach dem Motto: Da hab ich Dich sehr stark, kraftvoll, oder Respekt einflößend wahrgenommen; Verstärken des Nützlichen.

10. Bemerkungen

Oft sind auch sehr gestandene Menschen erschüttert zu sehen, welche Strategien des Gegenübers es ihnen schwer machen, die eigene Grenze zu wahren.

11. Tipp

Kann auch sehr gut im Einzeltherapiesetting mit Therapeutin in verschiedenen Invasorenrollen geübt werden.

12. Quelle

Stammt aus der Gestalttherapie.

Beitrag von Doris Müller-Weith

5.2.9 Parkbank

1. **Stichwörter**
   Provokation; Grenzen; Konflikte

2. **Organisation und Setting**
   Gruppensetting

3. **Absicht oder Ziel**
   Eine spielerische Übung zum Thema Grenzen und dem Umgang mit Konflikten. Der TN kann üben, sich zu behaupten, aber auch (lustvoll) zu provozieren in der Rolle des Störers.

4. **Beschreibung**
   Drei Stühle werden direkt nebeneinander aufgestellt, so dass eine improvisierte Parkbank entsteht. TN A setzt sich auf den linken Stuhl der Parkbank mit der Vorstellung, er sitzt in einem Park, die Sonne scheint und alles ist gut.
   Die Therapeutin (oder auch ein weiterer TN) übernimmt die Rolle des Störers, sagt aber die Art der Störung vorher nicht an. So kann er nerven, indem er A ungefragt in ein Gespräch verwickelt, laut Musik hört, laut telefoniert, sich auf den mittleren Stuhl setzt, alkoholisiert ist, bettelt, A anbaggert etc.
   In der Regel nimmt A schnell Reißaus. Im zweiten Versuch (bei gleicher Art der Störung) bekommt TN A die Vorgabe, andere Lösungen zu finden und den eigenen Raum nicht aufzugeben. Ist dies gelungen, kann die Therapeutin in einem erneuten Versuch, vielleicht auch in einer späteren Sitzung, mit einer neuen Form der Störung kommen.

5. **Varianten**
   TN A kann auch den Störer spielen, die Therapeutin (oder ein Zuschauer) übernimmt die Rolle von A, spielt A entweder nach oder probiert neues Verhalten aus.
   TN A kann auch vorübergehend ganz in die Zuschauerperspektive wechseln, um sich die Szene und das eigene Verhalten von außen betrachten zu können.
   Es kann eine andere Form von Störungen geben: Spielende Kinder, Menschen in Krisen, alte und hilflose Personen etc.

6. **Dauer**
   Pro TN dauert ein Zyklus ca. 15–20 Minuten.

7. **Indikation und Kontraindikation**
   Indikation: Diese Übung ist besonders geeignet für TN mit familiären und/oder beruflichen Schwierigkeiten.

8. **Fokus**
   Für die Therapeutin ist eine gute Dosierung im Spiel wichtig:
   Wie viel Konflikt ist nötig, um den TN an seine Schwierigkeiten heranzuführen, wo ist die Grenze zur Überforderung? Hier ist ein Feedback der Zuschauer nach jeder Szene wichtig, in dem die Gruppe auch der Therapeutin oder dem provozierendem TN deutlich

machen kann, wenn sie oder er zu weit gegangen ist. Ein anderes Regulativ ist die Körperspannung des Protagonisten, die die Therapeutin und der Provokateur im Spiel wahrnehmen sollten. Ein bisschen Spannung ist meist gut, starke körperliche Unruhe nicht.
Manchmal ist es sinnvoll, mit dem TN vorher die Störungsintensität mit Zahlen zu besprechen (z. B. 0 = ganz leichter Konflikt, 10 =ganz starker Konflikt), der TN sucht sich die für ihn passende Zahl aus.
Oder: Erst einmal mit einem leichten Konflikt beginnen und auch als Störer schnell nachgeben, um dann in einer nächsten Runde die Intensität zu steigern.
Für die TN ist zunächst die Wahrnehmung der eigenen Grenzen wichtig; besonders wichtig ist zu spüren, ab welchem Moment klar ist, dass der Störer verschwinden müsste. Fast alle TN achten zu wenig auf ihre Grenzgefühle in der Situation. Hilfreich ist, wenn sie sich früher bereits in der Grenzübung erprobt haben; siehe Übungen zum Thema Grenzen 5.2.5 und 5.2.6. Manchmal kann auch eine Sequenz der Parkbank zur Grenzübung führen und dann wieder zur Parkbank.
Wenn das Grenzgefühl stabil ist, geht es um die Grenzwahrung, wie setze ich Grenzen, wie kann ich den eigenen Raum verteidigen, siehe auch 5.2.7 Grenzen wahren.

9. Auswertung

Häufig wird von den TN selber die Übertragung auf die eigene Lebenssituation gemacht. Die Parkbank-Übung ist nicht selten der Einstieg in eine zentrale Lebensproblematik des TN. Das Parkbank-Spiel bietet dabei einen guten Hinweis, ob diese Problematik eher eine innerpsychische ist oder eine, in der äußere Bedingungen/andere Menschen, einen großen Teil beitragen. Sehr häufig ist es in der Klinik ein Zusammenspiel von beidem.

10. Bemerkungen

Noch stärker als bei der Grenzübung eignet sich die Therapeutin besser für die Rolle des Störers als ein anderer TN, da die Hemmungen der TN untereinander, sich in schwierige Situationen zu bringen, meist groß ist. Manchmal wünscht sich TN A aber ausdrücklich einen anderen TN als Störer. Und manchmal gibt es sehr gute Störer in der Gruppe oder auch TN, für die es toll ist, endlich mal eine „böse" Rolle spielen zu können.

11. Tipp

Die Therapeutin kann die Rollen, besonders zu Beginn, gerne überziehen, so dass eine Komik im Raum entsteht.

12. Quelle

Diese Übung ist vom Autoren selbst entwickelt worden, in Abwandlung einer Schauspielübung.

Beitrag von Sascha Heuer

5.2.10 Brainwash

1. **Stichwörter**
   Kreativität; Konzentration; Loslassen; Erweiterung des Selbstbildes; Warming-up; Gruppenübung

2. **Organisation und Setting**
   Gruppensetting
   Keine Materialien

3. **Absicht oder Ziel**
   Brainwash ist eine Warming-up Übung und hat als Zielsetzung, die TN aufzulockern und/oder zu entspannen. Wichtig dabei ist, dass die Gruppe unterstützt wird, festgefahrene Erwartungshaltungen oder Vorstellungen spielerisch loszulassen und Offenheit für das Spiel zu gewinnen. Es geht nicht darum, besonders interessante Sätze zu entwerfen, sondern darum, den Satz, der gerade im Kopf entsteht, auszusprechen, ohne sich vom vorherigen Satz beeinflussen zu lassen. Nach einer gewissen Spieldauer, wenn die Stimmung unter den TN gelassen und nicht kompetitiv ist, verändert sich die kreative Dichte der Sätze und das Karussell der Worte bekommt eine meditative Qualität. Die TN lassen Erwartungen und Befürchtungen hinter sich und geben dem Wort freie Bahn. In Folge können Rollen und Charaktere leichter gefunden werden.

4. **Beschreibung**
   Die Gruppe steht im Kreis. Die Therapeutin sagt das Spiel an: „Wir spielen jetzt eine Runde Brainwash." Am besten erklärt sie nicht, was passiert, sondern beginnt das Spiel, indem sie einen Satz äußert, der schräg ist, irrational und nichts mit dem aktuellen Setting zu tun hat, wie z. B.: „Die Waschmaschine verändert täglich ihre Gewohnheiten und ich kann sie langsam nicht mehr verstehen."
   Erst jetzt kündigt die Therapeutin den nächsten Schritt des Spiels an und die Gruppe wird dazu ermuntert, einfach loszusprechen. Rationale, irrationale, banale wie aberwitzige Sätze dürfen unkommentiert ausgesprochen werden. Der Reihe nach, im Kreis, verdichtet sich das Spiel und darf ein hohes Tempo annehmen. Wichtig ist, und darauf sollte man achten, dass der Satz eines TN vom nächsten nicht inhaltlich übernommen und erweitert wird, sondern dass die Sätze ohne Zusammenhang gebildet werden. Was sehr „chaotisch" klingt, verlangt jedoch zu Beginn ein gewisses Maß an Konzentration, da man hier zusammenhangslos arbeitet. Die Gruppe lässt regelrecht die „Sprachfetzen" fliegen.

5. **Varianten**
   Brainwash kann jederzeit auch mit zusammenhängenden Sätzen gespielt werden.

6. **Dauer**
   Die Dauer der Übung beträgt ca. 20 Minuten.

7. **Indikation und Kontraindikation**
   Für TN mit Sprach-, Zwang- und Angststörungen, könnte diese Übung zu heftigem, inneren Druck führen. Die Gruppe sollte gut eingespielt und offen für Experimente sein.

8. Fokus
Wichtig ist, dass das Tempo der Gruppe angemessen und spielerisch steigt, ohne dass dabei TN die sich eventuell mit der Übung schwertun, vernachlässigt werden. Hier kann es passieren, dass von Seiten der TN eine Abwertung gegenüber der eigenen, angeblich mangelnden Kreativität entsteht. Die Therapeutin sollte diese TN unterstützen und sie dazu einladen, einfache Sätze zu bilden.

9. Auswertung
Brainwash gibt Auskunft über das spielerische Vermögen der Gruppe und über Verhaltensmuster jedes einzelnen Klienten. Die Frische, die Leichtigkeit und das Tempo der Übung können beflügelnd und erheiternd wirken. Genauso aber, wenn unachtsam geleitet, können sie zu Hemmungen und Überforderung führen. Wichtig ist hier zu beobachten: Können sich alle TN einbringen?

10. Bemerkungen
Kann bei Angst, Depression und Zwangsstörungen eingesetzt werden. Ist kompatibel mit Verhaltenstherapie und Ergotherapie.

11. Tipp
Zu Beginn, darf die Satzbildung alltäglich sein, wie z. B.: „Ich bin aufgestanden und hatte riesigen Hunger." Die Gruppe wird daran erinnert, dass hier wirklich ein absurder Satz entstehen darf. Wenn der Patient auf die Aufgabe zunächst überfordert reagiert, kann er einfache Sätze bilden, oder dem nächsten TN das Wort weitergeben. Wichtig ist dabei, dass nichts krampfhaft entstehen muss! Je mehr man zuerst die Ansprüche auf Originalität loslässt, umso mehr entsteht eine kreative Dichte.

12. Quelle
Aus der theatertherapeutischen und theaterpädagogischen Arbeit mit der Stimme.

Beitrag von Corinna D'Angelo

5.2.11 Rudern

1. **Stichwörter**
   Paare; führen; sich führen lassen; Machtkampf; klare Entscheidung; Körpersprache; Akzeptanz beider Rollen; Strukturieren; Rollenspiel; Rollenwechsel

2. **Organisation und Setting**
   Paarsetting
   Material: 2 Stühle oder Hocker.

3. **Absicht oder Ziel**
   Das Paar entwickelt ein Bewusstsein für die Fähigkeit zu führen und sich führen zu lassen und diese beiden Rollen flexibel zu wechseln. Sie erproben die Vor- und Nachteile der beiden Rollen. Dies erleichtert die Akzeptanz beider Rollen.

4. **Beschreibung**
   Die beiden Partner setzen sich nebeneinander in ein Phantasieboot. Hierfür werden zwei Stühle nebeneinander gestellt. Sie erhalten die Instruktion, dass es beim Rudern eine gute Koordination braucht, um vorwärts zu kommen. Rudert einer von beiden viel stärker als der andere, wird sich das Boot im schlimmsten Fall nur im Kreis drehen. In dieser Übung soll eine Person A die Führung übernehmen. Sie deklariert „Ich übernehme die Führung" und kann phantasievoll rudern. Die andere Person B ist unterstützend und deklariert: „Ich bin die beste Unterstützung, die du je gehabt hast." B macht dies, indem er A möglichst genau imitiert. Die Therapeutin fragt: Wer fängt an? Sie lässt die beiden ihre gewählte Rolle deklarieren. Nach einer Weile leitet die Therapeutin den Rollenwechsel an. In einem dritten Schritt wird das Paar den Rollenwechsel frei wählen. Jede Person deklariert weiterhin ihre Rolle, die sie übernimmt.

5. **Varianten**

6. **Dauer**
   Diese Paarübung braucht 15 Minuten für die Durchführung. Die Auswertung kann 30–45 Minuten in Anspruch nehmen.

7. **Indikation und Kontraindikation**
   Diese Übung eignet sich besonders für Paare, die immer wieder in Machtkämpfe geraten, die häufig ungelöst bleiben.

8. **Fokus**
   Die TN deklarieren ihre Rolle bei jedem Wechsel neu, um sich in ihrer klaren Entscheidung zu unterstützen. Sie erproben explizit beide Rollen und erfahren die Vor- und Nachteile beider Rollen. Nimmt die führende Person die Unterstützung wahr, die sie bekommt. Geht sie auf sie ein? Die Therapeutin beobachtet auch, wer von beiden in einer Rolle bleibt, die unangenehm ist und wie favorisierte Rollen in der Körpersprache sichtbar wird. Nach der Übung macht sie Vorschläge und begleitet das Paar dahin, den Rollenwechsel flexibel vollziehen zu können. Eventuell werden Teile der Übung wiederholt.

9. Auswertung

Zentrale Fragen zur Auswertung sind:

Welche Rolle ist mir leichter, welche schwerer gefallen? Wer hat zuerst welche Rolle übernommen? Wie war es für jede Person, die Rolle frei wählen zu können?

Welche Dynamik aus dem Alltag widerspiegelt diese Übung? Wie wechseln die Partner die Rollen von Führen und Unterstützen im Alltag?

Die Therapeutin formuliert ihre Beobachtungen zur Körpersprache, sofern diese nicht vom Paar bereits zur Sprache gekommen sind, und lässt das Paar reflektieren, ob sie etwas von sich wiedererkennen.

10. Bemerkungen

11. Tipp

Es kann hilfreich sein, das Paar zu begleiten, für den Alltag ebenfalls eine Form zu finden, ihre Rolle zu deklarieren und dafür einen humorvollen Slogan zu finden, den beide gut annehmen können, z. B. beim Kochen, Kinder betreuen, Auto fahren, etc.

12. Quelle

Die Übung stammt ursprünglich aus dem IBP-Paarworkshop von Jack Lee Rosenberg und Beverly Kitaen-Morse ca. 2005.

Beitrag von Brigitte Spörri Weilbach

5.2.12 Zielfindung in der Paarbeziehung

1. **Stichwörter**
   Einzel- und Paararbeit; Ist-Situation; Wunsch-Situation; Ziele; Zielfindung; Auftrag klären; Gemeinsamkeiten (wieder)erkennen; Verantwortungsübernahme; Projektivtechnik

2. **Organisation und Setting**
   Diese Übung wird hier im Paarsetting beschrieben.
   Material: Pro Person 2 weiße A4-Blätter und mehrere Zettel in A5 oder Postkartengröße; Farben zum Malen.

3. **Absicht oder Ziel**
   Mit dieser Projektivtechnik wird die IST-Situation, die WUNSCH-Situation und der Weg dazwischen dargestellt und reflektiert. Die beiden Partner machen eine individuelle Darstellung, wodurch beide gesehen und gehört werden. Damit wird eine Grundlage geschaffen, um gemeinsame Ziele herauszuschälen.

4. **Beschreibung**
   Die beiden Partner malen in Einzelarbeit eine Pflanze oder eine Landschaft auf A4-Papier, welche für ihre IST-Situation in der Paarbeziehung steht. Dann malen sie je eine zweite Pflanze oder Landschaft, die für ihre Wunsch-Situation steht. Jeder TN legt nun sein *Ist*-Bild auf den Boden und wählt für das Wunsch-Bild einen zweiten Platz in einer Distanz zum ersten, welche nach seinem Empfinden den Weg symbolisiert, der zwischen der *Ist-* und *Wunsch*-Situation liegt. Zu den beiden Bildern wird eine Körperwahrnehmung angeleitet. Dann geht jede Person den Weg zwischen ihren beiden Bildern und zählt die Schritte, die dazwischen liegen. Entsprechend der Anzahl Schritte, nimmt jeder TN dieselbe Anzahl kleiner Zettel und schreibt für jeden Schritt eine Aktivität darauf, welche die Pflanze zum Wunsch-Zustand hin verändern wird. Die Partner präsentieren einander ihre Arbeit, indem sie den Weg gehen und jeden Schritt kommentieren. Es folgt eine weitere Körperwahrnehmung der Wunsch-Situation.

5. **Varianten**
   Diese Übung eignet sich auch für die Einzelarbeit, sowie für die Erarbeitung anderer Ziele. Es können auch andere Symbole für den Ist- oder Wunsch-Zustand gewählt werden.

6. **Dauer**
   Die Dauer der Übung beträgt 45–60 Minuten.

7. **Indikation und Kontraindikation**

8. **Fokus**
   Idealerweise gestalten die TN die ganze Darstellung inklusive Schritte zwischen Ist- und Wunsch-Situation in der dramatischen Realität. Die Übersetzung der verschiedenen Elemente in die Alltagsrealität muss nicht sofort und nicht vollständig erfolgen; sie kann später in kleinen Schritten kommen. Auf die Zielformulierung in der Symbolsprache kann im

Verlaufe der Therapie immer wieder Bezug genommen werden, vorausgesetzt, sie wurde mit Engagement erarbeitet.

9. Auswertung

Die 2 TN tauschen sich über Gemeinsamkeiten und Unterschiede aus. Sie geben einander Feedback über das, was sie freut, und das war ihnen missfällt oder Sorge bereitet. Sie unterscheiden zwischen Schritten, die sie gemeinsam angehen und solchen, die sie individuell betreffen.

Weitere Fragen:

Welchen Schritt möchten sie als ersten angehen? Bei welchem Schritt des andern können sie Unterstützung anbieten? Welche konkreten Veränderungen könnten diese Schritte bestenfalls für den Alltag in ihrer Paarbeziehung bringen? Woran würden sie merken, dass die Veränderung stattgefunden hat? Wie würde sich dies anfühlen?

10. Bemerkungen

11. Tipp

Mit dieser Übung kann einerseits ein klarer Auftrag für die Therapeutin erarbeitet werden. Andererseits kann das Wiedererkennen von Gemeinsamkeiten eine gewisse Entspannung in die Beziehung bringen. Wenn eine Verantwortungsübernahme beider Partner in Bezug auf ihre jeweiligen Schritte gelingt, kann dies sehr viel zu einer ersten Entlastung beitragen.

12. Quelle

Diese Übung wurde in Anlehnung an eine Übung, welche von Dr. Susana Pendzik in einem Seminar am Dramatherapie Bildungsinstitut St. Gallen vermittelt wurde, für die Paartherapie weiter entwickelt.

Beitrag von Brigitte Spörri Weilbach

5.2.13 Stockübung

1. **Stichwörter**
   Verbindung; Vertrauen; Koordination; Abstand; Kontakt; Borderline-Störung; Essstörungen

2. **Organisation und Setting**
   Gruppensetting und Paartherapie
   Material: Stöcke ca. 1 m lang.

3. **Absicht oder Ziel**
   Version A, ohne realen Stock: Koordination zwischen 2 Menschen herstellen. Kontakt mit sicherem Abstand.
   Version B, mit realem Stock: physischer Kontakt, aber immer noch genug Abstand, um sich zu spüren.

4. **Beschreibung**
   2 TN stehen voreinander und halten die Handinnenflächen der rechten Hand zum Partner. Zwischen den beiden Händen befindet sich ein imaginärer Stock. Dieser Abstand soll immer möglichst gleich bleiben. Nun bewegen sich die Beiden durch den Raum. Version a) es wird klar definiert wer führt, die Führung wird auch mal gewechselt; b) einer ist blind, der Führende sehend. Version c) mit geöffneten Augen: es wird nicht klar gesagt, wer führt, kann im fliegenden Wechsel geschehen.

5. **Varianten**
   Wie vorher, aber mit realem Stock.

6. **Dauer**
   Insgesamt dauert die Übung ca. 20 Minuten.

7. **Indikation und Kontraindikation**
   Sehr hilfreich mit Menschen, die schlecht Grenzen setzen können, wie bei Essstörungen oder bei emotional instabilen Persönlichkeitsstörungen. Achtung mit den Stöcken bei wilden Jugendlichen und Kindern.

8. **Fokus**
   TN achten auf den Abstand in Version A und in Version B und darauf, dass der Stock möglichst nie herunterfällt.

9. **Auswertung**
   Wie war es so einen „sicheren" Abstand zu haben und trotzdem in Verbindung zu sein? Wie war es mit Stock anders als ohne Stock?

10. **Bemerkungen**

11. **Tipp**

12. Quelle
Unbekannt.

Beitrag von Susanna Stich-Bender und Doris Müller-Weith

5.2.14 Begegnung auf Augenhöhe

1. Stichwörter
Auf Augenhöhe; Symmetrie; Asymmetrie; Beziehung; Begegnung; Beziehungsgestaltung; Körperwahrnehmung; bei sich sein; beim andern sein; Brainstorming; Gedicht; Projektivtechnik; Embodiment

2. Organisation und Setting
Paarsetting
Material: Kissen; Tücher; Stühle; A4-Papier und Stifte zum Schreiben.

3. Absicht oder Ziel
Das Paar kommt in die Therapie mit dem Anliegen, dass eine Asymmetrie in der Beziehung bestehe, z. B. dass eine Person zu dominant sei. Eine oder beide Personen fühlen sich hilflos, sehen ihre Gestaltungsmöglichkeiten in der Beziehung als sehr eingeschränkt. Diese Übung kann den Partnern die Erfahrung ermöglichen, eine Begegnung auf Augenhöhe zu gestalten.

4. Beschreibung
Das Paar macht zuerst eine kurze Embodiment-Übung zur Körperwahrnehmung und Präsenz, z. B. den Körper abklopfen und anschließend die Atmung beobachten. Die Therapeutin schlägt dem Paar vor, es soll sich auf Augenhöhe einander gegenüber stellen. Wenn eine Person größer ist als die andere, gilt es zuerst diesen Größenunterschied auszugleichen. Die kleinere Person kann sich dazu auf Kissen, Decken oder Bücher stellen. Ist eine symmetrische Position erreicht, schauen sich die Beiden für einen guten Moment in die Augen, achten auf ihre Körperwahrnehmung und schildern diese.
Jede Person macht danach ein „Brainstorming" zu dieser Erfahrung. Auf einem Blatt Papier schreibt sie das Wort Augenhöhe ins Zentrum, darum herum werden alle assoziierten Wörter niedergeschrieben. Jede Person bleibt im Schreibfluss ohne zu zensieren, welche Wörter für sie Sinn ergeben und welche nicht. Das Blatt soll möglichst ganz bis in die Ecken beschrieben werden. Geht der Schreibfluss zur Neige werden die wichtigsten 5 Wörter unterstrichen. Auf einem 2. Blatt Papier schreibt nun jede Person ein Gedicht mit 12 Wörtern (4 Zeilen à 3 Wörter, oder 3 Zeilen à 4 Wörter). Sie kann dazu ihr Brainstorming als Vorlage nutzen und weitere Worte ergänzen. Die Grammatik ist nicht relevant. Jede Person probt ihr Gedicht für einen Moment mit dem Ziel, dieses im schönst möglichen Klang vorzutragen. Die Partner stellen sich nochmals in die soeben erarbeitete Position auf Augenhöhe, auch wenn diese Position wenig Bewegungsfreiheit erlaubt, und tragen einander ihr Gedicht vor. Dann werden sie eingeladen, eine andere Position im Raum zu finden (auf Stühlen, am Boden sitzend, etc.), welche die Begegnung auf Augenhöhe ermöglicht, und sich angenehm anfühlt. Sie tragen einander ihr Gedicht nochmals vor. Sie geben einander eine Rückmeldung über das, was ihnen am Gedicht der Partnerin oder des Partners gefallen hat, was sie berührt hat.

5. **Varianten**
Wenn der Größenunterschied sehr deutlich ist, kann die Therapeutin für einen Moment einen Rollentausch anleiten. Die Therapeutin erarbeitet mit den beiden Partnern die Körperwahrnehmung der beiden, wobei diejenige Person auf die andere runter schaut, die sonst immer nach oben schaut.

6. **Dauer**
Die Dauer der Übung beträgt 40–60 Minuten.

7. **Indikation und Kontraindikation**

8. **Fokus**
Die Begegnung auf Augenhöhe wird physisch erarbeitet und in der Körperwahrnehmung ausgewertet. Dies geschieht einerseits durch verbales Nachfragen, andererseits durch die Erarbeitung eines Gedichts. Die Therapeutin achtet darauf, nicht zu schnell Vorschläge zu machen, sondern das Paar vielmehr erproben und verhandeln zu lassen. Sie achtet darauf, dass jede Person für sich eine gute Position findet, welche die Begegnung auf Augenhöhe mit dem andern ermöglicht. Beide sollen Kompromisse eingehen, ohne die eigenen Bedürfnisse aufzugeben. Es geht um die Kunst, bei sich *und* beim andern zu sein.

9. **Auswertung**
Mögliche Fragen sind:
Wie hat sich der Kontakt auf Augenhöhe angefühlt? Was genau habe ich getan, um diese Symmetrie im Kontakt zu erreichen? Was hat mich überrascht? Was war schwierig? Was werde ich mit meinem Gedicht machen? Werde ich es aufbewahren, verschenken, etc.? Welche Parallelen zum Paaralltag haben sich für mich gezeigt? Welche Erfahrung nehme ich gerne mit in den Alltag?

10. **Bemerkungen**
In dieser Übung können sich verschiedenste Facetten der Paardynamik zeigen, welche die Therapeutin für die spätere Bearbeitung aufnehmen kann.

11. **Tipp**
Bei zweisprachigen Paaren schreibt jede Person in der eigenen Muttersprache. Wenn nötig, können die Gedichte danach übersetzt werden. Personen, die sich im sprachlichen Ausdruck sehr unsicher fühlen, werden besonders ermutigt, ganz einfache Zeilen zu schreiben.

12. **Quelle**
Die Übung des Gedichteschreibens stammt von Alida Gersie aus einem Workshop und wurde im Kontext der Paarübung erweitert.

Beitrag von Brigitte Spörri Weilbach

5.3 Umgang mit Gefühlen, Konflikt und Aggression

5.3.1 Ball im Kreis mit Gefühl

1. **Stichwörter**
   Kennenlernen; Kontakt; Grundgefühle; Angst; Depression

2. **Organisation und Setting**
   Gruppensetting
   Es wird ein möglichst ein weicher Ball, ca. Fußballgröße, benötigt.

3. **Absicht oder Ziel**
   Die Absicht der Übung zielt darauf, die Namen der TN kennenzulernen. Der Kontakt wird durch den Ball hergestellt und die TN probieren sich spielerisch mit den Grundgefühlen aus.

4. **Beschreibung**
   Die TN stehen im Kreis.

   1. Runde:
   Jeder, der den Ball hat, sagt seinen Namen, nimmt Blickkontakt mit einem anderen TN auf, dem er den Ball zuwirft.

   2. Runde:
   Wenn die Namen schon etwas geläufiger sind, dann ruft man den Namen desjenigen, dem man den Ball zuwerfen möchte.

   3. Runde:
   Jetzt gibt die Therapeutin ein Gefühl vor, z. B. Angst. Ab jetzt werden die Namen ängstlich gerufen. Danach in weiteren, von der Therapeutin vorgegebenen Gefühl: Freude, Ärger, Wut, Hohn, Trauer, Liebe etc. Die TN können ermuntert werden, selbst Gefühle anzusagen.

   Achtung – immer trennen:
   Den Namen in einem bestimmten Gefühl rufen, anschließend den Ball möglichst neutral werfen.

5. **Varianten**
   Kann auch gespielt werden, während alle kreuz und quer durch den Raum laufen.

6. **Dauer**
   Die Dauer der Übung beträgt ca. 20 Minuten.

7. **Indikation und Kontraindikation**
   Keine Kontraindikation bekannt.

8. Fokus

Die TN achten darauf, Gefühl und Ballwurf zu trennen.
Welche Gefühle werden gut aufgenommen und voll und eventuell auch lange ausgespielt, welche werden eher undeutlich oder nur kurz angespielt?
Möglichst nicht mit einem „schwierigen" Gefühl abschließen wie Trauer, Panik oder Verzweiflung, sondern mit einem eher angenehmen Gefühl.

9. Auswertung

Siehe „Fokus".

10. Bemerkungen

11. Tipp

Funktioniert erstaunlich gut in Gruppen mit Menschen mit Angst und Depression.

12. Quelle

Die Quelle dieser Übung ist unbekannt.

Beitrag von Doris Müller-Weith

5.3.2 Temperamente

1. Stichwörter
Selbstbestimmung; Selbstwert; Erweiterung der Handlungsfähigkeiten; Ausdruck und Kontrolle von Emotionen; Entwicklung von Rollenrepertoire; Erleichterung der sozialen Interaktion; Steigerung der Kontaktfähigkeit; Warming-up; Kennenlernen

2. Organisation und Setting
Gruppensetting

3. Absicht oder Ziel
Ziel der Übung ist, die Gruppe aufzuwärmen und sie spielerisch in unterschiedliche Haltungen und Stimmungen zu bringen. Die Übung bereitet das anschließende Spiel vor, dient aber auch als Brücke zu neuem Verhaltensrepertoire, besonders bei TN, die noch nicht mit Spiel und Rolle vertraut sind.

4. Beschreibung
Die Gruppe steht im Kreis. Die Therapeutin sagt ihren Vornamen in neutralem Ton. Der Patient, der neben ihr steht, tut es ihr gleich und so weiter. Es werden unterschiedliche Runden von der Therapeutin angeleitet.

a) Die TN beginnen den eigenen Namen mit verschiedenen emotionalen Färbungen und Temperamenten auszusprechen. Jede Runde beginnt damit, dass die Therapeutin ihren Namen in der jeweiligen Stimmung für die neue Runde ausspricht. Sie gibt nach und nach eine ganze Reihe von Emotionen vor: fröhlich, beleidigt, sauer, schwach, hinterhältig, angeekelt, wütend, verliebt usw.
b) Bei der nächsten Runde muss die Therapeutin erfahrungsgemäß nicht viel erklären, denn die Struktur ist meistens klar. Anstelle des Namens treten nun z. B. Zahlen auf.

Sie spricht nun eine Zahl in einer bestimmten Emotion aus, wie: „Dreitausendfünfhundertzweiundneunzig". Die TN folgen ihrem Beispiel, die Zahlen dürfen immer wieder neu erfunden werden, die Stimmung bei jeder Runde wird immer von der Therapeutin vorgegeben. Die Runde mit den Zahlen kann in verschiedenen Stimmungen und Haltungen wiederholt werden.
Je mehr die TN mit dem Spiel vertraut werden, umso mehr kann die Therapeutin die TN dazu ermuntern, die eigene Körperlichkeit beim Aussprechen der Worte einzusetzen z. B. durch Gesten und Körperhaltungen.

5. Variationen
Die Variationen zu dieser Übung sind vielfältig. Vor allem kann man, je nach Verspieltheit der Gruppe, die Runden auf alles Mögliche erweitern: Wochentage, Monate, Gemüsesorten, Länder etc.
Auch die Dichte des Spieles kann vertieft werden, indem die Therapeutin nicht mehr eine Stimmung pro Runde vorspielt, sondern ein Thema auswählt, wie z. B. „Sportarten" und jeder TN eine Sportart in einer selbst gewählten Stimmung vorspielt. Der TN mimt z. B. das Tennisspiel und spricht dabei das Wort „Tennis" in einer extrem amüsierten Art vor. Der nächste TN mimt eine neue Sportart und färbt sie mit einer neuen Stimmung. Zuletzt kann man die Übung auf „Sätze" umschalten. Die Therapeutin spricht einen selbsterfun-

denen Satz aus. Der Satz wird dann der Reihe nach von den TN wiederholt, immer mit selbstgewählter Befindlichkeit bzw. Stimmung. Weiterhin kann die Gruppe Sätze neu erfinden und sie nach ihrer Wahl aussprechen. Die Runden werden jeweils von der Therapeutin mit einem abschließenden, fröhlichen Satz beendet.

6. Dauer

Die Dauer der Übung beträgt 20 Minuten oder länger.

7. Indikation und Kontraindikation

Für Patienten mit Sprach-, Zwang- oder Angststörungen könnte diese Übung zu heftigem, inneren Druck führen. Die Gruppe sollte gut eingespielt, offen für spielerische Experimente sein und Freude an der Entfaltung von sprachlichem und körperlichem Ausdruck haben.

8. Fokus

Zu beachten ist hier, dass die Runden nicht zu schnell verlaufen, damit keine Drucksituation entsteht, die den Fluss des Spiels blockiert. Die Therapeutin sollte darauf achten, dass alles was sie tut oder vorgibt einfach, deutlich und „positiv offensiv" vorgetragen wird.

9. Auswertung

Temperamente zu spielen gibt Auskunft über die Spielbereitschaft und die Stimmungslage der Gesamtgruppe wie der einzelnen TN. Hier ist wichtig zu beobachten: Wie verhalten sich die TN? Wer zeigt sich neugierig oder kreativ? Wie verläuft die Annäherung ans Spiel? Wie reagieren TN unter Druck, wenn sie Gefühle vorspielen sollen? Wie wirkt die Darstellung auf mich als Therapeutin? Gewollt? Gehemmt? Zügellos? Skeptisch? Distanziert? Verändert sich die Stimmung im Laufe des Spiels, gewinnt sie an Dichte oder spüre ich unter den TN Überforderung und Leistungsdruck? Was generiert Leistungsdruck? Was generiert Leichtigkeit und Fluss?

10. Bemerkungen

Die Übung ist kompatibel mit den Therapiekonzepten aus der Theatertherapie und der Verhaltenstherapie.

11. Tipps

Keine Halbherzigkeit während der Anleitung! Die entschlossene Art der Therapeutin ermutigt die TN, sich zu öffnen. Ein übertriebenes, gezwungenes Spiel kann dagegen blockierend wirken.

12. Quelle

Unterschiedliche Quellen.

Beitrag von Corinna D´Angelo

5.3.3 Gefühlsstationen

1. **Stichwörter**
   Gefühle; Emotionen; Verhaltensweisen; Reaktionsmuster; hemmend; ausprobieren; Burnout; Depression

2. **Organisation und Setting**
   Einzelsetting oder Gruppentherapie
   Material: Gebraucht werden Zettel und Stifte.

3. **Absicht oder Ziel**
   Die Absicht dieser Übung besteht in der Kontaktaufnahme seitens der TN zu verschiedenen Emotionen und in dem Erkennen von blockierenden, hemmenden Verhaltensweisen. Die TN nehmen ihre Reaktionsmuster auf diese Einflüsse wahr und werden dazu ermuntert, andere Reaktionsweisen auszuprobieren.

4. **Beschreibung**
   Jeder TN schreibt auf kleine Zettel verschiedene Stimmungen/Emotionen, z.B. Wut, Eifersucht, Freude, Trauer, Liebe usw. Überschneidungen der Themen werden zusammen an einen Ort gelegt, andere an andere Orte im Raum, so dass verschiedene Stationen im Raum entstehen.

   1. Durchgang:
   Der oder die TN gehen von Station zu Station und fühlen in das Gefühl hinein, stellen sich solch eine Situation vor, in der sie so empfinden.

   2. Durchgang:
   Der oder die TN finden für jede Station für sich eine Körperhaltung, eine Bewegung und/oder einen Satz, Wort, Laut o.ä.

   Auswertung in Kleingruppen oder jeder für sich: Was ist angenehm, unangenehm, bekannt, unbekannt, schwer oder leicht etc.?
   Jeder TN entscheidet sich für eine Emotion, die er noch mal intensiver erleben möchte, er sucht sich einen Ort im Raum und nimmt die Grundhaltung, die er für diese Emotion im 2. Durchgang gefunden hat, ein. Aus der Grundhaltung entsteht eine Improvisation mit der Gruppe, im Einzelsetting, mit der Therapeutin.

5. **Varianten**
   Zur Vereinfachung der Übung könnte das Setting auch nach der 1. Auswertung beendet und mit dem Material als Information Weiteres entwickelt werden.
   Weitere Varianten könnten sein: Während der Improvisation bewusst in andere Emotionen wechseln zu dürfen, indem der TN dazu kurz in die dazugehörige Grundhaltung hinein spürt und von dort aus mit einer anderen Stimmung weiter spielt. Auch können die TN auf Ansage die Rollen tauschen, um das Gegenüber anders wahr zu nehmen. Die Emotionen könnten auch von der Therapeutin vorgegeben werden.
   Eine Abwandlung könnte die Playback Methode darstellen: Ein TN A gibt den anderen eine Situation und die dazugehörigen Emotionen vor, diese starten mit ihrer Grundhal-

tung in die Improvisation. A sieht von außen zu oder stellt sich selber durch einen Repräsentanten ins Spiel hinein.

6. **Dauer**
Die Dauer der Übung beträgt 2 Stunden inklusive anschließender Auswertung bei einer Gruppengröße von ca. 6–8 TN. Im Einzelsetting dauert die Übung ca. 1 Stunde.

7. **Indikation und Kontraindikation**
Die Übung ist sinnvoll für Menschen, die nach neuen Wegen suchen und/oder sich in Umbruchsituationen befinden, z. B. für Burnout- oder Depressionspatienten in der nicht mehr ganz akuten Phase.
Nicht bei Menschen mit Schizophrenie/schizophrener Persönlichkeitsstörung oder Borderline Syndrom.

8. **Fokus**
Wichtig für die TN sollte sein, sich nicht nur die Komfortzonen auszusuchen, sondern sich ruhig zu trauen, gerade die Widerstände gegen verschiedene Emotionen anzuschauen und den Mut zu entwickeln, diese auszuprobieren.
Für die Therapeutin ist es wichtig, gut zu beobachten und z. B. auf oben genanntes hinzuweisen/anzuregen. Bei der Variante mit dem spontanen Rollenwechsel auf Ansage, sollte die Therapeutin prüfen, ob sich dieser aufgrund der Verhaftung mit der eigenen Emotion, des Unverständnisses für die anderen TN oder Übertragung-Gegenübertragung anbietet und nur in diesen Fällen ansagen.

9. **Auswertung**
Die Therapeutin sollte wach dafür sein, welche Räume aufgesucht wurden, welche vermieden wurden. Was hat sich verändert? Was fühlt sich befreit an? Wo liegen noch immer die größeren Widerstände?

10. **Bemerkungen**
Diese Übung ist für TN geeignet, die schon Erfahrung gemeinsam und mit der Drama- und Theatertherapie gesammelt haben. Nicht für ein erstes Setting.

11. **Tipp**
Es ist während der Improvisation darauf zu achten, *rechtzeitig* den Schlusspunkt zu setzen. Die Therapeutin sollte die Situation nicht einschlafen lassen, aber auch nicht zu schnell abbrechen, wenn sich noch wenig entwickelt hat. Dann eher den Hinweis geben, noch einmal in der Grundhaltung neu zu starten.

12. **Quelle**
Persönliche Modifikation von drama- und theatertherapeutischer Methode.

Beitrag von Doris Müller-Weith und Annette Haage-Riedlinger

5.3.4 Gefühlsgarten

1. **Stichwörter**
   Gefühle; Kontakt zum Körper; Körperausdruck; Verhältnis Körper – Gefühle; Essstörungen

2. **Organisation und Setting**
   Einzel- oder Gruppensetting (Bei Einzelarbeit sollte die Therapeutin mitspielen.)
   Gegebenenfalls Musik (Teil 3 der Beschreibung)

3. **Absicht oder Ziel**
   Gefühle wirken von innen nach außen, aber auch von außen nach innen. Fördert den Kontakt zum Körper und Körperausdruck und das Verhältnis zu den Gefühlen. Man hat Gefühle, man ist sie nicht. Hilft, Gefühle erkennen zu lernen.

4. **Beschreibung**
   Teil 1:
   Alle stehen im Kreis, einer sagt ein Gefühl. Den Anfang macht die Therapeutin, später auch die TN. Z. B. „Frust". Dieses Wort Frust „rieselt" in den Körper und verwandelt den Körper als Ganzkörperstatue in eine Haltung des Frustes. Wenn die eigene Haltung klar ist, kann man aus der Haltung heraus auch bei den anderen gucken. Manchmal kann man ganz gut Ähnlichkeiten in den Haltungen der TN wahrnehmen: Bei Trauer ziehen sich z. B. die meisten TN mit Blick und Körper zurück. Bei Freude nehmen die meisten TN die Arme hoch. Aber Achtung: Auch andere Ausdrucksweisen sind nicht falsch.

   Teil 2a:
   Zu zweit, einer ist der Bildhauer, der andere „das Material". Der Bildhauer lässt sich von seinem Material für einen Gefühlsausdruck inspirieren, baut die Statue in diesen Ausdruck und gibt ihr einen Titel. Eventuell kann man das Monument auch mit Tüchern verhüllen. Wenn dann alle Bildhauer fertig sind, gibt es die Enthüllung. Wenn sie möchten, können die anderen TN raten, was es darstellen soll.

   Teil 2b:
   Zwei TN gehen in die Mitte, die anderen drehen den beiden den Rücken zu. Wenn die Statue gebaut ist, sagen die beiden in der Mitte: „steht". Jetzt drehen sich die anderen zur Statue hin, die Statue wird angeschaut. Vor allem bei Menschen mit Essstörung ist das ein wichtiger und schwieriger Moment. Das dargestellte Gefühl kann von den TN geraten werden.

   Teil 3:
   Per Zuruf von den TN werden Gefühle gesammelt und auf Zettel geschrieben (je Zettel nur ein Gefühl). Anschließend werden die Zettel auf dem Boden verteilt. Nun gehen/tanzen/bewegen sich die TN von Zettel zu Zettel und damit von Gefühl zu Gefühl. Für jedes Gefühl nehmen sie eine für sie passende Haltung ein oder führen eine passende Tanzbewegung aus. Der Tanz kann mit Musik unterstützt werden.

   Teil 4:
   Jeder TN entscheidet sich für ein Gefühl mit dem er sich in der nächsten Sequenz spielerisch beschäftigen möchte. Aufforderung: „Finde eine Figur aus Märchen, Film oder Literatur, die dieses Gefühl gut verkörpert." Nun wird die Figur verdeutlicht und von jedem

TN eine Szene kreiert, die das gewählte Gefühl optimal zum Ausdruck bringt, und alleine oder mit anderen TN gespielt. Die Szene wird gespielt und in der Auswertung wird nachgeschaut, ob das Gefühl „ausreichend" verkörpert werden konnte.

5. Varianten

Siehe auch andere Varianten hier im Buch, z. B. „Spiegelung als Resonanz – Sprich!" unter 5.1.6, „Gefühlsstationen" unter 5.3.3, „Emotionsbus unter 5.3.5 und „Gefühlsuhr" unter 5.3.6.
Bei einer Wiederholung kann man in Teil 1 die TN auffordern, in der oberen Körperhälfte ein anderes Gefühl zu etablieren, als in der unteren oder links etwas anderes als rechts oder vorne etwas anderes als hinten. Das fördert das Bewusstsein über die Spaltung im Körper oder über Ambivalenzen.
In Teil 4 ist es möglich, anstatt nur ein Gefühle, 2–3 Gefühle zu wählen, die entweder pur in einer Szene vorkommen sollen, quasi nacheinander, oder aber auch gleichzeitig, dabei eines mehr im Vordergrund, die anderen mehr darunter/dahinter.

6. Dauer

Alle 4 Teile 1–2 Termine zu 2 Stunden.

7. Indikation und Kontraindikation

Hat sich gut bewährt bei Essstörungen. Kann generell für die Arbeit mit Gefühlen gute Dienste leisten.

8. Fokus

TN versuchen den Kopf auszuschalten und in den Körperausdruck zu kommen. Therapeutin hört mit dem Spiel auf, wenn sie merkt, dass das Fassungsvermögen der TN erreicht ist. Lieber im Laufe mehrerer Einheiten öfter einsetzen, als zu viele Wechsel unmittelbar hintereinander.

9. Auswertung

Im Anschluss an Teil 3 könnte z. B. von jedem TN ein Gefühlslandschaftsbild gemalt werden. Die Therapeutin beobachtet, wer welche Gefühle vermeidet oder bedient. Wie wird mit Aggression, Wut oder Liebe umgegangen?

10. Bemerkungen

Bei der szenischen Arbeit in Teil 4 muss die Therapeutin entscheiden, ob immer ein TN Protagonist ist und die anderen TN ihn in seiner Szene und seinem Gefühl unterstützen oder ob es einer Kleingruppe (2–3 Spieler) zugemutet werden kann, eine Szene zu entwickeln, die allen Beteiligten die Möglichkeit bietet, ihre Gefühle szenisch auszudrücken.

11. Tipp

12. Quelle

Selbst entwickelt, Teil 3 in Zusammenarbeit mit Bernhard Mack, Coredynamik.

Beitrag von Doris Müller-Weith und Susanna Stich-Bender

5.3.5 Emotionsbus

1. **Stichwörter**
   Emotionen; Gefühlsausdruck; Empathie; Improvisation; ins Spiel kommen; Humor; Distanz, ästhetische

2. **Organisation und Setting**
   Gruppensetting
   Ein Raum mit genügend Platz, Stühle (ca. die gleiche Anzahl wie Teilnehmer – es können mehr aufgebaut werden, dann sind nicht alle besetzt, und wenn es weniger Stühle als TN gibt, müssen manche der Fahrgäste stehen).

3. **Absicht oder Ziel**
   Zugang zu Emotionen und deren Ausdruck, schneller Wechsel zwischen verschiedenen Emotionsausdrücken, Schulung der Empathie, ins Spiel kommen, Improvisation, Humor.

4. **Beschreibung**
   Es werden Stühle wie in einem Bus aufgebaut, d. h. ein Sitz für den Busfahrer und dahinter Sitze für die Fahrgäste. Ein TN ist der Busfahrer, die anderen TN warten an der Bushaltestelle. Im Folgenden macht der Busfahrer (z. B. durch eine Geste und ein Geräusch) jedes Mal deutlich, dass der Bus an einer Haltestelle hält. An jeder Haltestelle steigt jeweils ein Fahrgast ein, und zwar in einem bestimmten Gemütszustand. Alle, die sich in dem Bus befinden (d. h. der Busfahrer und die nach und nach eingestiegenen Fahrgäste), nehmen augenblicklich den gleichen Gemütszustand ein, mit dem der letzte Gast eingestiegen ist. Alles – der Kauf einer Fahrkarte, die Unterhaltung mit dem Nachbarn, das Steuern des Busses usw. – wird in diesem Zustand getan, der bis zur nächsten Haltestelle gehalten wird, an der die nächste Person in einem neuen Zustand einsteigt. Nachdem alle eingestiegen sind, kann in der gleichen Reihenfolge und mit jeweils demselben eingenommenen Zustand nacheinander wieder ausgestiegen werden – bis zur Endhaltestelle, an der der Busfahrer Feierabend hat und aussteigt.

5. **Varianten**

6. **Dauer**
   Ca. 20 Minuten

7. **Indikation und Kontraindikation**

8. **Fokus**
   Es sollte – auch im „Schwung" des Spiels – möglichst auf die Einhaltung der klaren Struktur geachtet werden, da diese mit ihrer klaren zeitlichen Umgrenzung Sicherheit vermittelt (d. h. Einstieg eines Gastes, alle nehmen seinen „mitgebrachten" Zustand ein, achten aber gleichzeitig auf die nächste Haltestelle, an der ein neuer Fahrgast mit einem anderen Zustand einsteigt, worauf die „Stimmung" gewechselt wird usw.).
   Ohne dass es gesondert formuliert werden muss, wird aufgrund des Aufbaus der Übung der einsteigende Fahrgast den gewählten Gemütszustand meist stärker als in anderen

Spielen ausdrücken, da er weiß, dass die Mitspieler von der Klarheit seiner Expressivität abhängig sind, um den Zustand erkennen zu können. Auch deshalb kann die Übung einen guten Einstieg ins Spiel darstellen.
Durch den etwas karikaturhaften, humoristischen Charakter des Spiels (der meist von allein entsteht, aber auch durch die Teilnahme der Therapeutin angeregt werden kann) entsteht eine ästhetische Distanz, die Schutz und Sicherheit bieten kann. Dennoch sollte nicht vergessen werden, dass es sich um eine längere Improvisation handelt, in der die TN ständig auf Unvorhersehbares reagieren. Die Tatsache jedoch, dass es kein Publikum gibt, da alle in den Bus einsteigen, kann das Gefühl des Ausgestelltseins mindern.
Eine mitspielende Therapeutin kann zu Beginn den TN Mut geben und im positiven Sinne mitreißen.

9. Auswertung

Diese Übung kann darüber Aufschluss geben, wie weit die TN im Ausdruck von Emotionen, im schnellen Wechsel zwischen verschiedenen Emotionsausdrücken sind, im Lesen des Zustands eines anderen (Empathie), im Einhalten der Struktur trotz gleichzeitigen Spiels (da ja sozusagen immer „ein Auge" das Geschehen um die „Bustür" beobachtet) und im Übertragen des neu hineingebrachten Zustands in die Situation, in der sie sich befinden (Gespräch mit dem Nachbar, aus dem Fenster gucken, die Fahrt oder den Fahrstil des Busfahrers kommentieren usw.) sind.

10. Bemerkungen

„Zustand" oder „Gemütszustand" als Anweisung kann von der Therapeutin auch durch einen anderen, für ihren Kontext passenderen Begriff ersetzt werden. Hier wurde bewusst nicht das Wort „Emotion" oder „Gefühl" benutzt, weil es häufig eine bedrohliche oder abschreckende Wirkung haben kann. In der Praxis ist es meist auch sinnvoll, andere als nur rein emotionale Zustände zuzulassen wie z. B. betrunken, alt, krank, schläfrig, bettelnd usw.

11. Tipp

12. Quelle

Von Johannes Junker bei der Dramatherapie-Weiterbildung der DGfT, dann vielfach erprobt und entwickelt.

Beitrag von Ilil Land-Boss

5.3.6 Gefühlsuhr

1. **Stichwörter**
   Distanz; Ästhetik; Gefühle; Foto; Gesichtsausdruck; Akzeptanz von Gefühlen

2. **Organisation und Setting**
   Einzelsetting oder Gruppentherapie
   Material: Runder Fotokarton; Zeiger aus Pappe; Klammer für Zeiger; Polaroidkamera (falls noch vorhanden, sonst Digitalkamera mit Fotodrucker); Kleber; Schere; Stift und Handspiegel.

3. **Absicht oder Ziel**
   Diese Übung hat zwei Ziele. Zum einen fördert sie die positive Beschäftigung mit Gefühlen und zum Anderen schafft die Uhr eine ästhetische Distanz zu den Gefühlen. Dies ist für TN wichtig, die ständig von ihren Gefühlen überschwemmt werden bzw. denen eine gesunde Distanz zum Fühlen fehlt.

4. **Beschreibung**
   Die Uhr wird hergestellt: Die vier wichtigsten Gefühle der TN benannt, z. B. traurig, wütend, ausgeglichen, fröhlich. Die TN und die Therapeutin unterstützen bzw. spielen mit, fühlen traurig, lassen dazu einen Gesichtsausdruck entstehen, evtl. mit Körperhaltung, kann im Handspiegel überprüft werden, wenn man zufrieden ist, wird das Foto gemacht und auf die Uhr geklebt. So entsteht eine Uhr mit Gesichtern anstatt Zahlen.
   Diese Gefühle können im Verlauf der Therapie weiter ergänzt werden.
   Diese Uhr kann jetzt immer mal wieder eingesetzt werden, sowohl zu Beginn der Stunde um die momentane Befindlichkeit zu zeigen, oder die, die in der vergangenen Woche vorgeherrscht hat etc.
   Oder aber auch während einer Erzählung, z. B. „Da ist meine Katze weggelaufen und da war ich total traurig." Da zeigt der Zeiger dann auf das traurige Gesicht etc.

5. **Varianten**
   Kann von TN auch mit nach Hause genommen werden und dort innerhalb der Familie/ des Heimes eingesetzt werden.

6. **Dauer**
   2 und mehr Sitzungen.

7. **Indikation/Kontraindikation**
   Wie oben erwähnt: Bei Gefühlsüberflutungsgefahr oder aber auch bei Menschen, die ihre Gefühle schwer zeigen können, bei Menschen mit kognitiven Beeinträchtigungen und bei emotional instabilen Persönlichkeitsstörungen.

8. **Fokus**
   Gefühle und Ausdruck sollen kongruent sein.
   Die Therapeutin sorgt für eine spielerische, entdeckende Atmosphäre beim Foto Shooting.

9. Auswertung
Gefühle sind wichtig, dürfen sein und sie gehen auch wieder vorbei. Manchmal kann an Hand der Uhr auch die Sprunghaftigkeit der Gefühle sichtbar gemacht werden, oder das Gegenteil, das Kleben an einem Gefühlszustand.

10. Bemerkungen
Bei Gruppen mit kognitiv beeinträchtigten TN ist gut darauf zu achten, dass alle mitkommen. Je nach Gruppengröße kann es sinnvoll sein, speziell bei der Herstellung der Uhr eine zweite Therapeutin dabei zu haben.

11. Tipp

12. Quelle
Mit freundlicher Genehmigung von Barbara Schmidiger: Hug, Sonja, 2003 in Barbara Schmidigers „Am Wochenende war ich ein Oger"-Diplomarbeit im Rahmen der Höheren Fachprüfung für Kunsttherapie Schweiz, 2012.

Beitrag von Doris Müller-Weith

5.3.7 Das Gegenteil machen

1. **Stichwörter**
   Gegenteil; Trotz; Widerstand; Erlaubnis; Gegenabhängigkeit; Freiheit

2. **Organisation und Setting**
   Einzelsetting und Gruppentherapie
   Großer Bewegungsraum von Vorteil; Warming-Up

3. **Absicht oder Ziel**
   Soll Menschen erreichen, die häufiger Trotz und Widerstand zeigen. Trotz darf sein.

4. **Beschreibung**
   TN bewegen sich durch den Raum. Anweisung, dass ab jetzt immer das Gegenteil gemacht werden soll: Geh leise, mach keinen Lärm, aber auch: Sei frech, tob Dich aus! Nimm viel/wenig Raum ein! Drück Dich gewählt aus!

5. **Varianten**
   Irgendwann wird den Klügeren klar, dass dieses Gegenteil machen, ja immer noch in Abhängigkeit geschieht und sie schlagen Varianten vor wie: Es bleibt zur freien Entscheidung, ob man das tut, was gesagt wird oder das Gegenteil.

6. **Dauer**
   Die Dauer der Übung beträgt ca. 10 Minuten.

7. **Indikation und Kontraindikation**
   Kann TN aller Krankheitsbilder gespielt werden und dies geschieht meist mit viel Spaß.

8. **Fokus**
   Wer hat besonders viel Lust am Gegenteil? Dieser TN ist vielleicht in der Gegenabhängigkeit zur Autorität gefangen.

9. **Auswertung**
   Man könnte zusammen herausarbeiten, dass das Gegenteil macht, auch noch nicht frei ist, jedoch schon mehr Energie zulässt als brav zu tun, was verlangt wird. Rebellion als Überlebensstrategie.

10. **Bemerkungen**
    Durch das „Ich soll trotzig sein" fühlen sich manche heimlichen Trotzköpfe „ausgehebelt".

11. **Tipp**
    Die Übung soll auf jeden Fall spielerisch sein.

12. **Quelle**
    Selbst entwickelt von der Autorin.

Beitrag von Doris Müller-Weith

5.3.8 Call and Response Flow

1. **Stichwörter**
   Verflüssigung[4] von Mustern; Entkoppelung von Körperausdruck und Emotion; neue körperliche Verbindungen entstehen; neue emotionale Verbindungen entstehen; Bewegungsmuster; Bewegungsqualitäten

2. **Organisation und Setting**
   Gruppensetting
   Es braucht mindestens 4; maximal 16 Teilnehmende, ansonsten bildet man 2 Gruppen. Benötigt werden zwei unterschiedliche Musikstücke – eines, das eher langsam, melancholisch und tragend ist (z. B. Yumeji's Theme von Shigeru Umebayashi) und eines, das schnell, beschwingt und leicht ist (z. B. Nah Neh Nah von Vaya con dios).

3. **Absicht oder Ziel**
   Verflüssigung von Mustern, Entkoppelung von Körperausdruck und Emotion, damit neue körperliche und emotionale Verbindungen entstehen können. Erweiterung des eigenen Ausdrucks und des Rollenrepertoires durch Übernahme von Bewegungsmustern Anderer, sowie durch Veränderung der eigenen Bewegungsqualitäten.

4. **Beschreibung**
   Die Gruppe steht im Kreis. Nacheinander vervollständigt jeder einen Satzanfang zu einem von der Therapeutin oder von der Gruppe vorgeschlagenen Thema – z. B. „Wenn ich wütend bin, dann ... Die Vervollständigung soll verbal, mimisch und gestisch passieren, wobei es keine Rolle spielt, ob der Satz mit einem Wort oder einem Laut oder Geräusch vervollständigt wird. Wenn der Erste im Kreis seinen Satz vervollständigt hat, dann wiederholen alle anderen gemeinsam mit dem Protagonisten den Satz 2 - 4 mal (je nach Gruppengröße); im Anschluss ist der Nächste an der Reihe.
   Nachdem alle den Satz vervollständigt haben, werden die gleichen Bewegungen und, falls vorhanden, auch Geräusche noch einmal Mensch für Mensch vorgemacht und wiederholt. Diesmal allerdings ohne den Satzanfang und ohne Sprache.
   Jetzt kann die Gruppe langsam üben, die Bewegungen nacheinander zu vollziehen, ohne dass derjenige, von dem die Bewegung kommt, diese vormacht. Ziel soll sein, dass nach und nach alle gleichzeitig im gleichen Rhythmus nacheinander die Bewegungen eines Jeden 2–4 mal wiederholen.
   Wenn die Bewegungen einigermaßen etabliert sind, dann kann der Tanz beginnen: Zu zwei Musikstücken, die jeweils eine andere emotionale und dynamische Qualität haben, werden die Bewegungen vollzogen. Hier kann die Einladung auch lauten, die eigene Bewegung zur Musik zu verändern, wenn diese einen Impuls gibt. Je nachdem, was im Anschluss passieren soll, kann man mit der eher tragenden Musik oder mit der leichten enden.

4 Verflüssigung: Neugestaltung, Neuerfindung und Dekonstruktion von Haltungen, Überzeugungen, Verhaltensweisen, Mustern und Perspektiven (körperlich und psychisch) und damit einhergehend eine Erhöhung der Durchlässigkeit für alternative Einstellungen.

5. **Varianten**
Die Übung funktioniert für geübtere Gruppen auch ohne einen Satzanfang. Hier kann die Einladung lauten: „Zeige eine Bewegung mit Geräusch und/oder Laut zum Thema Wut." Auch zur Vorstellung der eigenen Person ist die Übung gut geeignet: „Nenne deinen Namen und mach eine typische Bewegung, die zu dir passt."
Die erarbeitete Bewegungssequenz eignet sich auch als Inszenierungs-Bestandteil – dann wird bei steigender Kenntnis des Ablaufs die Kreisform aufgelöst und die Gruppe kann sich je nach Bedarf im Raum aufstellen, sich aufteilen, zu unterschiedlichen Zeiten mit dem Ablauf beginnen, etc.

6. **Dauer**
Die Übung dauert je nach Gruppengröße und Bewegungsfreude der jeweiligen Gruppe zwischen 15 und 25 Minuten.

7. **Indikation und Kontraindikation**
Angezeigt ist diese Übung für alle, für die eine Verflüssigung von körperlichen Mustern hilfreich ist. Auch wenn die Stimmung in einer Gruppe sehr gedrückt ist, oder in einer Gruppe mit depressiven Menschen wirkt diese Übung Wunder, weil sie mit dem beginnen kann, was jeder TN mitbringt, wenn beispielsweise gefragt wird „Wie geht es Ihnen gerade/Wie sind Sie heute hier?" Dann kann aus einer ersten Runde von gezeigten hängenden Schultern, tiefen Seufzern und sich vergrabenden Gesichtern ein wilder Tanz von zuckenden und sich windenden Körpern werden, der in der Regel alle in einer befreiten Stimmung zurücklässt.
Die Übung ist zu Beginn für Menschen mit Angsterkrankungen schwieriger, weil sie sich für einen Augenblick vor den anderen zeigen müssen, wenn sie ihre Bewegung vormachen und alle anderen sie anschauen. Mithilfe von Satzanfängen gelingt es diesen jedoch in der Regel auch. Spätestens, wenn die Musik dazu kommt, lösen sich üblicherweise die Unsicherheiten.
Vornehmlich Männer scheuen sich manchmal, wenn die die Musik dazu kommt – da hilft es, das Wort Tanz zu vermeiden.

8. **Fokus**
Im ersten Teil ist wichtig, den TN den „Originalitätsdruck" zu nehmen. Auch Wiederholungen oder sehr kleine Gesten sind erlaubt. Die Einladung, dem jeweils ersten Impuls zu folgen, ist hier hilfreich.
Die Therapeutin kann beispielsweise ein komplementäres Angebot machen, wenn die Gruppe sehr einseitig auf ein Thema eingeht.
Eine weitere Ebene bezieht sich auf das Thema Empathie: Jeder TN soll möglichst präzise und synchron die jeweils anderen spiegeln, was einen sehr genauen Blick und ein ebensolches Timing fordert und fördert.

9. **Auswertung**
Die Therapeutin kann über die Angebote, die die Gruppe zu den jeweiligen Themen macht, einen guten Überblick über das vorhandene Material in der Gruppe bekommen: Welche Gesten und Strategien werden beispielsweise beim Thema Wut gezeigt und was wird eher gemieden?

Außerdem ist spannend, zu schauen, wer wie offen in die Veränderung seiner Muster geht und zulässt, dass diese sich durch die relativ vielen Wiederholungen oder durch die Musik verändern.

10. Bemerkungen
Diese Übung eignet sich auch ausgezeichnet als Ritual zu Beginn einer sich regelmäßiger treffenden Gruppe mit jeweils anderen Themen oder aber als Befindlichkeitsrunde. Die TN können auch selber Musik mitbringen, die dann immer im Wechsel gespielt wird.

11. Tipp
Die Übung funktioniert umso besser, wenn das eigene Vergnügen an Bewegung groß ist.

12. Quelle
Das Prinzip „Call and Response" ist sowohl Merkmal traditionell afrikanischer Musik als auch der Theaterpädagogik. Die musikalische Weiterentwicklung wie oben beschrieben ist von der Autorin selbst.

Beitrag von Sandra Anklam

5.3.9 Wandlungspunkte

1. **Stichwörter**
   Muster, Verflüssigung; Verkrustungen, emotionalen, Verflüssigung; Flexibilisierung; seelische Ebene; körperlicher Ebene; Kontakt

2. **Organisation und Setting**
   Gruppen- und Einzelsetting (wenn die Therapeutin die Übung mitmacht)

3. **Absicht oder Ziel**
   Die Übung hat das Ziel, Muster und emotionalen Verkrustungen zu verflüssigen. Sie dient zur Flexibilisierung auf körperlicher und seelischer Ebene und als Kontaktübung.

4. **Beschreibung**
   Die eine Hälfte der Gruppe (A) steht in einem Abstand von ca. 3–5 Metern der anderen Hälfte der Gruppe (B) gegenüber, so dass jeder TN ein Gegenüber hat. Jede TN-Seite bekommt eine Qualität vorgegeben, die sie körperlich im langsamen (!) aufeinander Zugehen umsetzen soll. Beispiel: Gruppe A: weit, Gruppe B: eng. Wenn die Partner einander gegenüber stehen, soll die eigene Qualität sehr langsam auf die andere Person übergehen und umgekehrt. Beide Partner gehen nun rückwärts und im Kontakt miteinander bleibend in der neuen Qualität auf den Platz der jeweils anderen Person. Wenn beide am Endpunkt angekommen sind, gehen sie erneut aufeinander zu und vollziehen den Wandel zur anderen Seite der Qualität. Im Anschluss an die beiden Wege werden die Qualitäten gründlich abgeschüttelt und abgestreift.
   Mögliche Qualitäten/Gegensatzpaare: Groß/klein, weich/hart, rund/eckig, eng/weit, Macht/Ohnmacht, Freiheit/Abhängigkeit, jung/alt, depressiv/lebenslustig, dick/dünn, müssen/dürfen, etc.

5. **Varianten**
   Die Qualitäten/Gegensatzpaare können auch von den TN benannt werden.
   In den jeweiligen Qualitäten können bei der Begegnung in der Mitte auch kurze Improvisationen gespielt werden, bis die Therapeutin durch ein akustisches Signal den Wandlungspunkt anzeigt.
   Eine Variation besteht darin, dass im Raum 2 Felder markiert werden, denen jeweils kontrastierende Qualitäten zugeschrieben werden. Die TN haben nun die Möglichkeit, individuell für sich die Felder zu betreten und in der Qualität zu baden und nicht in der Qualität selbst zu sein. Es macht einen Unterschied, Macht darzustellen, oder einen Raum der Macht zu betreten.

6. **Dauer**
   Für die Grundform braucht es bei 3–5 Qualitätswandlungen ca. 10–15 Minuten. Das Bewegen innerhalb der Felder braucht gewöhnlich etwas länger, weil hier explizit die Möglichkeit besteht, häufiger hin- und her zu wechseln; sich besonders auch an der Grenze aufzuhalten und die Übergänge von einem ins andere Feld zu spüren.

7. **Indikation und Kontraindikation**
So kurz die Übung auch sein mag, so anstrengend ist sie doch für viele TN. Vor allen Dingen Menschen mit Angsterkrankungen und Depressionen kostet diese Übung viel Energie. Das heißt nicht, dass sie für diese Klienten kontraindiziert ist, sondern, dass viel Zeit zum Nachklingen und gegebenenfalls zum Austausch über die Erfahrungen einzuräumen ist.

8. **Fokus**
Die TN sollen ihren Fokus auf die Momente der Veränderung lenken. Wann und wo im Körper beginnt der Wandel? Was verändert sich im Denken und Fühlen; was verändert sich im Kontakt? Für einige TN kann diese Übung eine Überforderung darstellen. Hier sollte die Therapeutin Lachen, mangelnde Konzentration, Aussteigen aus der Übung, o. ä. dulden, ohne zuzulassen, dass andere, die sich in Gänze einlassen können, abgelenkt werden.
Bei der Variation mit den Wandlungsfeldern kann explizit darauf hingewiesen werden, dass der TN nicht alle Felder betreten muss.

9. **Auswertung**
Für die Therapeutin ist aufschlussreich zu beobachten, wie die Wandlungspunkte gestaltet werden, ob und wie die TN den Moment des Wandels aushalten, wie sie die jeweiligen Qualitäten im Kontakt zum Partner halten, etc.

10. **Bemerkungen**

11. **Tipp**
Zu Beginn und zum Abschluss dieser Übung bietet sich ein eher unverfängliches, leichtes Gegensatzpaar an, wie z. B.: groß/klein, gelangweilt/unterhalten, Sommer/Winter.

12. **Quelle**
Die Qualitätsräume kommen aus der Schauspielarbeit nach Michael Tschechow – die Wandlungsübung ist eine eigene Variation daraus.

Beitrag von Sandra Anklam

5.3.10 Samurai

1. **Stichwörter**
   Gewalt; Simulation; Höflichkeit; Zug um Zug spielen; Polaritäten

2. **Organisation und Setting**
   Gruppensetting
   Zweierkontakt

3. **Absicht oder Ziel**
   Diese Übung verbindet Gewalttätigkeit und Höflichkeit, zwei Gegensätze. Sie kann helfen, Gewalt und Contenance miteinander zu verbinden.

4. **Beschreibung**
   2 TN stehen einander gegenüber: Sie sind Samurais. A schlägt B in Zeitlupentempo pantomimisch, dann verbeugt er sich. B reagiert heftig, sowohl als Empfänger, als auch als Antwortender. Er greift selber an und verbeugt sich. Nun reagiert A wieder auf den empfangenen Schlag usw.

5. **Varianten**

6. **Dauer**
   Die Übung dauert ca. 10 bis 30 Minuten.

7. **Indikation und Kontraindikation**

8. **Fokus**
   Die TN achten auf klare und präzise Bewegungen. Die Therapeutin achtet sehr genau darauf, wie es den einzelnen TN ergeht, für wen es eventuell zu viel wird etc.

9. **Auswertung**
   Die Therapeutin sollte Raum geben für alle Empfindungen, sowohl beim Opfer, als auch beim Täter.

10. **Bemerkungen**
    Diese Übung macht sowohl Spaß, da TN endlich ihre Aggressionen ausdrücken können, dies aber kontrolliert, als auch betroffen sein können, in beiden Rollen.

11. **Tipp**

12. **Quelle**
    Aus der Theaterpädagogik.

Beitrag von Jakob Heydemann

5.3.11 Ja-Nein-Übung

1. **Stichwörter**
   Theatergrundübung; ins Spiel bringen; Hemmnisse; Theatererfahrung, keine

2. **Organisation und Setting**
   Gruppensetting
   Möglich mit zwei TN, geht am besten mit sechs bis zehn, ging auch schon mit dreißig Menschen.
   Die TN stehend (notfalls auch sitzend) im Kreis.

3. **Absicht oder Ziel**
   Sehr einfache spielerisch-lockernde Theatergrundübung, die eigentlich fast immer funktioniert. Mit dieser Übung gelingt es häufig, die TN unauffällig ins Spiel zu bringen, besonders gut geeignet TN ohne Theatererfahrung und mit Hemmungen ans Spielen heranzuführen.

4. **Beschreibung**
   Die TN stehen mit der Therapeutin in einem Kreis.
   Grundregel ist: Es gibt nur die beiden Worte „Ja" und „Nein" und die Möglichkeit eines der beiden Worte zum rechten oder linken Nachbarn zu sagen. Mehr nicht.
   Meistens ergibt sich die Dynamik, dass die TN merken, dass es viel Spaß bringt, ein Wortduell zu führen, d. h. zwei Nachbarn werfen sich immer gegenseitig ein Ja oder Nein zu. Oder zwei TN nehmen die Person zwischen ihnen in die Mangel, geben immer wieder das Wort an ihn oder sie zurück. Oder sie entdecken den Spaß im Variieren des Wortes.
   Die Therapeutin beendet das Spiel, wenn sie merkt, dass „die Luft raus ist".

5. **Varianten**
   Es können andere Worte verwendet werden wie „Hallo" und „Tschüß".
   Es kann auch die Möglichkeit geben, nicht nur den Nachbarn anzusprechen, sondern jede Person im Kreis.
   Ein TN muss so lange mit Ja unterwegs sein, bis er ein Ja bekommt, dann übernimmt der Jasager seinerseits die Aufgabe das Ja an andere TN zu richten. Kann fordernd sein, wenn sich einzelne TN auf Neinschleifen einschießen, meist überwiegt aber das soziale Gewissen der TN.
   Die TN stehen in zwei Reihen A und B einander gegenüber: Jeder hat eine bestimmte Person zum Gegenüber. Die A Reihe probiert sich aus im Ja sagen, will damit den Andern überzeugen, einnehmen, angreifen ... etc.
   Die B Reihe sagt auf verschiedenste Weise Nein und versucht sich damit zu behaupten. Kann sehr laut werden.

6. **Dauer**
   Hängt von der Gruppengröße und der entstehenden Dynamik ab. Meistens um die zehn Minuten, kann aber auch einiges länger gehen.

7. Indikation und Kontraindikation

Ideale Theaterspiel-Einführungsübung, die für fast alle Menschen (auch Patienten in einer psychiatrischen Klinik) gut geeignet ist.

Vorsicht bei traumatisierten Patienten wegen des mitunter starken „Nein", dass Erinnerung wecken kann (allerdings bei wachsamen Umgang immer auch die Möglichkeit des bewussten Ausstiegs und damit Verhinderung einer Re-Traumatisierung mithilfe der Reflektion „Sie konnten jetzt aussteigen. Sie konnten für sich sorgen. Es ist Ihnen nichts passiert." Gelingt dieses, kann diese Übung an dieser Stelle eine hochgradige therapeutische Wirkung haben. Beim Misslingen allerdings genau das Gegenteil.).

Hervorragend geeignet für depressive Menschen, die mit diesem Spiel schlafende Lebensgeister wecken können.

8. Fokus

Je nach Setting kann es hilfreich sein, die TN zu ermutigen, sich verschiedenartig auszuprobieren (manche verwenden immer nur ein Wort, geben immer nur weiter oder immer nur zurück).

Wichtig ist bei der Übung ein Gespür für die Länge zu bekommen. Ist die Energie oder dieses Spiel schon abgeflaut oder kommt noch eine Welle, bei der einige erst richtig ins Spiel reinfinden.

Und außerdem ist darauf zu achten, ob die TN das Spiel aus freiem Herzen spielen oder als Pflichtaufgabe.

Gerade bei Menschen, die man nicht gut kennt, empfiehlt sich eine Mini-Feedbackrunde nach 1 bis 2 Minuten mit der Frage „Eher Spaß oder Stress oder Pflicht?". Ein Weitermachen lohnt nur bei deutlicher Spaß-Mehrheit (ist aber die Regel).

Ein weiterer Fokus kann der Körperausdruck sein. Viele Menschen (besonders Patienten) absolvieren die Übung fast körperlos. Hier kann es nach einiger Zeit (vielleicht wenn die Übung wiederholt wird) sinnvoll sein, die TN auf die Möglichkeit des Körperausdrucks bei den Worten Ja/Nein hinzuweisen.

Beim Körperausdruck kann es sein, dass TN diese als neue Möglichkeit, als Erweiterung oder Befreiung erleben. Anderen fällt der Körperausdruck schwer, sie fühlen sich in ihrer Gehemmtheit bestärkt. Deshalb ist es gerade in der klinischen Situation an einer solchen Stelle sehr wichtig, eine Vorahnung zu haben, wie ein neuer Impuls aufgenommen wird. Grundsätzlich gilt: lieber einen Schritt zu klein machen und die Gruppe unterfordern als zu groß und überforderte Patienten zu haben (ein TN reicht schon, der sich unter Umständen nicht mehr traut, auf neues einzulassen und damit wird der Prozess unnötig schwer; das Vertrauen zur Therapeutin kann sinken). Praktisch heißt das an dieser Stelle, als Erweiterung des Körperausdrucks zum Beispiel nur die rechte Hand anzubieten (und zugleich immer die Freiwilligkeit zu betonen!). Häufig ist es so, dass dann viele kleine Schritte möglich sind und am Ende die ganze Gruppe im ziemlich weitgehenden Körperausdruck ist.

9. Auswertung

Bei dieser Übung ist eine Rückmeldungsrunde meist wichtig. Zum einen um die Freudeerlebnisqualitäten bewusst zu machen. Andererseits um den eventuellen Schwierigkeiten bei der Übung Raum zu geben. Gerade bei Patienten in einer Klinik sind Ja oder Nein als Wort oft negativ besetzt. Hier kann es hilfreich sein, zu bemerken, wie lustvoll ein Nein im Spiel war, auch wenn es im Leben mit diesem Wort ein Problem gibt. Oder auch zu bemerken, dass das Ja nicht gesagt werden konnte und es an späterer Stelle in der Therapie zu vertiefen (manchmal auch direkt aus der Übung eine neue Übung zu kreieren, in der es um den bewussten Einsatz von Ja und Nein geht).

10. Bemerkungen
Unter Umständen kann es hilfreich sein, wenn die TN ihre Position im Kreis zwischendurch wechseln, um verschiedenartige Erfahrungen mit unterschiedlichen Temperamenten der Nachbarn sammeln zu können.

11. Tipp
Die Therapeutin kann als Spielteilnehmer die Intensität mitsteuern, in der Art wie sie selber ihre Jas und Neins ausdrückt.

12. Quelle
Ähnliche Formen sind bekannt als Encounterübung und im Improvisationstheater.

Beitrag von Sascha Heuer

5.3.12 Nachbar

1. **Stichwörter**
   Ins Spielen kommen

2. **Organisation und Setting**
   Gruppensetting

3. **Absicht oder Ziel**
   Eine einfache Theaterübung, die auch im klinischen Rahmen fast immer funktioniert, um ins Spielen zu kommen.

4. **Beschreibung**
   Die TN stehen sich jeweils zu zweit einige Meter voneinander entfernt gegenüber auf. Die Therapeutin definiert sie als Nachbarn und schildert die Grundsituation (z. B. Nachbar A ist abgebrannt, die Therapeutin hat ihm als Erholungsmaßnahme 4 Wochen Urlaub in Costa Rica verordnet, A hat aber kein Geld, B hat Geld, also soll A bei B klingeln und um Geld für Costa Rica bitten).
   Spieler 1 geht nun als Nachbar A mit der Aufgabe zu Spieler 2 (= Nachbar B). Nach einigen Minuten bittet die Therapeutin die Spieler zu einem Ende zu kommen.
   Anschließend werden die Rollen getauscht.

5. **Varianten**
   In diesem Grundprinzip sind natürlich unendliche thematische Varianten möglich (A beschwert sich bei B über die Würmer, die vermutlich von dessen Komposthaufen bei A auf die Terrasse krabbeln).
   Bei fortgeschrittenen Gruppen kann die Aufgabenstellung auch komplexer und/oder absurder sein (Angela Merkel fragt den Papst, ob er Bundespräsident werden möchte).

6. **Dauer**
   Die Übung dauert 3 bis 5 Minuten für ein Gespräch. Möglich sind häufig 4 Gespräche (2 x 2).

7. **Indikation und Kontraindikation**
   Eigentlich für alle möglich, allerdings bei gehemmten Menschen nicht als erste Übung, da vorher anderes nötig ist, z. B. das Ja-Nein-Spiel.

8. **Fokus**
   In der Klinik ist bei der Übung die Auswahl der Paare wichtig. Regel ist: Die schwächste Person (die unsicherste, gehemmteste) braucht den für sie besten Partner. Entweder lässt die Therapeutin diese Person einen Partner ihrer Wahl aussuchen oder bei abzusehender Überforderung stellt sie die Paare unauffällig so zusammen, dass es für diese Person (oder auch mehrere Personen) vermutlich am förderlichsten ist (also entweder eine Person des Vertrauens oder eine spielerfahrene Person oder eine, die vom Temperament her passt).

9. Auswertung

Diese Übung hat verschiedene Ebenen, die in der Auswertung eine Rolle spielen können. Selbstständig eine kleine Szene spielen. Gerade bei Patienten ist diese Übung eine Möglichkeit sie erstmals „richtig" Theater spielen zu lassen und ihnen das hinterher (!) deutlich zu machen (vorher gesagt wird es zur Aufgabe). Oftmals sind gerade gehemmte Menschen erstaunt, wie leicht es ihnen fällt zu spielen.

Kontakt:
Viele Patienten haben Kontaktschwierigkeiten. Fast allen gelingt es aber in diesem Spiel in Kontakt zu treten (in der Regel auch adäquat). Auch hier kann eine Rückmeldung wertvoll sein.

Konflikt:
Es geht bei der Nachbar-Übung fast immer um eine Konfliktsituation. Der spielerische Umgang mit dem Konflikt kann sowohl diagnostisch hilfreich sein, als auch einen tieferen Einstieg in den therapeutischen Prozess ermöglichen.

10. Bemerkungen

Bei Sicherheit mit der Übung kann eine Variante sein, die Paare erst parallel spielen zu lassen und dann einzeln nacheinander. So kann eine Bühnensituation geschaffen werden, die oft kaum als solche wahrgenommen wird. In der Reflektion kann dieses thematisiert werden und der Aspekt des „Angeschautwerdens" im Spiel kommt dazu. Dieses ist häufig ein sehr wichtiger Punkt. Meist geht es gut, die TN gleichzeitig ins Spiel zu bringen (keine Zuschauer). Die exponierte Stellung als Alleinspieler setzt häufig Ängste frei. Mit dieser Methode beim Nachbarspiel ist es häufig möglich, dem TN die Erfahrung zu schaffen, fast angstfrei sich vor anderen zu präsentieren. Ist dieses einmal gelungen, ist eine bewusste Wiederholung meist möglich.

11. Tipp

Günstig ist im klinischen Bereich für das Nachbarspiel ein Thema zu wählen, dass den TN vertraut ist (A ist „fertig", braucht Urlaub) und gleichzeitig mit Absurdität zu verbinden (Therapeut empfiehlt vier Wochen Costa Rica und den Nachbar um das Geld dafür bitten). Die Vertrautheit erleichtert den Einstieg, die Absurdität schafft Distanz und bringt mit dem integrierten Humor eine Spielbarkeit eines ernsten Themas.

12. Quelle

Die Quelle ist unbekannt.

Beitrag von Sascha Heuer

5.3.13 Inneres aufstellen

1. **Stichwörter**
   Aufstellung; Klärungsinstrument; Inneres, sichtbar machen

2. **Organisation und Setting**
   Einzelsetting oder Gruppentherapie

3. **Absicht oder Ziel**
   Absicht der Übung ist, innere oder äußere Zustände mittels Aufstellung auf die Bühne zu bringen und Klarheit über die Zustände zu gewinnen.
   Aufstellungen können in sehr vielen verschiedenen Momenten des therapeutischen Prozesses eingesetzt werden. Hier soll es zunächst um einen Nutzen als Klärungsinstrument gehen.

4. **Beschreibung**
   Die Therapeutin schlägt eine Aufstellung zur Klärung von einer problematischen Lebenssituation vor. Der TN (A) stimmt zu.
   Zunächst soll A alle ihn belastenden Dinge benennen, sowohl die inneren Gefühlszustände als auch die äußeren Faktoren. Nach und nach kommt A im Gespräch auf sechs Dinge/Faktoren. Jeweils eines soll er einem anderen TN zuordnen und diesen auf einen Platz im Raum stellen, wobei der Stuhl von A der Bezugspunkt ist.
   Es entsteht ein Gruppenbild der Probleme. A setzt sich auf seinen Stuhl und überprüft die Anordnung. Die Therapeutin fragt, wie es A mit dem Bild gehe.
   A soll jetzt jedem der Stellvertreter einen Satz geben, der für eine Aussage über das Problem trifft. Danach sprechen die Stellvertreter mehrmals die Sätze. Die Therapeutin fragt nach, auf welche Sätze er reagiert.
   Die Therapeutin fordert A auf, das Bild neu zu ordnen und zwar nach der Berührung durch die Sätze.
   A wird aufgefordert, seine Einschätzung zu den beiden Bildern zu geben.

5. **Varianten**
   Statt anderer TN können auch Gegenstände als Stellvertreter genommen werden. Entweder als adynamische Variante im Gruppenprozess oder in der Einzelarbeit.
   Sind andere TN die Stellvertreter, liefert eine Befragung deren Gefühle in der Rolle häufig wichtige Hinweise auf den innerpsychischen Prozess des Protagonisten.
   Oder auch für die Beziehung der Stellvertreter untereinander. Eine Möglichkeit besteht darin, sie zu fragen, wie sich zueinander fühlen oder aber sie auch miteinander eine Zeitlang frei spielen zu lassen.
   Ebenfalls kann es hilfreich sein, wenn der Protagonist einzelne oder alle Rollen seines Bildes einnimmt und so eine Eigenperspektive des Gesamtbildes erlebt.
   Wichtig ist manchmal auch über die Aufstellung eine aktuelle Hierarchie der Probleme zu bekommen. So ist es im klinischen Geschehen recht häufig, dass z. B. eine Mutterproblematik sich als dominant in der Aufstellung der Problematik zeigt, aber eine zweite Aufstellung zu den aktuell lösbaren und notwendigen Problemen ein ganz anderes Bild

ergibt (und somit eine Priorität und Orientierung für den klinischen Aufenthalt entsteht und manchmal auch schon für eine anschließende Psychotherapie)
Im Prinzip kann alles aufgestellt werden.

6. **Dauer**
Die Dauer der Übung beträgt ca. 30 bis 45 Minuten.

7. **Indikation und Kontraindikation**
Die Übung ist gut geeignet für Menschen, die sich unklar fühlen oder sich überhaupt nicht fühlen, weniger für Menschen, die schnell überflutet sind (hier eher mit Gegenständen arbeiten und auch weniger im großen Raum, sondern z. B. nur auf einem Tisch, sozusagen Miniaturaufstellung).

8. **Fokus**
Aufstellungen klären fast immer und können dabei aber auch viel aufwühlen. Deshalb ist der Protagonist immer sehr gut im Blick zu haben. Wie reagiert er auf die einzelnen Schritte? Soll es noch einen Schritt weitergehen oder reicht es (im Zweifel immer fragen)? Zweiter Fokus sind bei der Aufstellung die Stellvertreter. Wie reagieren sie bei der Aufstellung? Ist es o.k., sie nach der fertigen Arbeit nach ihrem eigenen Erleben zu befragen oder geraten sie während der Arbeit schon so unter Druck, dass ein einfach „Weiter" nicht angebracht erscheint. Meistens können die Stellvertreter über die Austauschrunden zum Rollengefühl zwischendurch eventuell entstehenden Druck abbauen. Ist dieses nicht der Fall, bildet die Belastungsgrenze der Stellvertreter das notwendige Regulativ für den Protagonisten (in der Regel kann er auch nur so viel verarbeiten, wie die Stellvertreter im Spiel aushalten können).

9. **Auswertung**
Es kann hilfreich sein, wenn der Protagonist sich später das Bild der Aufstellung aufmalt und evtl. auch Sätze der Stellvertreter aufschreibt.
Ansonsten stehen in der Auswertung/Nachbesprechung meist die Stellvertreter im Mittelpunkt. Nicht selten besetzt der Protagonist die anderen TN treffsicher aus seinem Unbewussten, d. h. sie bekommen Rollen zugewiesen, die wiederum für sie eine zentrale Problematik darstellen. Recht oft entstehen aus einer Aufstellung mehrere neue Prozesse anderer TN. Dieses ist in der Planung zu berücksichtigen.

10. **Bemerkungen**
Aufstellungen können auch gut im therapeutischen Prozess eingesetzt werden, wenn die Entwicklung stockt und die Therapeutin keine Ahnung hat warum. Hier können die bisherigen therapeutischen Erfahrungen aufgestellt werden (evtl. gemeinsam mit Zielen und Wünschen des Protagonisten). Das Bild kann oft gut deutlich machen, woran und auf welcher Ebene es hakt.

Der Ablauf wird hier anhand eines konkreten Falles deutlich gemacht:
TN A befindet sich nach einem Zusammenbruch in der Klinik, ist in einem diffusen Zustand mit verschiedenen Symptomen (Ängste, Antriebslosigkeit, Gedankenkreisen) und verschiedenen Belastungsfaktoren (Stress in der Ehe, schwierige Mutterbeziehung mit ak-

tuellen Konflikten, Erziehungsprobleme, keine Arbeit, Alkoholismus des besten Freundes). A hat keine Ahnung, wo er in der Therapie ansetzen soll, sitzt ratlos vor seinem Berg von Problemen.
Die Therapeutin schlägt eine Aufstellung zur Klärung vor. A stimmt zu.
Zunächst soll A alle ihn belastenden Dinge benennen, sowohl die inneren Gefühlszustände als auch die äußeren Faktoren. Nach und nach kommt A im Gespräch auf sechs Dinge/Faktoren. Jeweils eines soll er einem anderen TN zuordnen und diesen auf einen Platz im Raum stellen, wobei der Stuhl von A der Bezugspunkt ist.
Es entsteht ein Gruppenbild der Probleme. A setzt sich auf seinen Stuhl und überprüft die Anordnung. Die Therapeutin fragt, wie es A mit dem Bild gehe. A antwortet erst mal unverbindlich.
A soll jetzt jedem der Stellvertreter einen Satz geben, der für eine Aussage über das Problem trifft. Danach sprechen die Stellvertreter mehrmals die Sätze. Jetzt reagiert A. Die Therapeutin fragt nach, auf welche Sätze er reagiert. A sagt auf die Sätze von der Mutter und den Erziehungsproblemen des eigenen Sohnes.
Die Therapeutin fordert A auf, das Bild neu zu ordnen. Bislang standen die Symptome A im Bild am nächsten, währende die Belastungsfaktoren weiter hinten im Raum standen. Jetzt soll A eine Korrektur vornehmen, und zwar nach der Berührung durch die Sätze.
Es ergibt sich eine komplett anderes Bild im Raum, quasi eine Verdrehung. Die Symptome wandern nach hinten. Mutter und Sohn stehen jetzt vorne.
A wird aufgefordert, seine Einschätzung zu den beiden Bildern zu geben. A erkennt für sich, dass die Symptome nur der Ausdruck der belastenden Probleme mit Mutter und Sohn sind. Gleichzeitig bemerkt er, dass die Eheprobleme nicht so schwerwiegend sind. Der Schlüssel liegt zunächst anscheinend bei der Mutter. Sein Verhältnis zu ihr wirkt sich auf die Ehe aus und auch auf die Situation des Sohnes, worunter A sehr leidet.

11. Tipp

Es müssen nicht nur Probleme aufgestellt werden. Zum Beispiel auch als Abschluss der Behandlung die verschiedenen therapeutischen Erfahrungen oder als Ressourcenarbeit eine Aufstellung der Freuden und Interessen.

12. Quelle

Anleihen aus Gestalttherapie und Psychodrama.

Beitrag von Sascha Heuer

5.3.14 Ein Dialog mit dem Rücken

1. **Stichwörter**
   Bandbreite an Gefühlen; Eis brechen; erstes Vertrauen; interpersonelle Beziehungen

2. **Organisation und Setting**
   Gruppensetting; Zweierteams

3. **Absicht oder Ziel**
   Die Absicht dieser Übung liegt darin, das Eis zu brechen und ein erstes Vertrauen zwischen den TN herzustellen. Eine große Bandbreite an Gefühlen wird durch die Übung hervorgerufen. Außerdem wird die Gruppe dafür aufgewärmt, sich mit Themen zu beschäftigen, die interpersonelle Beziehungen betreffen.

4. **Beschreibung**
   Es werden Paare gebildet, die sich im Raum verteilen und Rücken an Rücken aufstellen. Die Therapeutin führt sie durch einen Dialog mit ihren Rücken, in welchem verschiedene Gefühle vorkommen. Beispielsweise: „Stellt euch vor, eure Rücken sprechen miteinander, über einfache, alltägliche Belange. Ihr tauscht Ideen aus, macht leichte Witze über Dinge, teilt Erfahrungen usw. Irgendwann kommt eine milde Diskrepanz zwischen euch auf, die sich beständig in eine Diskussion entwickelt. Ein intensiver Konflikt offenbart sich, der zu einem wütenden Streit wird. Ihr haltet beide eure Positionen: Es ist eine Frage von Prinzipien und ihr seid nicht bereit aufzugeben ...! Endlich realisiert ihr, dass alles ein Missverständnis war, ein großer Fehler. Ihr habt euch nicht richtig verstanden oder den jeweils anderen nicht gut gehört. Jetzt ist alles geheilt, ihr erklärt euch einander, ihr schließt Frieden. Ihr seid nur zwei liebende, sorgende menschliche Wesen ..."

5. **Varianten**

6. **Dauer**

7. **Indikation und Kontraindikation**

8. **Fokus**
   Die TN reagieren auf die Darstellung des Dialoges durch die Therapeutin nur durch das Bewegen ihrer Rücken.

9. **Auswertung**

10. **Bemerkungen**

11. **Tipp**

12. **Quelle**
    Die Übung wurde von der Autorin selbst entwickelt.

Beitrag von Susana Pendzik

5.3.15 Polaritäten verbinden, ein Tanz

1. **Stichwörter**
   Polaritäten; Tanz; Verbindung; Dazwischen; freie Bewegung; Gegensätze

2. **Organisation und Setting**
   Material: Kleine Zettel und Stifte; gut ausgewählte Musik.

3. **Absicht oder Ziel**
   Diese Übung kann auf tänzerische Weise helfen, in scheinbar widersprüchlichen inneren Strebungen die angemessene Mischung zu finden.

4. **Beschreibung**
   Nach einem körperlichen Warming-up, z. B. „Helga" oder „Tanzen von Kopf bis Fuß", kann als Mittelstück die Übung „Die 4 Elemente" getanzt werden. Dann kommt der Höhepunkt der Einheit: Jeder TN wird aufgefordert, in sich zu gehen und 2 scheinbar unvereinbare gegensätzliche Bedürfnisse oder Neigungen in sich zu finden. Hier können 1 bis 2 Beispiele sehr hilfreich sein, z. B. Pol 1) Ich will mich ausruhen, Pol 2) Da ist aber noch so viel zu tun oder 1) Ich will leben, gegen b) Ich bin lebensmüde. Jeder der Pole wird nun auf einen Zettel geschrieben, was darauf steht bleibt geheim. Diese Zettel werden nun in angemessener Distanz verdeckt auf den Boden ausgelegt. Die Verbindungslinie soll nicht durch andere TN durchkreuzt werden. Nun begibt sich der TN auf den Platz des einen Pols, spürt in diese Qualität und nimmt entsprechend eine Haltung ein. Dann dasselbe auf dem Platz des anderen Poles. Jetzt wird Musik eingespielt.

   Die Therapeutin sagt an:
   „Du gehst auf den Platz, wo diese Musik jetzt besser passt und tanzt diese Qualität in ihrer Reinheit, ca. 3–5 Minuten lang. Jetzt wechselst du auf den anderen Platz und erkundest mit der nächsten Musik diesen Platz. Manchmal kann es sein, dass die Musik ganz und gar nicht passt, dann setz dich über sie hinweg. Mit der nächsten Musik tanzt du das Dazwischen, den Raum zwischen den beiden Polen."

   Wenn die Musik endet, kommt die Frage:
   „Wo ist nun im Dazwischen gerade jetzt der beste Platz? Finde dich dort ein und finde auch dort eine Haltung und aus der Haltung heraus einen Satz."
   Der Satz kann je nach Stadium der Gruppe für sich behalten werden, aufgeschrieben auf einen kleinen Zettel und mitgenommen, oder mitgeteilt werden.

5. **Varianten**
   Als Variation können Polaritäten zu zweit getanzt werden wie männlich/weiblich, stark/schwach, kalt/heiß, Sonne/Mond, Himmel/Erde etc.
   Weitere Variante: In Anlehnung an die „5 Rhythmen" von G. Roth, kann 3 Minuten fließend, dann 3 Minuten stakkato, 3 Minuten Chaos, als Mischung der beiden Vorherigen, getanzt werden.

6. **Dauer**
   Eine Stunde, kann auch mit relativ großen Gruppen gemacht werden.

7. Indikation und Kontraindikation

Eignet sich besonders gut bei Menschen mit der Neigung, die Welt in schwarz oder weiß aufzuteilen. Narzisstische Persönlichkeiten und bei Borderline Symptomatik, um das „und auch" statt „entweder/oder" zu üben. Macht keinen Sinn bei Klienten, die geistig nicht in der Lage sind, Polaritäten zu bilden.

8. Fokus

Die TN sind angehalten, ihre Körperwahrnehmung ernst zu nehmen, hier ist der sogenannte „felt sense"(Begriff aus dem Focusing) gefragt.
Die Therapeutin achtet während der Einheit, wie oben schon erwähnt auf die Verbindungslinien. Zwischen den Polen sollen diese nicht durch andere TN gekreuzt werden. Und darauf, dass jeder TN bei sich bleibt.

9. Auswertung

Hier ist genau abzuwägen, ob man die TN einfach mit ihrem Erleben lässt, sie sich zu zweit oder zu viert austauschen lässt, oder sie zu einem Austausch in der Gesamtrunde einlädt.
Gerade bei Menschen mit starken Tendenzen zum „Entweder-Oder" bzw. polarisieren, ist dies eine sehr effektive Übung, die man häufiger mit verschiedenen Polen durchführen und einüben kann.

10. Bemerkungen

Siehe auch: Seiltanz und Spaltungsmodell nach B. Wardetzki.

11. Tipp

Musiktipp:
Musik von G. Roth: „five rhythm" von Gabriele Roth und Musik von Vanessa Mae sind hierfür sehr gut geeignet.

12. Quelle

Von der Autorin selbst entwickelt nach „5 Rhythmen" von Gabriele Roth.

Beitrag von Doris Müller-Weith

5.3.16 Franky ist schuld

1. **Stichwörter**
   Stärkung der Selbststeuerung; Erweiterung des Selbstbildes; Steigerung der Kontaktfähigkeit; Selbstbestimmung; Warming-up; Hauptteil; Gruppenübung; Angststörungen; Breitspektrum

2. **Organisation und Setting**
   Gruppensetting
   Material: Eine Puppe, wenn möglich aus Stoff.

3. **Absicht oder Ziel**
   Diese Übung ist zuerst einmal als Warming-up-Übung gedacht und setzt sich zum Ziel, die Gruppe körperlich, stimmlich und emotional aufzubauen. Die Intensität, die eventuell im Laufe des Spiels entstehen kann, dient weiterhin als Motor für die Entwicklung von Geschichten und Spielmaterial. Dieses Spielmaterial kann eine unausgesprochene, unterschwellige Tendenz in der Gruppe zum Ausdruck bringen oder persönliche Themen einzelner Teilnehmer, wie z. B. „Schuld" oder „Anklage" greifbarer machen.

4. **Beschreibung**
   Während des Warming-up bringt die Therapeutin eine Puppe ins Spiel. Die Puppe zirkuliert frei von TN zu TN durch den Raum. Die Ansage der Therapeutin kann z. B. lauten: „Das ist Franky." Die Stoffpuppe wird von Hand zu Hand weitergereicht, darf kurz von jedem TN gehalten werden und wird weitergegeben. Während dieser Phase lädt die Therapeutin die Gruppe irgendwann dazu ein, etwas über Franky zu sagen, wie z. B.: „Franky ist alt" oder „Franky ist frech" oder „Franky ist verliebt".
   Am besten entstehen die Sätze bei den TN über den assoziativen Weg. Die Puppe wird beobachtet und der Satz entsteht. Um emotionale Dichte zu erreichen, dürfen hier, nach Bedarf, von der Therapeutin unterschwellige Themen der Gruppe via „Satzformulierung" ins Spiel gebracht werden. Ein Beispiel hierzu wäre: „Franky ist schuld", oder „Franky hat es getan" oder „Franky macht es immer wieder". An dieser Stelle der Übung kann es sein, dass die Gruppe mit der Anklage aufblüht und in einigen Fällen viel körperliche und verbale Bewegung entsteht. Mit den Sätzen, die von den Patienten gefunden wurden, entsteht unter Umständen auch sehr viel Spielmaterial! Die Sätze der TN können sich verknüpfen und ganze Geschichten dürfen entstehen, z. B.: „Habt ihr gewusst, dass er gestern Nacht nicht nach Hause gegangen ist?" „Ja, seine Frau hat ihn besoffen in der Pfütze liegend gefunden" „Und geklaut hat er auch" usw.

5. **Variationen**
   1) Ab dem oben beschriebenen Moment im Spiel, liegt es in den Händen der Therapeutin zu entscheiden, ob es jetzt angebracht ist, diese Phase auszubauen.
   2) Das gesamte Szenario darf hier nach Bedarf auch zum Kippen gebracht werden mit: „Das ist alles gelogen, Franky wird zu Unrecht angeklagt!" Hier wird die Gruppe zu einer neuen Haltung eingeladen. Das Prozedere ist identisch. Auch in dieser Phase kann gruppendynamisch einiges entstehen, z. B., dass die Gruppe sich in zwei Par-

teien aufteilt, die Ankläger und die Retter von Franky. Je nach Verlauf des Spiels, gilt es hier zu beobachten, ob die Übung abgeschlossen werden kann, oder zum Hauptteil des Settings ausgebaut werden sollte.

6. **Dauer**
Die Dauer beträgt eine halbe Stunde, nach Bedarf länger.

7. **Indikation und Kontraindikation**
Die Übung stärkt die Selbststeuerung und erweitert das eigene Selbstbild. Kontaktfähigkeit und Selbstbestimmung dürfen hier geübt werden. Besonders zu beachten dagegen sind Themen der latenten Ausgrenzung und Stigmatisierung.

8. **Fokus**
Die Übung verbindet oder polarisiert u. U. die Gruppe und gibt jedem einzelnen TN die Möglichkeit, auszudrücken und zu erfahren, wie es ist, wenn man offen, rabiat und inbrünstig für oder gegen jemanden plädiert. Dieser Zustand ist nicht immer für jeden Menschen zugänglich.

9. **Auswertung**
Was auf jeden Fall aus dieser Arbeit gesichert werden kann, ist das Verhalten der einzelnen TN in beiden Phasen und das Gesamtverhalten der Gruppe. Antwortet die Gruppe spontan auf das Angebot der Therapeutin? Gab es Widerstand bei den einzelnen TN, oder hatte jemand Schwierigkeiten, sich in die Gruppendynamik einzubinden? War es für alle selbstverständlich, „die" Stimme einer gemeinsamen Anklage zu sein? Was passierte auf der emotionalen Ebene während der Hetzjagd? Wie kraftvoll oder nicht kraftvoll fühlte sich die Rettungsaktion an? Die Rückmeldungen der TN nach dem Spiel sind ausschlaggebend.

10. **Bemerkungen**
Die Übung „Franky ist schuld" oder „Alle retten Franky" ist für TN geeignet, die bereits einen gewissen Grad an Gelassenheit im Spiel entwickelt haben und sich in einer aktiven Entwicklungsphase befinden.

11. **Tipps**
Vor allem ist es sinnvoll darauf zu achten, dass der Name der Puppe in der Gruppe nicht vorhanden ist. Die menschliche Gestalt der Puppe wirkt oft direkter und inspirierender, als die eines Stofftieres, aber auch hier darf man weiter ausprobieren und experimentieren. Die Übung ist unkompliziert und verlangt vor allem Spieloffenheit. Die spielerische Energie kann seitens der Therapeutin aufgebaut und reguliert werden.

12. **Quelle**
Von der Autorin selbst entworfen. Der Ursprung liegt in der Theatertherapie und der Theaterpädagogik.

Beitrag von Corinna D'Angelo

5.3.17 Kommunikation in Konfliktsituationen

1. **Stichwörter**
   Paare; gelingende Konfliktklärung; Beziehungsstörungen; unterschiedliche Bedürfnisse; Kommunikation; konstruktives Ausdrücken; Miteinander reden; Achtsamkeit; Stress; Kommunikationsanleitung; Projektivtechnik

2. **Organisation/Setting**
   Paarsetting
   Material: Tipps für eine gelingende Konfliktklärung aufschreiben und als Handout für die TN vorbereiten. Für Download-Möglichkeit siehe Punkt 12 „Quelle". Papier und Farben oder kleine Objekte, etc.

3. **Absicht oder Ziel**
   Hinter Paarkonflikten und Beziehungsstörungen stehen meist unterschiedliche Bedürfnisse der Partner, die sich entgegenstehen oder lange unausgesprochen bleiben. Wie kann man im Konflikt konstruktiv miteinander reden? Die beste Möglichkeit ist, bei sich selbst anzufangen.

4. **Beschreibung**
   Beide Partner wählen ein Thema, für das sie bisher keine befriedigende Lösung gefunden haben. Sie stellen die Situation, ihr Anliegen mit projektiven Techniken dar (Zeichnung, Miniaturwelt mit Figuren, Darstellung mit verschiedenen Objekten auf dem Boden oder auf einem Stuhl, etc.)
   Die Therapeutin leitet die beiden Partner nacheinander an, ihr dargestelltes Anliegen in Anlehnung an den folgenden Leitfaden zu erläutern und anschließend eine Bitte zu formulieren:

   Wie ich mich konstruktiv ausdrücken kann
   - Ich beschränke mich auf ein Thema, das mich belastet.
   - Ich vereinbare mit meinem Gegenüber Zeit, Ort und Dauer des Gesprächs.
   - Ich spreche meine konkreten Beobachtungen aus.
   - Ich sehe … Ich höre … Ich beschreibe, ohne zu werten.
   - Ich nehme meine Gefühle wahr und benenne sie.
   - Ich fühle mich verletzt, erschrocken, froh, irritiert, usw.
   - Ich drücke meine Bedürfnisse klar und ehrlich aus.
   - Mir fehlt … Ich vermisse … Ich brauche … Mir ist wichtig …
   - Ich formuliere eine konkrete Bitte.
   - Wärst du bereit zu…? Ich bitte um etwas, was mein Leben bereichert und uns beiden mehr Zufriedenheit bringen kann. Ich übernehme Verantwortung für das eigene und das gemeinsame Wohlbefinden.

   Wie ich konstruktiv zuhören kann
   - Ich nehme das Anliegen des Anderen achtsam auf.
   - Ich bin präsent, einfach da und mache nicht gleichzeitig etwas anderes.
   - Ich höre und respektiere die Gefühle und Bedürfnisse meines Gegenübers.
   - Ich gebe das gehörte Anliegen mit eigenen Worten wieder.
   - Ich erkenne durch mein Einfühlen, was wir gemeinsam haben.

Es gelingt uns ...
- durch achtsames Miteinander-Reden, Stress in der Partnerschaft zu reduzieren und unsere Liebe zu nähren.

5. Varianten
Die Darstellung des Anliegens kann mit beliebigen Materialien erfolgen.

6. Dauer
Die Dauer der Übung liegt bei 30–60 Minuten.

7. Indikation und Kontraindikation
Voraussetzung ist die Bereitschaft beider Partner, zuzuhören.

8. Fokus
Die Therapeutin legt den Fokus auf die kreative Darstellung, welche ein Anliegen von Person A ausdrückt. Der Fokus auf die Darstellung hilft den Partnern, bei sich und ihrem Anliegen zu bleiben, damit Person B sie verstehen kann und sich weniger angegriffen fühlt. Erst wenn sich Person A mit ihrer Darstellung verstanden fühlt, kann das Verhandeln zwischen den Personen eine Chance haben. Dabei hilft es sehr, wenn Person B zurück spiegelt, was sie verstanden hat. Die Therapeutin wird stets darauf achten, dass jede Person nur für sich spricht.

9. Auswertung
Fragen:
Was ist Ihnen heute besser gelungen als früher? Können beide Partner mit der Lösung leben? Was haben sie zum Gelingen beigetragen? Was hat ihr Partner oder Ihre Partnerin zum Gelingen beigetragen?

10. Bemerkungen
Schwierigkeiten in der Kommunikation sind in den meisten Fällen auch Ausdruck von tiefer liegenden Konflikten, welche in der Paartherapie bearbeitet werden müssen. Dennoch können klare Regeln die Kommunikation und den weiteren Prozess der Paartherapie erleichtern.

11. Tipp
Die vorliegende Kommunikationsanleitung kann den Partnern ausgedruckt abgegeben werden; sie dient ihnen als Hausaufgabe für weitere Konfliktklärungen. Es lohnt sich Paare zu ermutigen, dabei auch zuhause Projektivtechniken zur Darstellung ihrer Anliegen zu verwenden. Zudem brauchen die meisten Paare mehrere begleitete Durchgänge, bis sie in der Lage sind, „heiße" Konflikte selbst erfolgreich zu verhandeln. Mit jeder positiven Erfahrung in der Therapie kann dies auch zuhause eher gelingen!

12. Quelle
„Tipps für eine gelingende Konfliktklärung" (gefunden am 02.11.2012): http://www.paarschule.ch

Beitrag von Brigitte Spörri Weilbach

5.3.18 Ungeheuer „Böse"

1. **Stichwörter**
   ADHS; Aggressionsregulation; Verhaltensstörung; Kinder

2. **Organisation und Setting**
   Einzelsetting oder Gruppentherapie
   Kinder von 4 bis 10 Jahren

3. **Absicht oder Ziel**
   Die Absicht dieser Übung liegt in der Aggressionsregulation.

4. **Beschreibung**
   Erklärung: „Wir haben alle ein Ungeheuer ‚Böse' in uns. Eigentlich ist es unser Freund. Es steht für uns ein und versteht auch unsere Grenzen, wenn wir etwas nicht können oder wollen. Aber manchmal wird es zu böse oder böse im falschen Moment oder auf die falschen Personen. Es ist wichtig, dass wir unser Ungeheuer ‚Böse' kontrollieren können. Dafür ist es wichtig, es erst einmal kennen zu lernen."
   Jetzt folgt eine Entspannungsübung und dann eine begleitete Phantasie: „Stelle dir dein Ungeheuer ‚Böse' vor, wo wohnt es, wie fühlt es sich im Augenblick" usw. Dann fangen Therapeutin und TN an zu spielen. Das Spiel beginnt in der Wohnung des Ungeheuers „Böse".

5. **Varianten**
   Die Therapeutin spielt das Ungeheuer. Das Ungeheuer bekommt Besuch.
   Was braucht das Ungeheuer, um weniger böse zu sein? (Und das spielen wir dann).

6. **Dauer**
   Die Dauer dieser Übung beträgt 15–30 Minuten.

7. **Indikation**
   Kinder mit Aggressions-Kontroll-Problemen; Verhaltensstörungen; ADHS

8. **Fokus**
   Durch das Spiel mit dem Ungeheuer lernt das Kind, die Kontrolle zu behalten und erkennt, was es braucht, um rechtzeitig einzugreifen, damit das Ungeheuer nicht zu groß wird.

9. **Auswertung**
   Die Therapeutin urteilt nicht und gibt dem Kind Gelegenheit, seine Wut kennenzulernen.

10. **Bemerkungen**
    Man kann mit dieser Übung auch längere Zeit arbeiten, dann wird es eine Methode.

11. **Tipp**

12. Quelle

Die Übung wurde von der Autorin selbst entwickelt.

Beitrag von Emilia de Gruijter

5.3.19 Ich liebe, glaube und vertraue

1. **Stichwörter**
   Warming-up; energetische Psychologie

2. **Organisation und Setting**
   Gruppensetting
   Warming-up

3. **Absicht oder Ziel**
   Die Absicht der Übung liegt darin, den Kontakt mit bewussten und unbewussten Anteilen der Persönlichkeit herzustellen, in den Kontakt mit dem eigenen Körper zu gehen und den Kontakt mit vergessenen Körpererinnerungen zu wecken.

4. **Beschreibung**
   Alle TN stehen in einem Kreis. Die rechte Hand wird locker zur Faust gefasst. Mit der Faust wird die linke Seite des Halses locker abgeklopft. Weiter den Arm entlang klopfen, auf der Innenseite nach unten und auf der Außenseite des Armes nach oben. Danach die Seite wechseln. Schließlich wieder mit der rechten Hand eine Faust bilden. Die linke Körperseite, an der Hüfte beginnend, abklopfen. Am linken Bein an der Außenseite entlang nach unten und an der Innenseite entlang nach oben. Danach wird die Seite gewechselt. Der Nierenbereich wird locker abgeklopft.
   Mit lockeren Fingerkuppen auf das Brustbein klopfen (aktiviert die Thymusdrüse) und den Satz sprechen: „Ich liebe und glaube, vertraue, bin dankbar und mutig."

5. **Varianten**
   Einen Punkt ca. 7 cm über dem Brustbein reiben. Dies aktiviert die Lymphknoten, entgiftet und wirkt heilsam mit dem Satz: „Obwohl ich ..., liebe ich mich so wie ich bin."

6. **Dauer**
   Die Dauer der Übung beträgt ca. 15 Minuten.

7. **Indikation und Kontraindikation**
   Wenn die TN diese Übung über einen längeren Zeitraum jeden Tag wiederholen, wird ein neues Bewusstsein über sich selber durch Konditionierung verankert bzw. ein vorhandenes gestärkt.

8. **Fokus**
   Der Fokus liegt auf dem Kontakt zu sich selber und in der Annahme der eigenen Person und Persönlichkeit. Es erfolgt schließlich eine Stärkung des Selbstwert- und Lebensgefühls.

9. **Auswertung**
   Kann im Feedback geschehen für den Augenblick, ist aber über einen längeren Zeitraum zu beobachten.

10. Bemerkungen

Zur Körpererinnerung:

Jede Zelle hat alle Informationen über Erlebnisse gespeichert. Tritt eine negative Körpererinnerung auf, sind folgende Interventionen hilfreich:

1) Für den anderen da sein,
2) Die Erregung „runter fahren": Atmung spüren, Füße spüren
3) Aufmerksamkeit auf das Hier und Jetzt lenken
4) Erinnern an andere positive Situation und Erfahrung
5) Neue Erfahrungen machen/herbeiführen

11. Tipp

12. Quelle

Nach Henriette Dluzak-Boysen, Psychologin und Tanztherapeutin in der Tagesklinik Nordochsenzoll in Nord-Hamburg für Psychiatrie und Psychotherapie.

Beitrag von Nina Dudek

5.4 Gruppendynamik

5.4.1 Blind in der Blase

1. **Stichwörter**
   Empathie; Warming-up; Vertrauen; Kontakt; Selbstvertrauen

2. **Organisation und Setting**
   Gruppensetting

3. **Absicht oder Ziel**
   Das Ziel der Übung ist, Vertrauen in sich und die Gruppe zu entwickeln. Eine gute Übung für das Voranschreiten und Beobachten der Gruppendynamik. Die TN lernen das Loslassen der Verantwortung.

4. **Beschreibung**
   Je nach TN-Zahl bilden sich Gruppen zu 5–6 Personen. Die TN nehmen sich an die Hand und bilden einen geschlossenen Kreis. Einer der TN geht in die Mitte des Kreises und schließt die Augen. Er schreitet blind im Raum umher. Die Gruppe um ihn herum bewegt sich mit ihm und schützt ihn vor eventuellen Hindernissen. Das geschieht nonverbal, nur durch Körperkontakt. Jeder der TN geht einmal in die Mitte.

5. **Varianten**
   Als Variante kann die Therapeutin den TN in der Mitte dazu ermuntern, schnelle Richtungs- und Tempowechsel zu vollziehen.

6. **Dauer**
   Die Übung dauert pro TN 5–7 Minuten.

7. **Indikation und Kontraindikation**
   Ängste und Phobien könnten hinderlich sein. Dann eventuell in slow motion probieren.

8. **Fokus**
   Wichtig für die TN ist das Vertrauen in die Gruppe. Es geht darum zu üben, sich in diese Sicherheit fallen zu lassen.

   Für die Therapeutin:
   Den TN in der Mitte dazu ermutigen, die Gruppe auch etwas zu fordern. Bei Ängsten hilft in der Regel beruhigen und entschleunigen.

9. **Auswertung**
   Wo zeigen sich Widerstände – gegen was? Blind sein? Körperkontakt? Gibt es TN die rücksichtslos durch den Raum stürzen, so dass die Gruppe ihren Auftrag nicht erfüllen kann? Gibt es unkonzentrierte „Hüllenglieder"? Wie zeigt sich das? Fehlt eventuell teilweise oder ganz die Fähigkeit, ein Teil des Ganzen zu werden?

Diese Fragen geben Aufschluss über die Empathiefähigkeit der einzelnen TN, über die Fähigkeit sich auf gemeinsame Prozesse einzulassen, Sozialfähigkeiten und über das Selbstvertrauen. Aus dieser Übung als Teil des Warming-up und die resultierenden Erkenntnisse kann das weitere Vorgehen entwickelt werden.

10. Bemerkungen
Diese Übung eignet sich hervorragend z. B. als 2. Schritt in einem Setting. Wird von den TN oft sehr intensiv empfunden.

11. Tipp
Sehr gut auch bei Gruppen, die sich noch nicht gut kennen.

12. Quelle
Allgemeine Vorübung aus der Praxis für Improvisationstheater.

Beitrag von Annette Haage-Riedlinger

5.4.2 Synchro-Orchester

1. **Stichwörter**
   Gruppendynamik; Kontakt; Beziehung; Kooperation; Wahrnehmung; Improvisation

2. **Organisation und Setting**
   Gruppensetting

3. **Absicht oder Ziel**
   Die Absicht der Übung ist die Wahrnehmung der TN im Sinne von „Ich und die Gruppe".

4. **Beschreibung**
   Die TN stehen etwa zu 5–6 in einer Reihe mit dem Rücken zu den Zuschauern (Therapeutin und restliche TN). Sie haben die Anweisung, sich nicht direkt anzusehen. Die TN bleiben auf ihrem jeweiligen Platz stehen und dürfen als Bewegungen ausschließlich Drehungen um die eigene Achse ausführen: Eine ganze Drehung, eine halbe, eine viertel. Sie können die Bewegungen schnell oder langsam, laut oder leise vollziehen. Irgendwann beginnt ein TN aus der Gruppe, die anderen lauschen und nehmen mit ihrer Bewegung Bezug, ergänzen oder setzen Kontrapunkte. Es entsteht ein Zusammenspiel zwischen den TN wie bei einem Orchester. Die Gruppe beschließt gemeinsam, wann das Konzert zu Ende ist – das ist dann, wenn alle wieder mit dem Rücken zum Zuschauerraum stehen und die Bewegungen abgeklungen sind.

5. **Varianten**
   Die TN können Laute, Sprache oder weitere Geräusche verwenden, z. B. Klatschen o. ä.

6. **Dauer**
   Die Dauer der Übung beträgt 5–10 Minuten.

7. **Indikation und Kontraindikation**
   Gruppendynamik, Wahrnehmung der Anderen, Wahrnehmung eigener Reaktionen bzw. blockierende Interventionen. Kontrollzwänge, gestörte Selbst- oder Außenwahrnehmung, Kontaktschwierigkeiten. Keine Kontraindikationen bekannt.

8. **Fokus**
   Die TN sollten versuchen, eigenes Wollen zurückzustecken und ganz in die Wahrnehmung zu gehen – was braucht es jetzt, um ein gelungenes Konzert gemeinsam darzubieten? Die Therapeutin richtet Ihren Fokus auf Harmonie und Disharmonie. Wer kann sich einlassen auf den gemeinsamen Prozess, wer versucht immer wieder auszubrechen?

9. **Auswertung**
   Es lässt sich beobachten, wer sich mit Gruppendynamik schwer tut, wer sich etwas zutraut bzw. wer nicht. Auch System-Agenten wie Mitläufer, Anführer und Außenseiter werden verdeutlicht.

10. Bemerkungen
Die Therapeutin sollte bei der Nachbesprechung besonders darauf achten, wer von den TN eventuell Widerstände gegen das hatte, was die anderen gemacht haben oder sich selber nicht einfügen konnte.

11. Tipp
Gut als direkte Vorübung für Gruppenimprovisationen.

12. Quelle
Die Übung kommt aus dem Praxisfeld Improvisationstheater.

Beitrag von Annette Haage-Riedlinger

5.4.3 Müllberg

1. **Stichwörter**
Mobbing; Gruppendynamik; Kommunikation; Kommunikationsschwierigkeiten; Selbstbild; Fremdbild

2. **Organisation und Setting**
Gruppensetting
Ideal sind sechs bis acht TN. Notwendig ist Müll (am besten Berge von Altpapier, davon einiges zerrissen in kleine Schnipsel).

3. **Absicht oder Ziel**
Eine Übung zum Thema „Arbeitsplatz/Mobbing".

4. **Beschreibung**
Die Therapeutin verteilt das Altpapier im Raum, so dass die Gruppe vor einem regelrechten Chaos steht.
Danach erklärt sie das Spiel. Sie selbst übernimmt die Rolle des Chefs, die TN sind die Angestellten. Sogleich geht sie in die Rolle und weist die Gruppe an, den Raum binnen fünf Minuten wieder besenrein zu bekommen. Daraufhin setzt sie sich in eine Ecke und beobachtet die entstehende Gruppendynamik. Je nach Entwicklung greift sie – wiederum als Chef oder in einer anderen Rolle – erneut in das Spiel ein. In der Regel wird die Übung nach fünf Minuten beendet und danach reflektiert.

5. **Varianten**
In einer Variante gibt es keinen Chef und die Therapeutin spielt einen Arbeiter (der je nach Situation eine dominante, unterwürfige, subversive o. ä. Position einnimmt).
Möglich ist auch, dass die Übung aus einem Einzelprozess eines TN mit einer bestimmten Arbeitsproblematik entsteht. Hier kann es sinnvoll sein, die restlichen Gruppenteilnehmer zu „briefen", d. h. ihnen eine bestimmte Verhaltensvorgabe gegenüber dem Protagonisten zu geben, z. B. die Person zu ignorieren, ihr die unangenehmsten Aufgaben zuzuschieben etc. Meistens wird der Protagonist gebeten, für die Absprache den Raum zu verlassen, aber auch offene Absprachen sind möglich.

6. **Dauer**
Insgesamt mit Reflexion und Wiederholungen dauert die Übung ca. 30 Minuten.

7. **Indikation und Kontraindikation**
Besonders geeignet für Menschen mit jeglicher Art von Kommunikationsschwierigkeiten, im Besonderen für Menschen mit Konflikten am Arbeitsplatz (oder auch in der Familie) sowie speziell für Menschen, die sich als Mobbingopfer sehen.

8. **Fokus**
Die Aufmerksamkeit der Therapeutin liegt bei der Entstehung der Gruppendynamik und des Beitrags jedes einzelnen TN dazu.

Manchmal braucht die Gruppe für die Übung etwas Unterstützung. Dann ist es besser, wenn die Therapeutin eine Rolle als Arbeiter übernimmt, um das Spiel in Gang zu bringen. Oder sie geht als Chef ins Spiel und setzt neue Anreize über Prämien oder Strafen.

9. Auswertung

Zunächst ist es in der Reflexion wichtig, ein möglichst umfassendes Bild des Geschehens zu erarbeiten. Was genau ist wann passiert? Wer hat sich wem gegenüber wie verhalten?

Ist das Bild weitestgehend komplett, kann das individuelle Verhalten des einzelnen TN reflektiert werden. Besonders wichtig dabei ist immer wieder die Frage, wer sich wofür verantwortlich fühlt und welche Gefühle durch das Verhalten oder auch Nicht-Verhalten der anderen TN entstehen.

Bei Menschen mit einer aktuellen Arbeitsplatzproblematik wird in der Regel nach Parallelen zur Realität gesucht und der eigene Anteil im Spiel genau unter die Lupe genommen (ganz besonders bei Menschen mit einer Mobbing-Problematik). Hier ist besonders darauf zu achten, ob diese TN in der Spielsituation durch ein bestimmtes Verhalten andere TN provozieren oder verärgern und so negative Reaktionen bekommen, die wiederum ihr Opfer-Selbst-Bild unterstützen. Die Konfrontation mit dem eigenen, meist nicht wahrgenommenen Verhalten kann sehr hilfreich sein, aber auch viel Schmerz und/oder Abwehr auslösen.

10. Bemerkungen

Für den letzten Punkt gilt, die Abwehrreaktion in den Prozess mit einzuplanen. Häufig sind es Menschen, die in der Kindheit Opfer waren und dieses Muster immer weiter mit sich tragen. Eine zu plumpe Konfrontation mit der Spielrealität wird der Lebensgeschichte und der Persönlichkeit nicht gerecht. Deshalb ist an dieser Stelle meist ein sehr behutsamer und respektvoller Umgang erforderlich, zumal sich die Menschen sonst auch vor der Gruppe bloßgestellt fühlen. Außerdem weiß die Therapeutin nichts über die tatsächliche Situation am Arbeitsplatz und eventuelles reales Mobben dort.

Ebenfalls von diesem Spiel profitieren können Menschen, die gerne Verantwortung übernehmen und sich dabei zu viel aufladen. Diese TN können in diesem Spiel die Erfahrung machen, dass sie nicht etwas tun müssen, sondern etwas tun können.

Auch TN, die ungern oder gar keine Verantwortung übernehmen, werden in diesem Spiel meistens sehr deutlich mit ihrer Haltung konfrontiert und können ein Gefühl dafür entwickeln, was es heißt Verantwortung zu übernehmen oder abzulehnen.

11. Tipp

Beim Aufräumen am Ende sollte die Therapeutin kräftig mithelfen.

12. Quelle

Vom Autor selbst entwickelt.

Beitrag von Sascha Heuer

5.4.4 Yes Sir, No Sir

1. **Stichwörter**
   Zugehörigkeit; Abgrenzung; Zusammenhalt; Selbstbestimmung; Warming-up; Sucht; Persönlichkeitsstörungen; dependente Persönlichkeit; Angst; Zwangsstörungen; Depression

2. **Organisation und Setting**
   Gruppensetting

3. **Absicht oder Ziel**
   Das Ziel der Übung ist der Ausdruck und die Kontrolle von Emotionen, die Stärkung der Steuerung und Erweiterung der Handlungsfähigkeit, die Steigerung der Kontaktfähigkeit und damit der Zugang zu neuen Verhaltensformen.

4. **Beschreibung**
   Das Spiel kann sowohl als Warming-up wie auch als Hauptteil eines Settings verwendet werden. Zu Beginn des Spieles wird festgelegt, dass die Gruppe auf jede Anweisung der Therapeutin nur mit „Yes Sir!" antwortet, wie beim Militär. Die Stimmung muss nicht zwangsläufig streng und bedrohlich, sondern nur präzise auf Befehl und Antwort ausgerichtet sein. Z. B. die Frage der Therapeutin „Seid ihr eine gut funktionierende Gruppe?" wird von der Gruppe beantwortet mit „Yes Sir!"
   Oder die Therapeutin stellt Aufgaben, wie z. B.: „Alle rennen eine Runde durch den Raum!" Die Gruppe antwortet mit „Yes Sir!" und führt die Aufgabe sofort aus. Das gemeinsame Ausrufen und Ausführen der Aufgabe stärkt den Zusammenhalt der Gruppe und sorgt oft für viel Heiterkeit und Humor unter den TN.
   Im Laufe des Spiels übergibt die Therapeutin die Leitung an einen TN, der in die neue Rolle schlüpft usw.
   Alle, die es wünschen, sollten einmal in die Rolle der leitenden Person schlüpfen.
   Nach dieser ersten Phase, werden die TN von der Therapeutin aufgefordert, die starre „Yes Sir!"-Formation aufzulösen und einige Minuten locker durch den Raum zu gehen, um die Spannung abzuschütteln. Danach kehrt sich die Situation um. Die Gruppe führt nun überhaupt keine Befehle mehr aus: Es darf jede Anordnung lächerlich gemacht und belächelt werden. Die von der Therapeutin gestellten Aufgaben werden halb, schlecht oder gar nicht ausgeführt. Auch hier können die TN, die es wünschen, in die Leitungsrolle gehen.
   Als Abschluss der Übung, versammelt die Therapeutin die Gruppe im Kreis und lässt eine leichte zentrierende Körperübung ausführen, z. B. eine Holzkugel zirkuliert von Hand zu Hand, oder wird vorsichtig zugeworfen. Die Übung bündelt zerstreute Energien und fördert die Konzentration und den inneren Ausgleich der Gruppe.

5. **Variationen**
   Das Spiel kann als Aufwärmübung für die Stimme verwendet werden. Durch diese spielerische Übung, dürfen weiterhin echte Geschichten entstehen. Sowohl im „gehorsamen", wie auch im „subversiven" Rahmen entsteht die Möglichkeit, einen eigenen Ausdruck zu finden, rebellisch zu reagieren, oder es einfach zu genießen einmal „völlig angepasst" zu sein.

6. **Dauer**
Die Dauer der Übung beträgt eine halbe Stunde, bei Bedarf länger.

7. **Indikation und Kontraindikation**
Eine spielerische Übung für TN die sich in einer Erneuerungsphase befinden und bei denen der Wunsch und die Bereitschaft nach Veränderung vordergründig sind. Alte Verhaltensmuster oder rebellische Haltungen dürfen im Spiel ausgelebt, beobachtet und begrüßt werden.

8. **Fokus**
Die TN werden hier eingeladen, sowohl im ersten wie auch im zweiten Teil achtsam nachzuspüren, wie sie auf das Setting reagieren, wo Widerstand entsteht, Zugehörigkeit, Zusammenhalt, Lust zu regieren, andere zu beherrschen, oder was es ausmacht, der Autorität gegenüber zu stehen und ihr keine Aufmerksamkeit zu schenken.
Die Therapeutin kann darauf achten, dass sie im Vorfeld nicht zu viel erzählt und im ersten Teil nur klare, knappe Anweisungen gibt. Idealerweise wird sie zu einem Teil des Spiels. Ihre Darstellungskraft ist ausschlaggebend. Interessant ist bei diesem Spiel zu beobachten, wie die Gruppe sich in so einem Setting verhält und welche Mechanismen ins Rollen gebracht werden.

9. **Auswertung**
Wichtige Fragen sind:
Wo steht die Gruppe gerade? Wie geht der Einzelne mit Struktur und Verpflichtung um? Wer verändert sich, wenn er einmal die Leitung übernommen hat? Wird aus dem zarten, schüchternen Mauerblümchen ein richtender General? Oder verliert der dominante TN als Führer der Gruppe seine Stimme? Beeinflussen unterschwellig Mutter- oder Vaterarchetypen das Spiel? Gibt es in der Gruppe eine versteckte Autoritätsfigur?

10. **Bemerkungen**
Die Übung ist kompatibel zu den Therapiekonzepten der Verhaltenstherapie und Familientherapie o. ä.

11. **Tipps**
Ohne Details zu verraten, sollte die Therapeutin zu Beginn die Gruppe informieren, dass man mit diesem Spiel ein wenig experimentieren darf! Dies kann im besten Fall zurückhaltende TN ermutigen, „freches" Verhalten zu üben und eigene Ressourcen zu aktivieren.

12. **Quelle**
Die Übung ist im Strafvollzug während eines Trainings zum Thema „Soziale Kompetenz" entstanden.

Beitrag von Corinna D´Angelo

5.4.5 Im Schloss

1. **Stichwörter**
   Improvisation; Gesamtgruppe; Gruppendynamik; Distanz, ästhetische; Schloss; Rollenfindung; Gemeinschaft

2. **Organisation/Setting**
   Gruppensetting
   Material: Verkleidung und Requisiten.

3. **Absicht oder Ziel**
   Dieses Spiel kann Interaktionen in der ganzen Gruppe deutlich machen. Zudem kann es helfen die Gruppendynamik deutlich werden zu lassen oder auch einzelne Rollen in der Gruppe zu verdeutlichen.

4. **Beschreibung**
   Wir etablieren den Ort: das Schloss. Welche Figuren oder Rollen gibt es dort? Die Therapeutin fragt die TN, welche Rollen und Figuren es dort gibt und sammelt diese. Danach fragt sie, welcher TN welche Rolle spielen möchte.
   Die Spieler verwandeln sich. Dann werden verschiedene Orte im Schloss inklusiver Umgebung etabliert und jede Figur findet darin einen Platz als Ausganspunkt für das Spiel. Dann wird das Spiel laufen gelassen.

5. **Varianten**
   In einer fortgeschrittenen Gruppe kann man den TN auch zumuten, dass die Gruppe die Rolle der einzelnen TN aussucht. Dies gibt einen starken Fokus auf die Fremdwahrnehmung der Gruppe auf den Einzelnen.
   Die Therapeutin kann etablieren, dass an einem bestimmten Punkt im Raum bei ihr Rat eingeholt werden kann, wenn man in der Figur nicht mehr weiter weiß.
   Oder die Therapeutin kann intervenieren, indem sie es Nacht werden lässt oder Zeitsprünge eingibt, oder ein Ereignis, oder eine Aufgabe stellt.
   Anstatt Schloss kann auch Dorf, Westernstadt oder Schiff gespielt werden.
   Man kann als Therapeutin auch mehr lenken, indem man ansagt, in welchem Bereich des Schlosses gespielt werden darf, die Anderen bleiben dann im Freeze in ihren Rollen. Damit steuert man das Geschehen sehr erheblich.

6. **Dauer**
   Die Dauer der Übung beträgt ca. 20 Minuten.

7. **Indikation und Kontraindikation**
   Keine Kontraindikationen bekannt. Ein bisschen Chaos muss ertragen werden können.

8. Fokus

Die Therapeutin schaut sich die Interaktionen der TN gut an: Wer spricht viel oder wenig mit wem? Wer macht sich selber gerne zum Opfer? Wer reißt die Macht an sich? Wer wird zur tragenden Säule im Spiel? Wie viele Morde oder Tote gibt es? Welche Themen tauchen auf?

9. Auswertung

Wenn mit der Gruppe weiter auf der Symbolebene (dramatische Realität) gearbeitet werden soll, empfiehlt es sich die Rollen nicht zu analysieren, sondern auf der Ebene des Rollenspiels zu lassen und nur danach zu fragen, wie es den TN in der jeweiligen Rolle ergangen ist.
Interessant ist auch, in Kleingruppen die Handlungsstränge heraus zu arbeiten um eventuell fest zu stellen, dass es verschiedene Versionen ein und derselben Geschichte gibt.

10. Bemerkungen

Meist sehr lebendig und turbulent bis konflikthaft, die Therapeutin und die TN sollten hier nicht den Anspruch haben eine disziplinierte Improvisation abzuliefern.

11. Tipp

12. Quelle

Existiert so oder ähnlich im Psychodrama.

Beitrag von Doris Müller-Weith

5.4.6 Der Königsthron

1. **Stichwörter**
   König; Macht; Umgang mit; Selbsterfahrung; Stormingphase in Gruppen; Gruppendynamik; Figuren

2. **Organisation und Setting**
   Gruppensetting
   Material: Besonderer Stuhl und Krone.

3. **Absicht oder Ziel**
   Der Umgang mit Macht steht in dieser Übung im Zentrum, es geht um Selbsterfahrung und Gruppendynamik.

4. **Beschreibung**
   Der Thron und die Krone werden gut im Raum platziert. Ein TN wird eingeladen die Krone zu nehmen und der König oder die Königin zu sein. Er/sie darf bestimmen, was die Anderen, das Volk und die Bediensteten machen sollen. Das dauert so lange, bis der König gestürzt wird und diese andere Person die Rolle übernimmt.

5. **Varianten**
   Siehe „Hutspiel" unter Kapitel 1.0.6.

6. **Dauer**
   Die Dauer hängt von der Spielfreude der TN ab.

7. **Indikation und Kontraindikation**
   Eventuell Vorsicht bei emotional instabilen Persönlichkeitsstörungen.

8. **Fokus**
   Wie wird mit Macht und dem Dienen umgegangen?
   TN und Therapeutin achten darauf, dass das Spiel im Fluss bleibt.

9. **Auswertung**
   Wie ging es den Darstellern der Königs-/Königinnenrolle? Haben sie es genossen oder als Last empfunden?
   Wie war es Ausführender zu sein?
   Wie wurde „regiert"?
   Wurde die Macht mit manipulativen Aufgaben durchgesetzt?
   Sorgte der König/die Königin sich um sich selber und ließ die anderen machen?
   Sorgte der König/die Königin sich um das Volk und dachte sich schöne Übungen für das Volk aus?

10. Bemerkungen

Die Rolle des Königs wird von machtvollen TN gerne gespielt und von Schüchternen gemieden (nach dem Motto mir fällt sowieso nichts ein).

Mit dieser Übung kann der gruppendynamische „Storming-Prozess" in einer Gruppe spielerisch ausgedrückt werden.

11. Tipp

Die Therapeutin achtet immer wieder darauf, dass das Ganze spielerisch bleibt.

12. Quelle

Die Quelle der Übung ist unbekannt.

Beitrag von Doris Müller-Weith

Kapitel 6

Dramatherapie mit besonderen Materialien

6.0.1 Nach neuen Meeren

1. **Stichwörter**
   Themenfindung; Impulskontrolle; Körperkontakt; Bezug zueinander; Statuentheater; Standbilder

2. **Organisation und Setting**
   Einzel- oder Gruppensetting

3. **Absicht oder Ziel**
   Auseinandersetzung mit Lebenszielen, in der Klinik gut zum Abschluss der Behandlung.

4. **Beschreibung**
   Textgrundlage ist das Gedicht „*Nach neuen Meeren*" von Friedrich Nietzsche.

   „Dorthin – will ich; und ich traue
   Mir fortan und meinem Griff.
   Offen liegt das Meer, ins Blaue
   Treibt mein Genueser Schiff."

   Die TN können auf vielfältige Weise mit dem Text vertraut gemacht werden (spielerisch Stück für Stück, auswendig lernen in Teilen oder im Ganzen). Ist der Text präsent, kann die Arbeit losgehen. Zunächst auf der spielerischen Ebene (z. B. Protagonist ist der Kapitän, der mit den Worten des Gedichtes versucht Seeleute zu begeistern, auf seinem Schiff anzuheuern. Oder als Liebender, der um eine Braut wirbt etc.)
   Hauptteil ist dann die Einzelarbeit, in der es darum geht, eine Verbindung mit den Zeilen des Gedichtes aufzunehmen, eventuell einen Untertext zu schreiben (was bedeuten die einzelnen Zeilen/Wörter für den TN persönlich) und abschließend mit diesem Bewusstsein das Gedicht zu sprechen (in der Klinik als Klärung und Stärkung für den eigenen Weg nach der Behandlung).

5. **Varianten**
   Das Gedicht kann auch zu Beginn einer therapeutischen Arbeit eingesetzt werden, zur Klärung, wo jemand steht.
   Das Gedicht kann ebenfalls mit dem Fokus als Präsenzübung genutzt werden (sprechen vor der Gruppe).

6. **Dauer**
   Inklusive Textlernen mindestens 1 Stunde.

7. **Indikation und Kontraindikation**
   Nicht geeignet für Patienten, die noch mitten in der Krise sind.

8. **Fokus**
   Fragestellung für die TN:
   Was schafft Orientierung in meinem Leben? Dabei sehr interessant, dass das Gedicht sowohl die Zielstrebigkeit anspricht („Dorthin will ich") als auch den offenen unbestimmten

Teil im Menschen („und ins Blaue treibt mein Genueser Schiff"). Die Verbindung zu beiden Teilen im Menschen zu suchen, tut häufig gut. Dann können die TN ihren individuellen Schwerpunkt finden.
Im Sprechen vor der Gruppe nicht einen „guten" Ausdruck suchen, sondern den für den jeweiligen TN stimmigen (d. h. mit allen Zweifeln, dabei aber alle Potentiale des TN über eine gute theatrale Arbeit nutzen).

9. Auswertung
Im Nachgespräch alle Erfahrungen der Gedichtarbeit bewusst machen (besonders wenn es der Abschluss einer Behandlung ist). Dieser Prozess kann als Leitlinie für die Zukunft dienen. Hilfreich ist dabei, wenn das Gedicht auf einem Zettel mit reichlich Platz zwischen den Zeilen aufgeschrieben ist, so dass der vielfältige Untertext und die Erfahrungen mit dem Sprechen dort auch notiert werden können.

10. Bemerkungen
Für Menschen mit einer großen Körperausdruckslust kann die tänzerische Umsetzung des Gedichts eine Erweiterung darstellen.

11. Tipp
Ein weiteres Gedicht, das sich eignet, stammt von Rose Ausländer:

Chance

zum berg gehn
den fels herausreißen
aus seiner lethargie
ihm flügel zusprechen

steh auf
aus dem staub
wirf dein gesicht
in die wolken

diese chance
gibt dir das wort
diese chance
jetzt

Häufig verwendet in Kombination mit Bewegungstheater, ein Teilnehmer spricht, einer bewegt den Text, kann auch nach „Keim/Pflanze" (Übung 1.0.8) verwendet werden, fordert besonders depressive Patienten gut heraus.

12. Quelle
Vom Autor selbst entwickelt.

Beitrag von Sascha Heuer

6.0.2 Körperformen wie im Comic

1. **Stichwörter**
   Selbstbild; Körper; Humor; Karikatur; Narzissmus; Bulimie; Anorexie; Essstörungen

2. **Organisation und Setting**
   Einzel oder Gruppensetting
   Im fortgeschrittenen Stadium.
   Material: Jeder TN bringt eine schwarze Leggings und ein anliegendes schwarzes T-Shirt mit. Ein Stapel alte Zeitungen; 1 oder 2 Spiegel, in denen man den Körper ganz sehen kann.

3. **Absicht oder Ziel**
   Quasi jeder Mensch hat irgendetwas an seinen Körperformen auszusetzen. Dieses Spiel kann helfen etwas Distanz zu seinem Selbstkritiker zu bekommen, das Mittel ist der Humor.

4. **Beschreibung**
   Nach einem chorischen Warming-up, alle TN sind schon in schwarz gekleidet, ist die Anweisung etwa so: „Stell Dir vor, Du stehst vor einem Zerrspiegel und schaust Deinen Körper an, plötzlich hast Du einen Wahnsinnsbusen oder extrem dicke Waden oder Schultern wie ein Rugbyspieler oder ... Fang nun an mit Zeitungspapier Knäuel zu machen und dich auszustopfen, probiere aus und schau Dich immer mal wieder im Spiegel an."
   Nachdem alle ihre optimale Version gefunden haben, gibt es im Kreis ein gegenseitiges Begutachten (Kreis verbindet und hält zusammen). Wenn erst einmal genug gelacht worden ist, tun sich 2 TN zusammen und denken sich eine unschöne Begegnung aus. Themen könnten sein: 2 Frauen rivalisieren um die Größe ihres Busens, streiten um den einzigen Stuhl im Raum, verlieben sich ineinander, wollen jede vor der Anderen ein gutes Bild abgeben etc.
   Je skurriler, umso besser und es darf gelacht werden. Nachdem alle gespielt haben, gibt es eine Demontage der Karikatur, und eine gemeinsame Austauschrunde im Sinne eines Sharings: Was habe ich beim Tun, was beim Zusehen erlebt?

5. **Varianten**
   Variante bei der Demontage der Karikatur: Jede Vergrößerung wird abgebaut und der TN bedankt sich bei der eigenen Originalkörperform.
   Man kann diese „Körpermaske" noch durch eine Gesichtsmaske ergänzen: Halbmasken und Ganzmasken, auch Neutralmasken sind denkbar. Aber nur wenn das Spielen mit Masken schon etabliert ist in der Gruppe.

6. **Dauer**
   Mit Warming-up: 1,5 bis 2 Stunden je nach Gruppengröße.

7. **Indikation und Kontraindikation**
Sinnvoll bei narzisstischen Störungsbildern auch bei Magersüchtigen und Bulimikerinnen, da dort der Zerrspiegel sozusagen Realität ist.
Nicht angezeigt, wenn die TN noch gar keinen Zugang zum Humor oder noch gar nicht über sich selbst schmunzeln können.

8. **Fokus**
Niemand darf genötigt werden etwas auszustopfen was er nicht ausstopfen will!
Sowohl bei sich selbst als auch bei den TN darauf achten, dass das Lachen akzeptierend bleibt und nicht vernichtend wird.

9. **Auswertung**
Auch bei der Auswertung bzw. dem Sharing gilt, dass die Übung nur möglich ist, wenn ein wohlwollender Umgang miteinander in der Gruppe etabliert ist.

10. **Bemerkungen**
Dies ist keine Anfängerübung.

11. **Tipp**
Wenn Fotos machen in der Gruppe erlaubt ist, können hier gute Bilder entstehen.

12. **Quelle**
Von der Autorin selbst entwickelt.

Beitrag von Doris Müller-Weith

6.0.3 Kleines Masken-ABC

1. **Stichwörter**
   Masken; spielen; Halbmasken; Körperausdruck; Präzision der Bewegung; Schutz; Training

2. **Organisation und Setting**
   Einzel- oder Gruppensetting

3. **Absicht oder Ziel**
   Wenn das eigene Gesicht verdeckt ist, kann der TN sich mehr auf seinen Körperausdruck konzentrieren, was diesen und die Präzision der Bewegung schult. Die Maske ist wie eine Rolle, sie schützt mich und in diesem Schutz kann ich mich mehr zeigen.

4. **Beschreibung**
   Die Maske wird vom TN ausgesucht. Nach und nach erhalten die TN die folgenden Aufgaben:
   Die Maske nur anschauen und mit der Hand bewegen, dabei wahrnehmen ob und wie der Ausdruck der Maske sich ändert.
   Die Maske wird aufgesetzt: Die Nase führt die Kopfbewegung, der Körper und der Bauchnabel gehen mit. Der TN stellt sich vor, dass auf der Nase die Augen sind: „Die Nase guckt."
   Jede Bewegung hat einen Anfang und ein Ende (TOC: time of concentration).
   Bei den Halbmasken, können am Punkt des TOC jetzt auch noch ein Laut oder ein Wort/Satz dazukommen.

   Es werden Zweierteams gebildet:
   A hat seine Maske auf, B ist sein reflektierender Zuschauer. A bewegt sich, B kommentiert ihn: „Das sieht frech aus", „das ängstlich" etc. (hier lernen beide etwas über Ausdruck), dann wechseln.
   (Kann, muss aber nicht sein) Ein großer Spiegel kann jetzt konsultiert werden, damit die TN sich selber noch einmal an ihre Figur annähern können.
   Zu Zweit wird das Spiel Zug um Zug gespielt (Übung Nr. 1.0.17).
   4–5 Masken stellen sich versetzt auf und nummerieren sich von 1–5. Anschließend bewegen sie sich immer in dieser Reihenfolge: Bewegung-TOC-Laut, nächster ... so entsteht ein formalisierter Ablauf. Da man mit den Masken ein sehr eingeschränktes Gesichtsfeld hat, kann diese Reihenfolge Sicherheit geben.

5. **Varianten**
   Eine Variante kann sein, den Masken ein Element, ein Temperament oder eine Tiernatur zu unterlegen.
   Eine andere Variante kann sein, den Masken ein Charaktermuster wie schizoid, oral, depressiv oder zwanghaft zu unterlegen.
   Man kann nun die Masken thematisch einsetzen: Halbmasken sind den Comicfiguren sehr ähnlich, man kann sie gut für Schattenaspekte des Menschseins einsetzen: Dumm, perfide, mit Ticks, gierig, geil, verschroben, plump, schüchtern, verfressen, frech, obszön etc.

Neutralmasken für Außerirdische, die Guten, Feen, Elfen, Halbgötter. Ausdrucksmasken und Charaktermasken, wie die Namen schon sagen für Pantomimen und Szenen in denen starke Emotionen oder Ausdruck gefragt sind oder aber auch in Verbindung mit der Natur, Szenen die im Wald oder im Gebüsch spielen.

6. Dauer
Das Masken-ABC braucht ca. 1 Stunde. Sich mit Masken zu beschäftigen kann mehrere Einheiten umfassen.

7. Indikation und Kontraindikation
Kontraindikation bei akuten Psychosen. Ansonsten gibt es immer mal wieder Menschen, die sich vor Masken fürchten, weil sie gewöhnt sind, mit ihrem Gesicht mitzuteilen oder sich an Gesichtern zu orientieren und die sich darum durch die Masken behindert fühlen.

8. Fokus
Die TN versuchen das, was sie sonst mit ihrem Gesicht und ihren Worten ausdrücken, nun mit dem ganzen Körper auszudrücken.
Die Therapeutin achtet 1. auf das Zusammenspiel und das Prinzip von Zug um Zug, 2. darauf, dass beim Vorspielen die Masken zum Publikum gewandt gespielt werden, 3. dass die Masken nicht im Spiel angefasst werden und 4. wenn die Masken abgelegt werden, dass das abgewandt vom Publikum geschieht und 5. dass die Masken nicht auf ihre Gesichtsseite gelegt werden.

9. Auswertung
Wie bei den meisten Auswertungen:
Erst erzählen die Spieler ihre Eindrücke, danach die Zuschauer, mit Schwerpunkt auf Sharing (was habe ich als Zuschauer erlebt, was ist bei mir angeklungen).

10. Bemerkungen
Eine gute Improvisationsanlage ist auch 2 Masken und ein Gegenstand wie Stuhl, Seil, Klopapierrolle, Gießkanne etc.

11. Tipp
Wenn man zwei Maskenspieler an einer Körperstelle zusammenwachsen lässt, ergibt sich meist ein spannendes Spiel.

12. Quelle
Pantomime und Maskentheater.

Beitrag von Doris Müller-Weith

6.0.4 Tanz des Baumes

1. Stichwörter
Verbindung mit der Natur; Rhythmen, natürliche; Kraft schöpfen; Still werden; Kontemplation, Stabilisierung

2. Organisation und Setting
Einzel- oder Gruppensetting
Material: Papier und Stifte zum Malen und zum Schreiben. Draußen sollten verschiedene Bäume stehen (Park oder Mischwald).

3. Absicht oder Ziel
Sensibilisieren für andere Wesen und für die Natur. Den Baum sinnlich wahrnehmen. Sich mit der „Energie" des Baumes verbinden.

4. Beschreibung
Nach einem Warming-up, lädt die Therapeutin ein, nach draußen zu gehen und sich von einem Baum anziehen zu lassen. Zirka 2 m vor dem Baum stehen bleiben, die Grenze oder Schwelle wahrnehmen, dem Baum Respekt entgegen bringen oder ihn fragen, ob man näher treten darf.
Wenn ja, näher gehen und die Hände und Arme an den Baum legen. Nach oben Richtung Krone schauen und die Bewegung des Baumes wahrnehmen (selbst bei Windstille ist eine Bewegung im Baum). Diese Bewegung immer mehr in sich aufnehmen. Wenn gewünscht, ein paar Schritte zurück treten und die Bewegung des Baumes ausführen, „tanzen".
Sich dann still hinsetzen und lauschen: Zum Baum hin, aber auch in sich, welche Töne entstehen tief drin. Ausprobieren der Töne. Achtung: Immer wieder Pausen lassen für „den Klang des Baumes".
Zum Abschluss noch einmal still werden, dann aufstehen, sich beim Baum bedanken und in den Raum zurückkommen.
Dort ein Papier und einen Stift wählen und mit einer schwungvollen Stiftführung die Bewegung des Baumes auf Papier bringen und dazu ein kleines Gedicht oder einfach einen Satz, der das Erleben mit dem Baum einfängt, schreiben.

5. Varianten
Der TN kann auch, bevor er rausgeht, eine Frage formulieren. Dann wie oben, jedoch nach dem Tönen zum Baum hin, sich an den Baum lehnen oder sich neben ihn hinlegen und seine Frage formulieren, dann einfach still sein und Reaktionen in sich wahrnehmen, sowohl auf der körperlichen als auch auf der emotionalen Ebene, am besten mit geschlossenen Augen. Zum Schluss die Augen wieder öffnen und sich umschauen, vielleicht findet man dann auch dort noch eine „Antwort". Abschluss wieder wie oben mit bedanken usw.

6. Dauer
Ca. 2 Stunden.

7. Indikation und Kontraindikation

Kann mit allen TN gemacht werden, außer mit Menschen die in einem akut psychotischen Zustand sind. Ist keine Anfängerübung.

8. Fokus

Die TN sollen sich selbst auf den 3 Ebenen: Körper, Seele, Geist differenziert wahrzunehmen in der Lage sein.

Die Therapeutin hat ihre Aufmerksamkeit weit offen, um die TN zu unterstützen, die es brauchen. Entweder sie wandelt selbst durch den Wald oder sie sitzt an einem von ihr ausgewählten Baum.

9. Auswertung

Die TN kommen im Kreis zusammen. Einzelne oder auch Alle stellen ihren Baum vor.

Variante:

Zu einer naturnahen Musik „tanzen" die TN ihre Baumbewegung, alle gleichzeitig. Danach erst der Austausch im Kreis.

10. Bemerkungen

Es ist wichtig, dass die Begegnung mit dem Baum nicht sofort als „Orakel" benutzt wird, leider machen wir das viel zu oft und zu schnell: Dadurch benutzen wir die Natur anstatt mit ihr in einen Austausch zu gehen. Es soll möglich sein, zu seinem Bild bzw. Baumerlebnis auch nichts zu sagen.

11. Tipp

12. Quelle

Patrice Bouchardon: Heilende Energie der Bäume, Urania Verlags AG, Neuhausen am Rheinfall, 1999.

Beitrag von Doris Müller-Weith

6.0.5 Fantasiesprache

1. **Stichwörter**
   Selbstbestimmung; Erweiterung der Handlungsfähigkeiten; Ausdruck und Kontrolle von Emotionen; Rollenrepertoire, Entwicklung von; Soziale Interaktion, Erleichterung der; Kontaktfähigkeit, Steigerung der; Warming-up

2. **Organisation und Setting**
   - Einzel- oder Gruppensetting
   - *Material:* Requisiten aller Art.

3. **Absicht oder Ziel**
   Spielen mit einer Fantasiesprache erlaubt TN, Unaussprechliches mitzuteilen, ohne sich offenbaren zu müssen. Auf einer Phantasiesprache zu sprechen, kann aber auch vom Druck des „logischen Erfindens" befreien. Eine „Nonsens"-Sprache muss nicht verstanden werden und fließt im besten Fall aus einem heraus, weil der TN auf nichts achten muss. Diese Kommunikationsform dient als sicheres Gefäß und erleichtert den Ausdruck von Emotionen und Körpersprache.

4. **Beschreibung**
   Man kann mit einer Fantasiesprache auf verschiedene Arten arbeiten. Hier wird eine mögliche Version beschrieben:
   Die TN bilden einen Kreis. Die Therapeutin erklärt, dass sie die Gruppe in einer erfundenen Sprache begrüßen möchte. Das dürfen dann alle TN der Reihe nach machen. Die Gruppe kann so alles aussprechen: Trauer, Freude, Wut, Verliebtheit, alle Emotionen und Gefühlszustände können in einem Kreis mit einer Fantasiesprache ausgedrückt werden. Dieser Teil der Übung gehört zur Aufwärmphase. Wenn die Gruppe sich mit der Methode vertraut gemacht hat, deutet die Therapeutin mit einem Satz aus der Fantasiesprache auf eine Requisitenecke und lädt die Gruppe ein, sich die Ecke anzuschauen und Requisiten auszuwählen. Ab diesem Zeitpunkt redet die Therapeutin mit allen TN nur noch auf Fantasiesprache. Diese Konsequenz lädt generell alle dazu ein, dasselbe zu tun. Die TN suchen Requisiten aus und tauschen sich auf Fantasiesprache aus.

   Sie befinden sich noch auf einer „privaten" Ebene. Irgendwann, schlägt die Therapeutin (mit intensiver Körpersprache) vor, dass alle einen Bühnensatz auf Fantasiesprache sagen dürfen. Die Therapeutin beginnt das Spiel. Alle TN folgen. Nach jedem Auftritt wird die Darstellung (immer auf Fantasiesprache) gelobt und applaudiert.
   Die Therapeutin fädelt immer neue Spielsituationen ein, die TN werden von ihr angesprochen und untereinander verknüpft, ein freies Spiel beginnt. Um die Übung zu beenden, bringt die Therapeutin die TN im Kreis zurück, bedankt sich (immer noch auf Fantasiesprache!) für das Spiel und lädt jeden Einzelnen ein, sich mit einem Satz zu verabschieden. Die Rückkehr in die gemeinsame Sprache ist leicht, ein ruhiger Satz reicht aus, um die „alte Welt" wieder zu betreten. Hier bietet es sich an, die Gruppe kurz sitzen zu lassen und mit einer kleinen Feedbackrunde abzuschließen.
   Wie haben die TN das Spiel erlebt? Gab es Einstiegsschwierigkeiten? Was hat das Spielen auf Fantasiesprache ermöglicht? Was gab es für Erfahrungen?

5. **Variationen**
   Fantasiesprache sprechen mit Einzelklienten.

6. **Dauer**
   30 Minuten und länger, je nach Bedarf.

7. **Indikation und Kontraindikation**
   Für TN mit Sprach-Zwang- und Angststörungen, könnte diese Übung zu heftigen, inneren Druck führen. Die Gruppe sollte gut eingespielt und offen für spielerische Experimente sein und Freude an die Entfaltung von sprachlichen und körperlichen Ausdruck haben. Nicht für Patienten mit dissozialen Störungen, Schizophrenie oder Borderline Störungen.

8. **Fokus**
   Das Spiel wird ruhig und verspielt aufbaut. Die erfundene Sprache der Therapeutin ist faszinierend, einladend und vor allem nicht bedrohlich. Scham oder Abneigung seitens der Gruppe können zu Beginn mögliche Nebenerscheinungen sein.

9. **Auswertung**
   Wenn das Spiel sich gut entwickelt und die TN bereit sind, sich auf das Spiel einzulassen, entsteht viel Freiheit und Neues kann sich entwickeln. Das Spiel kann auf einer definierten Bühne stattfinden oder sich im freien Raum entwickeln, als wären alle auf einer großen weiten Fläche gelandet, wo alles möglich ist. Die Spielart und die Beteiligung aller Anwesenden gibt Auskunft über ihre Befindlichkeit, ihre Stimmung oder ihren Widerstand. Auch hier sind die Rückmeldungen der Gruppe am Ende des Spiels von großer Bedeutung.

10. **Bemerkungen**
    Wenn die Gruppe relativ groß ist, z. B. wenn mehr als acht TN eine Gruppe bilden, ist es von Seiten der Therapeutin wichtig, immer darauf zu achten, dass alle Anwesenden im Spiel eingebunden werden und kein TN in die Beobachterposition oder Isolation abrutscht. TN zu einer Fantasiesprache zu zwingen, ist hier nicht von Vorteil! Es ist hier wichtig, Menschen, die sich gerade aus dem Spiel herausnehmen, zu betreuen und wenn sie nicht mehr Teil des Spiels sein können oder wollen, auf Alltagssprache anzusprechen.

11. **Tipps**
    Wichtig ist, dass die Gruppe durchgehend Fantasiesprache spricht und zwischendurch nicht die Alltagssprache gesprochen wird.

12. **Quelle**
    Aus der theatertherapeutischen und theaterpädagogischen Arbeit zum Ausdruck und zur Verbindung von Emotionen, Sprache und Körpersprache.

Beitrag von Corinna D´Angelo

6.0.6 Waffen

1. **Stichwörter**
   Abgrenzung; Selbstbestimmung; Erweiterung der Handlungsfähigkeiten, Ausdruck und Kontrolle von Emotionen; Warming-up; Depression; Dependente Störungen

2. **Organisation und Setting**
   Einzel- oder Gruppensetting
   Material: Eine Spielzeugwaffe, Pistole.

3. **Absicht oder Ziel**
   Ausdruck und Kontrolle von Emotionen, Entwicklung von neuen Verhaltensformen. Die Übung kann unterstützend bei der Belebung eigener Ressourcen wirken.

4. **Beschreibung**
   Die Waffe (Pistole) kann hervorragend als Spielelement im Warming-up verwendet werden. Sie wirkt als Beschleuniger. Sie sollte rasch und unkompliziert von der Therapeutin ins Spiel gebracht werden, vor allem während einer Gruppenarbeit. Ein TN nach Wahl darf sie halten und damit improvisieren. Die Gruppe reagiert dementsprechend. Hold-ups, Entführungen, Kriege, Befreiungsakte, alles darf auf der Stelle inszeniert werden. Ziel dabei ist, die Gruppe rasch in Aktion zu bringen und alle Sinne zu aktivieren.
   In Einzelsitzungen ist die Waffe ein ideales Werkzeug im Rahmen eines Monologes. Nach Bedarf bekommt der TN die Waffe als Requisit und baut sie in seinem Spiel ein. Manchmal kann das Halten einer Waffe, oder das Richten der Waffe auf einen imaginären Feind dem TN die Kraft geben, unausgesprochenen Themen Ausdruck zu verleihen oder eigene Bedürfnisse deutlich zu machen.

5. **Variationen**
   Nach Bedarf. Einige TN erleben das kurze Halten einer Waffe in der Hand schon als starken Moment. Im Rahmen eines Gruppen Warming-ups, kann eine 2. Waffe ins Spiel kommen und sich daraus ein Thema oder sogar die Struktur einer Geschichte entwickeln.

6. **Dauer**
   Als Warming-up in der Gruppe ca. 30 Minuten.

7. **Indikation und Kontraindikation**
   Um einen dichten und unkomplizierten Verlauf der Arbeit mit diesem Requisit zu erreichen, ist es sinnvoll Spielregeln aufzustellen und alle Anwesenden dazu einzuladen, sie genau zu beachten. Die Spielregeln werden vor dem Spiel bestimmt. Der Missbrauch der Regeln kann Misstrauen und Angst innerhalb der Gruppe hervorrufen.
   Kann eingesetzt werden bei Depressionen und dependenten Störungen. Nicht bei psychopatischen Störungen und bei dissozialen Störungen.

8. Fokus

Es ist wichtig, dass die Therapeutin genau spürt, wann die Nutzung eines solchen Requisits angebracht ist und wann nicht. Die Spielregeln müssen deutlich und unkompliziert erklärt werden.

Die Arbeit mit einer Waffe als Requisit und im Rahmen eines Spiels ist ein besonderes Werkzeug, um in Kontakt mit eigenen, nicht ausgelebten Aggressionen oder mit nicht erkannten Ressourcen zu kommen. Der Einsatz der Waffe bedarf seitens der Therapeutin besonderer Achtsamkeit.

9. Auswertung

Die Nutzung einer Spielwaffe als Requisit erlaubt einen direkten Blick auf Gruppen und Einzel-TN zu werfen.

Wie reagiert die Gruppe auf ein Spiel mit Waffen? Entstehen Abwertung, Erstarrung, völlige Distanzierung oder erleben die Spielenden durch die Präsenz dieses Requisits einen Energieaufschwung?

Verdeutlicht der Gebrauch der Waffe im Spiel die Intention des TN? Wird er mutiger, kühler, grausamer? Oder kann er über die Unterstützung des Requisits loslassen, Ängste zugestehen?

Hier sollte die Entwicklung des Spiels sehr genau beobachtet werden und weiterhin den Aussagen der Gruppe oder des einzelnen TN große Achtung geschenkt werden.

10. Bemerkung

Bei Gruppenarbeiten im Strafvollzug kann es sinnvoll sein, keine originalgetreue Spielzeugwaffe zu verwenden. Ersatzobjekte wie ein Stück Holz oder eine Konstruktion aus Papier können hier geeigneter sein, da man nur mit ihrer Bedeutung spielt. Die wahre Form der Pistole oder des Gewehrs bleibt optisch verhüllt.

Die Waffe wird daher quasi vom TN „behauptet". Damit wird die Bedrohlichkeit des Gegenstands reduziert, jedoch nicht seine Wirksamkeit im Spiel.

Kompatibel mit den Therapiekonzepten der Verhaltens- und Traumatherapie.

11. Tipps

12. Quelle

Aus der theatertherapeutischen und theaterpädagogischen Arbeit mit Requisiten.

Beitrag von Corinna D'Angelo

6.0.7 Seiltanz

1. **Stichwörter**
   Polaritäten; Verbinden; Übergänge; Das Dazwischen; Minderwertigkeit; Größenselbst; Gegensätze; Spaltung; Narzissmus

2. **Organisation und Setting**
   Einzel- oder Gruppensetting
   Material: Im Gruppensetting brauchen je 2 TN ein Seil von ca. 4–5 m.

3. **Absicht oder Ziel**
   Für TN, die sich in Entweder-Oders verstricken. Bei narzisstischer Thematik. Um Spaltung aufzuheben und scheinbar Unverbundenes zu verbinden.

4. **Beschreibung**
   Partnerübung:
   A legt das Seil am Boden aus und definiert für sich eine Polarität, z. B.: „Manchmal fühle ich mich großartig und dann plötzlich wieder wie ein kleines A...loch." Er ordnet jede Qualität einem Ende des Seils zu. Nun geht er zum minderwertigen Teil, nimmt dort eine Ganzkörperhaltung ein, dann wechselt er zur anderen Seite, dem Größenanteil, und nimmt dort eine Ganzkörperhaltung ein. Anschließend geht er wieder zum Minderwertigkeitspol. Dort beginnt er in Zeitlupe eine langsame Balancereise zum anderen Pol. TN B geht einfach nur mit, ist stiller Zeuge und merkt sich Momente, in denen TN A stockt, nicht weiter will, aussteigt etc.
   Einmal angekommen, geht TN A auch wieder auf dem Seil zurück. TN A kann auch mehrmals hin und her gehen. Nach einer Weile beenden die Beiden das Spiel und tauschen sich über das Erlebte bzw. Beobachtete aus. Danach Wechsel.

   2. Version:
   Jetzt sind die beiden Pole rechts und links des Seiles. Der TN balanciert jetzt zwischen den 2 Abgründen Größenselbst und Minderwertigkeit und versucht die Balance zu halten, gegebenenfalls den Sog zu einer oder den beiden Seiten zu fühlen. Hier besser nicht umdrehen, sonst sind die Seiten plötzlich anders definiert. Oder wenn, dann sehr bewusst einsetzen.
   In der Einzelarbeit übernimmt die Therapeutin die Beobachterrolle.

5. **Varianten**
   Siehe auch Übungen 5.3.3 „Gefühlsstationen" und 5.3.4 „Gefühlsgarten".

   Als Erweiterung:
   Ein Seil senkrecht, ein 2. Seil waagrecht als umgekehrtes T auf den Boden gelegt. Rechts liegt das Größensegment, durch ein Seil abgespalten vom Minderwertigkeitssegment. Beide Segmente liegen über einem weiteren waagerecht abgespaltenen Segment: Das Selbst (bei B. Wardetzki auch das „wahre" Selbst genannt): Das ist der Ort der menschlichen natürlichen Bedürfnisse wie Anerkennung, Wärme, Schutz, Verbundenheit, Verletzlichkeit etc.

Hier kann ein Protagonistenspiel viel Einsicht bringen: Der Protagonist wählt einen TN für rechts, gibt ihm eine Körperhaltung und einen Satz. Ebenso für links. Das Selbst wird ebenfalls fremd besetzt und soll während des Zusammenspiels der beiden Teile Größensegment und Minderwertigkeitssegment hinein spüren und herausfinden, was sein wahres Bedürfnis sein könnte. Alle Zuschauer können das mitmachen. Der Protagonist schaut sich das Schauspiel an. Manchmal nähern die beiden Seiten sich an, oft auch nicht. Und ganz selten gibt es ein Zusammenspiel aller drei Anteile.
In der Einzelarbeit übernimmt der TN alle drei Rollen in fliegendem Wechsel. Hier kann die Therapeutin helfend mitsteuern: „Was sagt der Selbstanteil dazu?" „Wechsle jetzt den Platz und spüre in den anderen Anteil hinein." usw.

6. Dauer
Kann jeweils 10–20 Minuten pro Spiel dauern, Austausch ca. 5 Minuten.

7. Indikation und Kontraindikation
Für schizoide, orale und Borderline-Strukturen eine ziemlich fordernde Übung.

8. Fokus
Die TN sollen langsam agieren, Schwellen und Widerstände wahrnehmen.
Die Therapeutin achtet darauf, dass alle dran bleiben und geht eventuell zu einem Zweierpaar, wenn eine Hilfestellung nötig wird.

9. Auswertung
Im Kreis die Erlebnisse sammeln lassen. Das bringt den TN meist schon viel. Wenn Anstrengung geäußert wird, diese wertschätzen (nach dem Motto: „Ja, Ambivalenzen aushalten ist anstrengend und wichtig.")

10. Bemerkungen
Die Therapeutin achtet darauf, dass sich die TN nicht durch lautes Reden gegenseitig stören.
Wenn man dieses Spiel z. B. mit Managern spielt, dann stellt man fest, dass diese meist mit dem Größenpol anfangen, da sie sich mehr mit ihren Stärken identifizieren.

11. Tipp
Für ganz hartnäckige Polarisierer kann man diese Übung auch als Hausaufgabe mitgeben.

12. Quelle
Selbst entwickelt durch die Autorin, inspiriert durch Bärbel Wardetzkis Spaltungsmodell.
Siehe auch: Spielend leben lernen: D. Müller-Weith: Das narzisstische Spaltungsmodell.

Beitrag von Doris Müller-Weith

6.0.8 Figürchen als Stellvertreter

1. **Stichwörter**
   Figuren; Rollenübertragung; Perspektivenwechsel; Umdeutungen; Symbolebene; Kinder

2. **Organisation und Setting**
   Einzel oder Kleingruppe
   Kann man auch gut in der Dramatherapie mit Kindern einsetzen.
   Material: Viele kleinere und größere Figuren: Tiere, Drachen, Menschen und Fabelwesen.

3. **Absicht oder Ziel**
   Die ästhetische Distanz: Man überträgt die Rolle des Chefs auf ein Zebra und bewirkt dadurch, dass Raum entsteht für neue Sichtweisen, Einsichten oder Umdeutungen.

4. **Beschreibung**
   Der TN beschreibt einen Konflikt. Aber anstatt damit direkt zu arbeiten, lädt die Therapeutin den TN ein, aus einer Sammlung von kleinen Figuren mit vielen Tieren, Elfen und anderen Püppchen, die mitspielenden Rollen auszuwählen, auch eine Figur für sich selbst. Nun wird gefragt, in welcher Umgebung das Ganze spielen könnte. Dann lassen wir den TN die Figuren aufstellen in einem ersten Bild. Wenn der TN damit zu Ende ist, kann die Frage kommen, ob noch etwas fehlt. (Oft bringt diese Frage nochmal Wichtiges zum Vorschein. Falls der Konflikt noch nicht sichtbar ist, kann man hier auffordern, das Bild noch etwas zu verändern) Nun kann eine Geschichte bzw. eine Szene gespielt werden, dabei verbal möglichst immer auf der Symbolebene bleiben. Also fragt die Therapeutin: „Und was macht das Zebra jetzt?" Und nicht „Was macht der Chef?"
   Ist spielerisch eine Lösung gefunden, kann es durchaus sehr sinnvoll sein, den TN aufzufordern, sich dieses Bild gut einzuprägen und innerlich mit nach Hause zu nehmen, zu Hause öfter dran zu denken, ohne darüber nachzudenken. Dann fordert die Therapeutin den TN auf, die Figuren wieder wegzuräumen.

5. **Varianten**
   Die Therapeutin kann den TN auch auffordern in jedes Tier kurz hinein zu schlüpfen und aus der Tierhaltung heraus 1–3 Sätze zu sagen.
   Falls der TN zu nah an der Realszene klebt, gibt die Therapeutin eine neue Ebene hinein. Zum Beispiel: Für 1 Stunde, Minute oder Tag geschieht alles so, wie der Löwe sich das wünscht ... oder die Therapeutin führt noch eine Figur ein, die hilfreich ist oder eine schützende Funktion haben kann.
   Das Schlussbild kann auch zum Aufbewahren auf Papier skizziert werden.

6. **Dauer**
   30 bis 60 Minuten.

7. **Indikation und Kontraindikation**
   Je stärker die emotionale oder strukturelle Störung ist, umso mehr muss die Therapeutin mithelfen, sie übernimmt oder verstärkt dann die „gesunden" Aspekte. Kann mit allen TN gemacht werden.

8. Fokus

Für den TN:

Der kreativen Phantasie Raum geben.

Therapeutin wägt ab und nimmt zur Kenntnis, ob „die Lösung" wirklich eine ist, forciert oder manipuliert aber nichts.

9. Auswertung

Oft ist es besser das Spiel auf der Symbolebene erst einmal zu lassen, um in einer anderen Stunde den Bezug zum Alltag zusammen mit dem TN herzustellen.

10. Bemerkungen

In solchen „harmlosen Spielen", sind schon die Grundsteine gelegt worden für große Veränderungen.

11. Tipp

Man kann dem Es-Prozess vertrauen (dem halbbewussten, intuitiven, kreativen).

12. Quelle

Aus der Kinderspieltherapie.

Beitrag von Doris Müller-Weith

6.0.9 The good and the bad

1. **Stichwörter**
   Emotionsregulierung; Gewissensentwicklung; Kinder; Puppen; Verhaltensstörung; ADHS

2. **Organisation und Setting**
   Einzel- oder Gruppensetting
   Kinder von 4 bis 10 Jahren
   Material: Auswahl an Tier-Handpuppen.

3. **Absicht oder Ziel**
   Emotionsregulation und Gewissensentwicklung.

4. **Beschreibung**
   Das Kind wählt drei Tier-Handpuppen. Zunächst die, die ihm am besten gefällt. Dann eine, die es blöd findet. Schließlich eine, mit der die Therapeutin spielen soll. Anschließend wird jede Puppe von TN und von der Therapeutin interviewt. Auf der Basis der Interviews wird eine Geschichte entwickelt, in der die drei Puppen sich begegnen.

5. **Varianten**
   Die Therapeutin wählt die Puppe selbst, um das Kind herauszufordern oder zu doppeln.
   Die Therapeutin entwickelt die Geschichte selbst.
   „Dann passiert …" Die Therapeutin induziert gezielt Konflikte im Spiel.

6. **Dauer**
   15–30 Minuten.

7. **Indikation**
   Für Kinder mit Problemen bei der Emotionskontrolle, Kinder mit wenig entwickeltem Gewissen, Verhaltensstörungen und ADHS.
   Nicht anwenden bei Kindern, die keine Affinität zu Puppen haben oder sie direkt ablehnen.

8. **Fokus**
   Durch das Spiel mit verschiedenen Seiten des Selbst (über die verschiedenen Puppen) lernt das Kind, die Kontrolle zu behalten und zwischen „gut" und „schlecht" bzw. zwischen unterschiedlichen Rollenerwartungen zu differenzieren.

9. **Auswertung**
   Die Therapeutin hilft dem Kind beim Üben und unterstützt das Spiel.

10. **Bemerkungen**
    Mit dieser Übung kann man auch über längere Zeit arbeiten, dann wird es eine Methode.

11. Tipp
Nicht in einem Puppentheater oder einer ähnlichen Barriere spielen, sondern offen im Raum. Dadurch wird der Spielraum vergrößert und die Therapeutin kann das Kind besser beobachten.

12. Quelle
Selbst entwickelt.

Beitrag von Emilia de Gruijter

6.0.10 Wenn ich ein Tier wär' ...

1. **Stichwörter**
   Muster, Auflösen von; Familien; Kommunikation; Konflikte

2. **Organisation und Setting**
   Gruppensetting
   Familientherapie mit Kindern im Alter zwischen 4 und 10 Jahren.
   Material: Tier-Handpuppen.

3. **Absicht oder Ziel**
   Das Ziel dieser Übung ist eine positive Zusammenarbeit, ein ins Spiel kommen und das Loslassen bzw. Durchbrechen von Mustern.

4. **Beschreibung**
   Alle Familienmitglieder suchen sich eine Tierhandpuppe aus und stellen dieses Tier den anderen TN vor. Auch die Therapeutin sucht sich ein Tier aus und stellt dieses Tier vor. Dann fängt jeder an seinem eigenen sicheren Ort an zu spielen (oft ein Baum oder Höhle). Anschließend wird gemeinsam eine Geschichte entwickelt und diese gespielt.

5. **Varianten**
   Man kann auch improvisieren.
   Ein Konflikt wird von der Therapeutin initiiert.
   Die Therapeutin kann eine unterstützende Tierrolle wählen oder eine Gegenrolle.
   Ein Familienmitglied sucht für sich und für die anderen Familienmitglieder die Puppen aus und charakterisiert auch alle Puppen kurz. Ansonsten ist das Vorgehen wie oben.

6. **Dauer**
   30–45 Minuten.

7. **Indikation und Kontraindikation**
   Sehr gut bei Familienproblemen; oft kommt es zu Hierarchie- oder Kommunikations-Problemen.

8. **Fokus**
   Wichtig ist, dass das gemeinsame Spiel zu einer positiven Erfahrung wird (oft haben diese Familien ganz schnell Streit und es herrscht im Alltag eine negative Atmosphäre).

9. **Auswertung**
   Es ist oft schön zu sehen, wie die Kinder zusammenspielen und gute Ideen haben (Spielimpulse). Die Eltern sehen wieder die guten Seiten ihrer Kinder. Es wird zusammen gelacht und es herrscht eine fröhlich-entspannte Atmosphäre.
   Wenn die Eltern die Tiere wählen, bekommen sie ein Stück Kontrolle zurück. Über die Lösung von Konflikten bekämpfen bzw. überwinden sie das Gefühl der eigenen Ohnmacht.

10. Bemerkungen

Meistens haben die Eltern Bedarf, die Wahl der Kinder oder die Geschichte nach zu besprechen (Warum hat er das gewählt und was bedeutet das? usw.).

11. Tipp

Die Therapeutin kann mit einem Spot-Light arbeiten und damit eine besonders schöne Szene beleuchten (die Andern „frieren" in diesem Augenblick ein und schauen so lange dieser Szene zu). Damit wird der Fokus aller TN auf eine besonders schöne Spielszene gelenkt.

12. Quelle

Selbst entwickelt.

Beitrag von Emilia de Gruijter

6.0.11 Baum Diashow

1. **Stichwörter**
Ästhetisches Erleben; Identifikation; Konzentration; Kontemplation; Naturerlebnis

2. **Organisation und Setting**
Gruppensetting
Material: 20 bis 30 Bilder von einzelnen Bäumen an die Wand projizieren. Die TN sind weiß gekleidet. Gut ist auch ein Verzeichnis der Bäume und von deren Eigenschaften, aber nicht unbedingt notwendig.

3. **Absicht oder Ziel**
Ein ästhetisches Erlebnis zu vermitteln. Eine Identifikation mit einem Baum zu unterstützen.

4. **Beschreibung**
Vorangegangen ist eine Phantasiereise vom Keimling zum Baum. Alle TN sind weiß gekleidet. Zu einer Trancemusik werden nun die Bäume eingeblendet. Die TN haben Zeit sich einen auszugucken „in den sie mal hineinschlüpfen wollen".

Zweite Runde:
Die Bäume werden nacheinander mit Zeit wieder eingeblendet, der TN geht in das Bild hinein und nimmt die Haltung des Baumes ein: Dadurch, dass er weiß angezogen ist, wird sich der Baum auf ihm abbilden, ein Verschmelzen wird möglich. Der TN bewegt nun in einem spontanen Tanz „die Energie" des Baumes. Wenn er zu Ende ist, tritt er aus der Baumprojektion wieder heraus und das nächste Bild erscheint. Wo kein Spieler hineintritt, geht es bald über zum nächsten Bild, wo zwei TN ins selbe Bild hineinwollen, geht das auch nacheinander oder evtl. gemeinsam, je nach Bild und Situation.

5. **Varianten**
Idealerweise lässt man die TN ein Bild „ihres" Baumes als Datei mitbringen und komponiert sie zusammen. Dann hat sicher jeder seinen eigenen Baum. Dateiformate und -größen vorher abstimmen und erklären!

6. **Dauer**
Je nach Gruppengröße bis zu 2 Stunden.

7. **Indikation und Kontraindikation**
Kann mit allen gemacht werden. Achtung jedoch bei Menschen in akuten psychotischen Prozessen.

8. **Fokus**
Die TN sollen sich in den Baum auf dem Bild einfühlen, sehr intuitiv und eher langsam bewegen.
Die Therapeutin achtet auf eine konzentrierte Atmosphäre beim „Baumtanz".

9. Auswertung
Im Kreis Einsammeln der Erlebnisse, jeder TN spricht erst von sich, danach auch Rückmeldungen aneinander zulassen.

10. Bemerkungen

11. Tipp

12. Quelle
Selbst entwickelt.

Beitrag von Doris Müller-Weith

6.0.12 Tanz der Lebenskraft

1. **Stichwörter**
   Ressourcen; Bewusstwerdung; Ausdruck, Stärken; Spiegeln; Verstärken; Körperwahrnehmung; Tanz

2. **Organisation und Setting**
   Einzel- oder Gruppensetting
   Raum mit genügend Bewegungsfreiheit
   Material: Papier und Malstifte, Musikanlage und als passend ausgewählte Musik.

3. **Absicht oder Ziel**
   Bewusstwerdung, Formulierung und Ausdruck der eigenen Kräfte und innewohnenden Ressourcen und Stärken auf verschiedenen Ebenen, Spiegelung und Verstärkung durch andere, Körperwahrnehmung, in Bewegung kommen.

4. **Beschreibung**
   Jeder TN wird eingeladen, für sich auf einem Zettel verschiedene Dinge aufzuschreiben oder zu malen, die ihm Lebenskraft oder Energie schenken, die er gerne mag oder die ihm wichtig sind. Dies können z. B. Fähigkeiten, Menschen, Tiere, Hobbies, Träume, schöne Momente, Aspekte der Natur, Musik und vieles mehr sein – „alles, woraus Sie Kraft oder Energie schöpfen können, worauf Sie sich stützen können, was Ihnen Freude bereitet" (die bereitgelegten Malstifte sollen indirekt anregend wirken, wirklich zu malen und nicht nur eine Liste von Begriffen zu erstellen). Dann gehen die TN in Paaren zusammen (im Einzelsetting TN und Therapeutin) und zeigen sich gegenseitig die Bilder. Je nach Kontext können die Paare über die Bilder sprechen oder nicht. Eine Variante ist z. B., dass nur Beschreibendes, aber nichts Wertendes dazu gesagt wird (z.B. zu Farben, Linienführung, geometrischen Formen, Anordnungen auf dem Blatt, gefüllte und leere Stellen usw.).

   Mögliche weitere Schritte:
   Der Betrachtende A stellt den Partner B, dessen Bild gerade betrachtet wurde, als Statue wie in einer Momentaufnahme hin. Dann gibt es einen „Museumsbesuch" in der Ausstellung mit dem Titel „Lebenskraft" (o. ä.) mit jeweils der Gruppenhälfte der „Bildhauer", danach wird getauscht. Oder A sucht sich ein Detail im Bild von B – dies kann ein Wort, ein Punkt, eine Linie, ein Buchstabe, eine Farbe etc. sein – und beginnt, dazu zu tanzen (hier sollte Musik zum Einsatz kommen), während B ihm dabei zusieht. B wird so Zeuge eines Tanzes, dessen Ausgangspunkt seine eigene Ressourcensammlung ist.
   Nach Ende des Tanzes (das die Therapeutin einleitet) tauschen sich A und B über ihre Rollen als Tänzer bzw. Zeuge aus. Danach wird getauscht.
   Zum Abschluss können in einem Kreis der Gesamtgruppe Erfahrungen ausgetauscht werden, wie es war, das Bild des Anderen zu tanzen und das eigene getanzt zu sehen.

5. **Varianten**
   Anhand der in der Übungsbeschreibung dargestellten Optionen kann die Therapeutin die Übung nach Kontext und Bedarf weiter anpassen und variieren.

6. **Dauer**
Individuelle Ressourcensammlung als Bild etwa 20 Minuten, erster Austausch in Paaren etwa 10 Minuten (5 Minuten pro Bild). Option Skulpturen und Ausstellungsbesuch für beide insgesamt ca. 10–15 Minuten., Option Tanz durch Partner ebenfalls insgesamt ca. 15 Minuten.
Abschlussrunde je nach Gruppengröße und Kontext.

7. **Indikation und Kontraindikation**

8. **Fokus**
Ich ziehe es persönlich vor, bei den verbalen Austauschen überhaupt nicht oder kaum direkt auf die verbalen Begriffe der Ressourcensammlung einzugehen, sondern möglichst stets auf der ästhetischen, formalen Ebene zu bleiben (Farben, Linien, Dynamiken in Gemälde, Schrift oder Tanz usw.). Bei einer Besprechung der „Bilder" ziehe ich es ebenfalls vor, auf der beobachtenden, beschreibenden Ebene zu bleiben und nicht zu interpretieren oder analysieren – dies kann aber nach Kontext, Auftrag und Neigung der Therapeutin variieren.

9. **Auswertung**
Nach Wunsch und Bedarf des TN kann die Sammlung einen guten Ausgangspunkt für anstehende Themen und Zusammenhänge bieten. Es ist jedoch zu betonen, dass das Erstellen der Ressourcensammlung an sich sowie die Zeugenschaft des Ausdrucks durch einen anderen auch ohne einen folgenden explizit diagnostischen Schritt therapeutische Wirkungen haben. In mehreren Schritten kann es Sharings geben, in denen anstehende Themen deutlich werden können. Dabei kann es beispielsweise um die Zeugenschaft eines Tanzes, das Tanzen eines Elements aus dem Bild des anderen oder um die auf der Liste aufgetauchten Begriffe gehen.

10. **Bemerkungen**
Je nach Bedarf kann die Therapeutin weitere Beispiele für Möglichkeiten für die Ressourcensammlung nennen. Auch Menschen, die auf den ersten Gedanken meinen, ihnen fiele nichts ein, werden fast immer Ideen haben, wenn die Therapeutin einige eng eingerahmte Bereiche vorschlägt.

11. **Tipp**

12. **Quelle**
Eine eigene und selbst weiterentwickelte Verknüpfung von Übungen von Ingrid Lutz (u. a. in der Dramatherapie-Weiterbildung der DGfT) und Ulla Schorn (bei einer Weiterbildung in Tanztherapie und dem Life Art Process nach Anna Halprin).

Beitrag von Ilil Land-Boss

6.0.13 Masken der Gegensätze

1. **Stichwörter**
   Emotionen; Aspekte der Persönlichkeit; Integration von Gegensätzen

2. **Organisation und Setting**
   Einzel- oder Gruppensetting
   Material: Dickes Papier oder dünne Pappe (z. B. 200 g/m²), Bleistifte, Wachsmalkreide und/oder Wasserfarben und/oder Gouache, Schere, Locher und/oder Tacker, Gummiband.

3. **Absicht oder Ziel**
   Zugang zu Emotionen, Ausdruck von teilweise negativ konnotierten Aspekten der Persönlichkeit, Zugang zu und Ausdruck von verschiedenen, auch als gegensätzlich konnotierten Aspekten der Persönlichkeit, Erfahrung der Vereinigung und Gleichzeitigkeit von so genannten Gegensätzen, Wiedererkennen eigener, negativ konnotierter Persönlichkeitsaspekte in anderen.

4. **Beschreibung**
   Jeder wird eingeladen, jeweils zwei Masken herzustellen – eine „helle" und eine „dunkle" oder Masken für zwei unterschiedliche Aspekte der Persönlichkeit – je nach Kontext, Ziel- und Altersgruppe kann man dieses Paar anders bezeichnen oder andere Beispiele geben, z. B. „eine für Aspekte, die Du weniger an Dir magst oder Ängste von Dir und eine für Aspekte, die Du an Dir magst oder Stärken und Träume".
   Zur Erstellung der Masken können auf dem Kartonpapier mit Bleistift z. B. Ovale vorgezeichnet werden, die etwas größer (oder auch um einiges größer) als ein Gesicht sind. Dann können die TN die Masken frei bemalen und gestalten. Danach kann die Form der Maske ausgeschnitten werden und etwa an den Ohren das Gummiband getackert oder durch Löcher gezogen werden.
   Nun kann der Schritt folgen, dass eine Bühnenfläche festgelegt wird (auch möglich mit einer Reihe aus allen Masken), die Gruppe sich als Publikum hinsetzt und jeweils einer nach dem anderen auf die Spielfläche tritt und sich mit den 2 Masken vorstellt (es kann jedem überlassen werden, ob mit oder ohne Worte). Gemeint ist nicht, dass jeder „privat" über die erstellten Masken spricht, sondern wie „in der Rolle" der Maske auftritt und eine mehr oder weniger kurze Weile auf der Spielfläche verbringt. Dazu können die Masken gleichzeitig auf Vorder- und Hinterseite oder linker und rechter Seite des Kopfes getragen werden, oder aber eine nach der anderen auf- und dann wieder abgesetzt und hingelegt werden.

5. **Varianten**
   Es kann variieren, wie das „Gegensatzpaar" benannt wird und welche Beispiele dafür gegeben werden. Die Erfahrung zeigt, dass die TN mit den Beispielen zumeist gut etwas anfangen können und sofort an die Gestaltung der Masken gehen können.
   Bei der Gestaltung der Masken können noch zahlreiche weitere Materialien eingesetzt werden, die z. B. auf das Papier geklebt werden (Bast, verschiedenartige Papiere, Sand etc.).

Je nach Kontext, Moment im Therapieprozess und Übung der TN gibt es zahlreiche Möglichkeiten, wie mit den Masken weiter verfahren wird (längere Improvisationen mit bestimmten Themen, improvisierte Begegnungen zweier TN in ihren Figuren, Dialoge zwischen 2 Masken einer Person usw.).

6. Dauer

Gestaltung beider Masken etwa 30–40 Minuten (die Therapeutin sollte die TN beobachten und spüren, wie viel Zeit sie brauchen), Improvisation, Maskenvorstellung pro TN etwa 3 Minuten.

7. Indikation und Kontraindikation

8. Fokus

Es geht bei dieser Übung viel um die Erfahrung, dass Elemente, die wir für gegensätzlich oder gar sich gegenseitig ausschließend erachten, gleichzeitig in uns und der Welt sein können. Eine These dahinter ist, dass viele Menschen darunter leiden oder ihre Orientierung verlieren, weil sie solche scheinbar widersprüchlichen Aspekte in sich verspüren. Erfahrungen der Möglichkeit einer gleichzeitigen Existenz solcher Elemente, ja gar, dass die Welt aus solchen entgegengesetzten Kräften konstituiert ist, können zentrale Schritte im Lebensprozess bedeuten. Es geht nicht darum, eine Seite zu verleugnen oder zu „verteufeln", sondern die Spannungen ihrer Koexistenz auszuhalten und denjenigen Aspekten einen Ausdruck zu verleihen und zu erlauben, die danach verlangen.
Im Schutz der Maske können auch Aspekte einen Ausdruck bekommen, die sonst eher versteckt bleiben, aber eigentlich ausgedrückt werden wollen. In der Gruppe oder mit der Therapeutin im Einzelsetting können eigene Aspekte in anderen wiedererkannt werden und damit eine Einbettung erleben.

9. Auswertung

Bei der Gestaltung und Vorstellung der Masken werden Themen sichtbar, die nach Wunsch und Bedarf des TN gute Ausgangspunkte für anstehende Themen und Zusammenhänge bieten können. Es ist jedoch wichtig, zu betonen, dass das Erstellen der Masken an sich, sowie der Ausdruck bestimmter Kräfte und das Zusehen bei einem anderen bereits therapeutische Wirkungen haben. In mehreren Schritten kann es Gespräche geben, in denen anstehende Themen deutlich werden können.

10. Bemerkungen

11. Tipp

12. Quelle

Diese Übung wurde von der Autorin selbst entwickelt.

Beitrag von Ilil Land-Boss

6.0.14 Tönen und Tondusche

1. **Stichwörter**
   Körperwahrnehmung; Nährung; Achtsamkeit; Spannungen lösen; Töne; Singen; Stimme

2. **Organisation und Setting**
   Gruppensetting

3. **Absicht oder Ziel**
   Durch das sogenannte „Tönen" kann eine tiefgreifende, ganzheitliche Erfahrung gemacht werden, die (nicht immer leicht klassisch zu formulierende) therapeutische Effekte mit sich bringt. Das Tönen bringt den Körper innerlich in Schwingung, löst Spannungen und wirkt oft befreiend. Die Lungen und das Zwerchfell weiten sich, sodass eine tiefere und freiere Atmung ermöglicht werden kann. Die Töne im Raum wirken oft tatsächlich wie eine Art Balsam, und das reine Empfangen der Aufmerksamkeit der Anderen kann als großes Glück und Nährung empfunden werden. Das Schenken der Tondusche erweckt die helfenden und nährenden Aspekte der Teilnehmer, die eine zentrale Rolle auch für den eigenen Heilungsprozess spielen. Ferner wird die Körperwahrnehmung geschult.

4. **Beschreibung**
   Zunächst wird in einer Vorstufe die Aufmerksamkeit auf die Atmung gelegt und versucht, sie zu vertiefen. Im nächsten Schritt soll, ohne sonst etwas zu ändern und möglichst ohne Anstrengung, beim Ausatmen ein Ton produziert werden, z. B. mit dem Vokal „A". Im Folgenden soll in der gesamten Übung jeweils tief eingeatmet werden und dann während des gesamten Ausatmens ein Ton zugelassen werden. Dabei sollen vor allem der Mund, das Gesicht und der Rachen möglichst entspannt bleiben. Vielmehr als an „singen" zu denken, das manchmal mit Anstrengung und einer bestimmten, oft nicht erreichten Vorstellung von „Schönheit" einhergeht, soll einfach tief ein- und ausgeatmet und dabei beim Ausatmen durch den Mund die Entstehung eines Tons zugelassen werden. Es entsteht also ein Tönen im Raum, d. h. dass alle TN gleichzeitig einen Ton produzieren, jeder in der Tonalität, die er wünscht.
   In einer nächsten Stufe wird zielgerichteter getönt, d. h. dass jeder TN sich verschiedene Punkte – auch Menschen – im Raum aussuchen kann und versucht, diese mit dem Ton zu erreichen. Als Vorstellung kann helfen, dass die Töne Farben oder (farbigem) Licht entsprechen und man versucht, die Strahlen gezielt zu senden oder etwas oder jemanden in Farbe oder Licht zu tauchen. Die Anleitung kann auch lauten, dass zunächst der Boden „angemalt" wird, dann die Decke oder (einfacher) die Gegend des Übergangs zwischen Raumwand und Raumdecke, und dann die Brust als satter Farbtopf imaginiert wird, von dem aus die Wände und der Raum gefärbt werden (physiologisch entsprechen diese Vorstellungen verschiedenen Resonanzräumen im Körper, konkret etwa Bauchraum, Kopf/Stirn und Brustraum, die beim Tönen in Schwingung gebracht werden).
   Als nächste Stufe – die auch in einer der folgenden Sitzungen folgen kann – kann sich jeder TN, der es wünscht, einen Platz im Raum aussuchen und im Liegen, Sitzen oder Stehen, mit geschlossenen oder geöffneten Augen, eine „Tondusche" empfangen. Dazu senden alle anderen ihre Töne zu ihm, beispielsweise mit der Intention, ihn in das farbige Licht ihrer Töne zu tauchen oder eine bestimmte Stelle in seinem Körper zu berühren.

Die teilnehmende Therapeutin sollte, am besten ohne formulierte Ansage, irgendwann den eigenen Ton abebben lassen, worauf die Gruppe dann meistens folgen wird. Die Therapeutin sollte darauf achten, dass jedem TN ungefähr die gleiche Zeit für das Empfangen der Tondusche zur Verfügung gestellt wird.

5. **Varianten**
   Die Übung ist auch in einem Einzeltherapie-Setting möglich. Dann empfängt der TN die Tondusche nur von der Therapeutin und, wenn der Wunsch des TN danach besteht, auch umgekehrt.

6. **Dauer**
   Wenn es die Verfassung der TN erlaubt, kann jede Tondusche etwa 5 Minuten dauern – allerdings sollte die Leitung hier vor allem ihrer Intuition folgen. Das Tönen zuvor kann je nach Übungsstand der TN zwischen 5 und etwa 20 Minuten dauern.

7. **Indikation und Kontraindikation**

8. **Fokus**

9. **Auswertung**
   Aus beispielsweise einem Kreis, in dem nach der Übung die gemachten Erfahrungen mitgeteilt werden, können sich weitere Themen für den Therapieprozess ergeben.

10. **Bemerkungen**
    Das Singen ist oft, gerade in unseren Kulturkreisen, mit großen Hemmungen behaftet, und das Tönen ohne festgelegten Text und Melodie kann auch abschrecken. Die TN sollten Lust haben, sich auf die Übung einzulassen, und ggf. kann gesagt werden, dass es bei dieser Übung kein „gutes" oder „schlechtes", kein „richtiges" oder „falsches" Singen gibt.
    Das Tönen kann Emotionen lösen und damit an die Oberfläche bringen, und ein Weinen beispielsweise kann auch „ohne ersichtlichen Grund", also auch ohne Traurigkeit, durch die Spannungslösung ausgelöst werden. Die TN sollten dafür bereit sein und auch die Therapeutin keine Angst davor haben. Für manche TN kann auch die Erfahrung, im Zentrum der Aufmerksamkeit zu sein und die Töne aller zu empfangen, zu stark und überwältigend sein. Obwohl sich der TN aus eigenem Willen in diese Position begibt, sollte die Therapeutin auf eine solche mögliche Reaktion vorbereitet sein.

11. **Tipp**

12. **Quelle**
    Das Tönen aus verschiedenen, der Arbeit Jerzy Grotowskis nahen Kontexten, die Tondusche von Gandalf Lipinski im Rahmen der Dramatherapie-Weiterbildung der DGfT, dann selbst variiert.

Beitrag von Ilil Land-Boss

6.0.15 Was steckt in einem Namen?

1. **Stichwörter**
   Emotionen, versteckte; Biografie; Imagination; Kreativität; Name

2. **Organisation und Setting**
   Gruppensetting
   Material: Weißes Zeichenpapier und Bleistifte.

3. **Absicht oder Ziel**
   Versteckte Emotionen, die mit der eigenen Biographie verbunden sind, können von einem neuen Blickwinkel aus neu entdeckt werden. Entwicklung der Imagination und der Kreativität. Bewusstwerdung des emotionalen Auftrags, den Namen für uns bedeuten.

4. **Beschreibung**
   Die TN finden einen Platz im Raum, wo sie bequem für sich alleine sitzen können und bringen ihr Schreibmaterial mit sich mit dorthin.
   Mit sinnvollem zeitlich Abstand gibt die Therapeutin die folgenden Aufforderungen an die Gruppe: „Mache eine Liste von all den Namen, an die du dich erinnern kannst, die dir während deines Lebens gegeben wurden. Inklusive Mädchennamen, Spitznamen, Rollennamen (wie ‚Lehrer' oder ‚Mama'), spezielle Namen, die dir von einer besonderen Person gegeben wurden usw. Mache ein (+) oder (-) neben die Namen, die eine positive oder eine negative Konnotation für dich haben. Wähle einen Namen aus, auf den du dich heute fokussieren möchtest. Du wirst nicht über die Bedeutung dieses Namens für dich gefragt und du wirst auch nicht gebeten werden, irgendetwas über die wirkliche Geschichte des Namens zu enthüllen. Schreibe den Namen, den du dir ausgesucht hast, auf der Rückseite des Blattes rückwärts. Stell dir vor, dass dieser Name ein Wort in einer anderen Sprache ist. Welche Sprache würde es sein? Es muss keine Sprache sein, die du kennst. Es kann eine historische Sprache sein oder eine ausgedachte – wie antikes Esperanto oder Martian. Was bedeutet dieses Wort? Entscheide ganz intuitiv anhand seines Klanges. Schreibe eine Wörterbuch Erklärung zu dem Wort. Schreibe einen Satz, der das Wort enthält. (z. B. ‚Alle Isus kommen regelmäßig nach Hause am Abend.'). Stell Dir vor, dass dieser Satz ein Teil eines Absatzes sei. Der Satz kann am Anfang, in der Mitte oder am Ende des Absatzes stehen. Schreibe den kompletten Absatz auf. Woher kommt der Absatz? Ist er aus einem Buch? Aus dem Internet? Aus einer Zeitung? Schreibe kurz über die Quelle, aus der der Absatz stammt."
   Anschließend teilen sich die TN in Gruppen zu 3-4 Personen auf. Aufforderung durch die Therapeutin: „Teile dein Material mit deiner kleinen Gruppe. Wählt ein Material, um eine Szene zu entwickeln, die der gesamten Gruppe vorgestellt wird." Die Szenen werden präsentiert, anschließend gibt es eine Feedback-Runde.

5. **Varianten**

6. **Dauer**
   Kann mit Warming-up über eine oder mehrere Sitzungen gehen.

7. Indikation und Kontraindikation

8. Fokus

9. Auswertung

Ist die Geschichte, die aus der Namens-Umkehrung entstanden ist, in irgendeiner Weise mit der Namens-Bedeutung verbunden?
Welche Gefühle kamen in dem TN hoch, während er mit dem neuen Wort spielte, das aus dem Namen kreiert wurde?
Gibt es etwas, das der TN über den Prozess des Namen-Wählens teilen möchte?
Gibt es etwas, das der TN teilen möchte über den Prozess des Auswählens desjenigen Absatzes, der hinterher gespielt wurde?
Was geschah mit den TN, deren Geschichten ausgewählt wurden, während der Übersetzung von Text zu Drama, von einer individuellen Arbeit zu einer Gemeinschaftsarbeit?

10. Bemerkungen

11. Tipp

12. Quelle

Diese Übung wurde von der Autorin selbst entwickelt.

Beitrag von Susanna Pendzik

6.0.16 Meine Klanginsel

1. **Stichwörter**
   Abgrenzung; Kommunikation; Raumwahrnehmung; sicherer Ort; Klang; Kontakt

2. **Organisation und Setting**
   Einzel- oder Gruppensetting
   Material: Verschiedene Perkussionsinstrumente, Decken.

3. **Absicht oder Ziel**
   Diese Übung dient der An- und Abgrenzung. Da Aussagen von Mitmenschen oft missverstanden und fehlinterpretiert bzw. verletzend sein können, soll die Kommunikation nur auf dem Klangwege durch Perkussionsinstrumente und die menschliche Stimme geschehen.

4. **Beschreibung**
   - Einladung an alle TN, durch den Raum zu gehen und diesen wahrzunehmen.
   - Einladung an alle TN, sich selber im Raum wahrzunehmen.
   - Einladung, andere im Raum wahrzunehmen.
   - Einladung, sich eine oder mehrere der bereitliegenden Decken zu nehmen und auszuprobieren, was damit gemacht werden kann.
   - Einladung, sich einen Platz im Raum mit der Decke zu suchen und eine Insel zu schaffen: „Nimm dir soviel Platz im Raum, wie es für dich stimmt." – „Überlege wie viel Raum du einnimmst, möchtest du daran etwas ändern? – Wenn ja ist das in Ordnung, wenn nicht ist das auch o.k."
     „Nimm wahr, wo die anderen im Raum liegen, wie fühlst du dich dabei?" – „Wie ist das Verhältnis der Größe des Raumes zu dem Platz, den du dir geschaffen hast?" – „Fühlst du dich wohl oder unwohl?" – „Hast du eine Assoziation mit deinem Platz im Raum, evtl. auch im Verhältnis zu den anderen?"
     „Möchtest du deine Stellung vielleicht verändern, die Decke ausbreiten, verschieben oder auch verkleinern, möchtest du mit den anderen Kontakt aufnehmen?" – „Wie fühlst du dich bei dieser Entscheidung?"
   - Einladung, sich Perkussionsinstrumente zu nehmen und diese auszuprobieren. Die TN treffen eine Auswahl an Instrumenten und nehmen diese mit zu ihrer Insel.
     „Welchen Klang machen die Instrumente, die du dir ausgesucht hast? Was assoziierst du mit ihrem Klang? Was bedeuten diese Assoziationen für dich und dein Leben?"
   - Einladung, Kontakt zu einem oder mehreren von den anderen TN über den Klang der Instrumente aufzunehmen – was ergeben sich für Zusammenspiele? Wie klingen sie? Wenn die TN möchten, können sie sich auch gegenseitig mit ihren Instrumenten auf ihren Inseln besuchen oder von ihrer Insel aus Kontakt aufnehmen – es wird nicht gesprochen, nur musiziert. Die Stimme ist auch ein Instrument, es darf gesungen, gepfiffen, geschnalzt, gebrummt und gesummt werden.

5. **Varianten**
   Für das Einzelsetting kann die Übung abgewandelt werden. Es ist möglich, dass sich der TN eine Insel im Raum schafft und Instrumente auswählt. Die Übung ist insofern eingeschränkt, dass er die Instrumente auswählen und zu ihren Klängen assoziieren kann,

eventuell entwickelt sich sogar eine ganze Szene, er allerdings nicht in Kontakt mit anderen TN gehen kann und somit ein Teil der Übung, der sehr reizvoll auch für die TN ist, nicht stattfinden kann. Eine Interaktion mit der Therapeutin ist aber möglich.

6. Dauer
Mindestens 30 bis 40 Minuten im Gruppensetting, im Einzelsetting ca. 25 Minuten, kann jedoch jeweils ausgedehnt werden.

7. Indikation und Kontraindikation

8. Fokus
Die Übung ist eine Momentaufnahme und zeigt, wieweit sich ein TN zu diesem Zeitpunkt auf die anderen TN einlassen will. Die TN achten darauf, wie es ihnen jetzt gerade in diesem Moment geht. Sie spüren nach, wie viel Raum sie für sich brauchen und dürfen diesen einnehmen ohne Reglementierungen. Von diesem sicheren und geschützten Raum aus können sie mittels Instrumenten Kontakt mit ihrer Außenwelt aufnehmen, müssen dies aber nicht, wenn sie nicht wollen. Interessant ist, welche Instrumente ausgewählt werden. Erzeugen diese Instrumente eher hohe und weithin hörbare oder eher tiefe und beruhigende Klänge?
Die Therapeutin sollte die TN nicht einschränken oder beeinflussen bei ihrer Wahl des Platzes im Raum, unsicheren TN aber helfen, einen geeigneten Raum für sich zu beanspruchen. Es sollte jeder TN mindestens ein Instrument auswählen und mit zu seiner Insel nehmen. Keiner der TN muss Kontakt zu den anderen TN aufnehmen, wenn er lieber alleine auf seiner Insel bleiben möchte, er darf dort für sich improvisieren.

9. Auswertung
Für den therapeutischen Prozess ist diese Übung ein sehr gutes Setting zur An- und Abgrenzung – sie hilft, eine Bestandsaufnahme zu machen: Wie viel Raum braucht welcher TN gerade? Kann er sich auf eine Kommunikation mit den anderen einlassen oder nicht? Wo ist welcher TN sicher, wo braucht er Unterstützung?

10. Bemerkungen
Es ist unbedingt notwendig, dass der Raum Platz für genügend Bewegungsfreiheit lässt, um die Inseln bauen zu können. Die Übung ist eine Bestandsaufnahme des jeweiligen Momentes. Es kann tagesabhängig sein, wie viel Platz der einzelne TN benötigt, lässt jedoch auch Rückschlüsse auf dessen jeweilige Konstitution zu.

11. Tipp
Es hilft, wenn man einige der Instrumente doppelt hat, damit es auch eine genügend große Auswahl für alle Beteiligten gibt.

12. Quelle
Selbst entwickelt auf der Basis einer Übung aus der HIGW-Weiterbildung

Beitrag von Nina Dudek

6.0.17 Landschaft Deines Lebens

1. **Stichwörter**
   Vokale; Chakra; Kinderlied

2. **Organisation und Setting**
   Einzel- oder Gruppensetting
   Material: Rhythmische Musik zum Tanzen, Decken.

3. **Absicht oder Ziel**
   Kontakt mit dem eigenen Körper. Kennenlernen der und Kontakt mit den verschiedenen Chakren. Kontakt zu den anderen TN. Kontakt zu Szenen aus dem eigenen Leben, die in irgendeiner Weise bedeutungsvoll waren. Materialsammlung für Ansätze zur weiteren Arbeit.

4. **Beschreibung**
   - Vokale in Verbindung mit Chakren: Die TN werden von der Therapeutin dazu eingeladen, sich in einen Kreis zu stellen.
   - Die TN tönen ein „O" – in den unteren Bauchraum einatmen und ein „O" ertönen lassen; Hände auf den unteren Bauch legen und so lange „O" tönen, bis die Hand warm wird vom „O".
   - Die TN tönen ein „E" – Solarplexus (Bauchnabelhöhe): unser Ich; „E" ist schärfer als „O".
   - Die TN tönen ein „A" – Herzchakra. Um „A" zu öffnen auf das Brustbein klopfen und „A" schwingen lassen.
   - Die TN tönen ein "I" – sitzt im dritten Auge: Lichtloch auf Stirn machen, „I" durch das Lichtloch, durch die kleine Öffnung schicken und den Nasenraum damit füllen.
   - Die TN tönen ein „U" – Wurzelchakra zwischen Anus und Genitalien: an eigene Scham fassen und "U" tönen lassen.

   Vokalspiel:
   Die TN schicken sich gegenseitig einen Vokal zu. Dabei stellen sie sich eines der oben vorgestellten Chakren vor. Die TN entscheiden, ob nur der Vokal geschickt wird, oder ob der Vokal mit einem Gefühl gekoppelt wird.

   Kinderlied:
   Die TN gehen durch den Raum und singen ein Kinderlied, das ihnen in den Sinn kommt. Die Therapeutin spricht die Einladung aus, das Lied in den verschiedenen Chakren zu singen. Die Gruppe stellt sich in eine Reihe. Ein TN stellt sich vor die Gruppe und singt mit dem Lied in verschiedenen Chakren der Reihe nach die Leute an; danach stellt er sich wieder in die Reihe und der nächste TN singt seinerseits sein Lied. Nach jedem Sänger wird die Frage an den Sänger und an die Besungenen gestellt: Welcher Vokal und welche Begegnung waren besonders intensiv?

5. **Varianten**
   An die obige Übung kann sich der Teil „Landschaft deines Lebens" anschließen: Die TN strecken die Arme über den Kopf und dehnen die Seiten – sie atmen unter die Flügel,

schließlich lassen sie die Arme nach vorne fallen. Jeder der TN sucht einen Platz im Raum mit einer Decke – Dabei soll er das Herzchakra, Liebe und Gefühle spüren. Für die kreative Trance kann jede Phantasiereise genommen werden, das Bild ist nicht wichtig, wichtig ist etwas, das das Bewusstsein vom Unbewußten trennt.
Die Therapeutin leitet an, z. B.: „Stell dir vor auf der Spitze eines Berges zu stehen, rings um dich ist dichter Nebel. Der Nebel lichtet sich langsam. Du steigst in das Tal hinab, in die Landschaft deines Lebens. Dort angekommen lässt du verschiedene Szenen deines Lebens kommen und gehen, ohne einen besonderen Gedanken festzuhalten. Am Ende der Reise kletterst du den Berg wieder hoch und stehst wieder auf der Spitze des Berges, während sich der Nebel langsam um dich her wieder zuzieht."
Am Ende der kreativen Trance schreibt jeder TN die Szenen, die er gesehen hat, auf. Es folgt ein individueller Tanz zu Musik, um alles abzuschütteln.

6. Dauer

Ca. 30 Minuten. Mit der in der Variation beschriebenen Übung, sollten weitere 30 Minuten. eingeplant werden, also insgesamt ca. 60 Minuten.

7. Indikation und Kontraindikation

8. Fokus

- I ist eher hysterisch.
- Bei A das Herz öffnen.
- E steht für: Ich bin hier und du bist da; Ich bin bei mir und behaupte meine Kraft.
- O ist meine Sinnlichkeit: rund rüberschicken.
- U: wir sinken in den Boden – wilde Frau/wilder Mann.

9. Auswertung

Die gesehenen Szenen können am Ende in einer Feedbackrunde mitgeteilt werden. Ansonsten kann die Therapeutin beobachten bzw. in einem kurzen Blitzlicht auch nachfragen, welches Chakra für den jeweiligen TN am leichtesten zugänglich war und welches am wenigsten nah war.

10. Bemerkungen

Möglich wäre auch ein Spaziergang am Strand, wo ein einsamer Baum steht. In dem Baum ist ein Loch, durch das man klettert und immer tiefer ins Erdinnere gelangt. Dort liegt ein altes Buch, das Buch unseres Lebens. Dieses Buch schlagen wir langsam auf und sehen Szenen unseres Lebens ...

12. Quelle

Nach Maria von Bismarck, Schauspielerin.

Beitrag von Nina Dudek

6.0.18 Die „bessere Hälfte" in der Partnerschaft – Wie Partner einander ergänzen

1. **Stichwörter**
   Glaubenssystem; Persönlichkeitsanteile; Aggression; Deeskalation; Ressourcen-Pool; Geben und Nehmen; Austausch, verbaler; Statue; Zeitlupe; Diagramm; Projektivtechnik

2. **Organisation und Setting**
   Paarsetting, auch Einzel- oder Gruppensetting möglich.
   Material: A3 Papier und verschiedene Farbstifte.

3. **Absicht oder Ziel**
   Beide Partner erarbeiten ihre Ressourcen mittels eines Rasters (siehe Diagramm im Anhang). Sie zeigen sich mit ihren Stärken und Schwächen, nehmen respektvoll Einblick in die Darstellungen des Partners, der Partnerin, und reflektieren Möglichkeiten, einander zu ergänzen und die Beziehung zu bereichern.

4. **Beschreibung**
   Teil 1:
   Die beiden Partner werden angeleitet, ihr eigenes Persönlichkeitsdiagramm (Mandala) nach Sue Jennings in Bezug auf ihre Paarbeziehung zu gestalten: Das Diagramm hat 5 Bereiche: Fertigkeiten/Wissen. Innerer Führer/Innere Führerin. Innerer Künstler/Innere Künstlerin. Verletzlichkeit. Glaubenssystem. Alle 5 Bereiche beeinflussen einander, manche Übergänge sind fließend. Das Glaubenssystem ist im Zentrum angesiedelt.

   Aufgaben für das Paar:
   Wie zeigen sich diese fünf Persönlichkeitsanteile bei jedem Partner in Bezug auf die Paarbeziehung?

   Anleitung:
   „Gestalten Sie die 5 Felder des Diagramms mit Farben, Formen, Symbolen etc. (wenn möglich ohne Worte)." Sind beide Partner fertig, zeigen sie einander ihr Diagramm und erläutern es.

   Teil 2:
   In paralleler Einzelarbeit findet anschließend jeder TN für sich ihren stärksten und schwächsten Anteil, indem er seine kreative Darstellung aus einer Distanz betrachtet. Aus dieser Betrachtung heraus gestaltet er je eine Statue (nimmt eine Haltung ein) zum schwächsten und stärksten Anteil und stellt diese dem andern TN vor. Danach stellen sich die Statuen asymmetrisch gegenüber (z. B. Stärke der Frau gegenüber der Schwäche des Mannes oder umgekehrt). Sie machen zu jeder Statue einen fließenden Rollentausch, sie wiederholen diesen Wechsel von der eigenen zur Statue des andern 2–3 Mal in Zeitlupe. Jede Person findet für sich die beste Position zum Innehalten und bleibt einen Moment im „Freeze" und in der Körperwahrnehmung. Sie wiederholen die Übung mit den noch nicht ausgetauschten Statuen.
   Die Partner schließen die Übungen, indem sie Ergänzungen oder Notizen auf ihrem Diagramm hinzufügen.

5. Varianten

Teil 1 kann mit einem verbalen Austausch abgeschlossen werden: Das Diagramm wird erläutert, der Zuhörer, die Zuhörerin spiegelt die wesentlichen Inhalte zurück und der Autor, die Autorin überprüft, ob er/sie sich gehört fühlt.
Das Persönlichkeitsdiagramm kann auch im Einzel- oder Gruppensetting, ohne oder mit spezifischem Fokus (z. B. als Vater, als Berufsfrau) eingesetzt werden.

6. Dauer

60 bis 90 Minuten im Paarsetting.

7. Indikation und Kontraindikation

Diese Übung eignet sich für Paare, welche daran interessiert sind, den eigenen Beitrag in der partnerschaftlichen Interaktion und Dynamik zu reflektieren und zu verbessern.
Bei Paaren, welche mit einem akuten Konflikt in die Therapie kommen und bei denen mindestens ein Partner das Bedürfnis nach Entladung von Aggression nicht aufschieben kann oder will, sind zuerst Interventionen zur Deeskalation (Präsenz, Grenzübungen) notwendig.

8. Fokus

Der Austausch von Ressourcen soll als Geschenk und Bereicherung erfahren werden. Partner haben auch schwächere Anteile; diese dürfen vom anderen gesehen werden. Das Interesse am Entdecken der eigenen Ressourcen steht im Zentrum. Das Geben und Nehmen in der Partnerschaft wird gefördert.

9. Auswertung

Auswertungsfragen: Was ist Ihnen in diesen Übungen besonders aufgefallen? Was hat Ihnen gut getan? Was war schwierig? Was hat Ihre Statue im Austausch mit der anderen Statue gewonnen? Welche Erkenntnisse können Sie für Ihren Paaralltag mitnehmen?
Was möchten Sie jetzt ihrem Diagramm noch anfügen? Möchten Sie ihr Diagramm aufbewahren und wenn ja wo?

10. Bemerkungen

Unterschiede beleben die Paarbeziehung. Dennoch ist zu beachten, dass die Stärken, die bei einer Person zu Beginn einer Paarbeziehung zur Verliebtheit geführt hatten, in späteren Phasen der Partnerschaft Anlass zu Irritation, Ablehnung oder Entwertung sein können. Männer und Frauen suchen in der Paarbeziehung u. a. „ihre bessere Hälfte". Wenn eine Person die einst attraktiven Stärken des Partners oder der Partnerin im Verlaufe der Beziehung nicht für sich selbst auch entwickelt hat, können die Stärken des andern zur Irritation werden. Die Statuen geben die Möglichkeit, die Stärken des andern für einen Moment selbst zu verkörpern.

11. Tipp

TN können das Diagramm als Ressourcen-Pool in späteren Situationen beiziehen und bei Problemstellungen alle 5 Persönlichkeitsanteile zu Rat ziehen. Dies kann zugleich eine Hausaufgabe und ein guter Schritt hin zur Selbstregulation der TN sein.

12. Quelle

Selbst entwickelt in Anlehnung an *Dramathic structure of the mind* (S.124) in Jennings, Sue: Introduction to Dramatherapy. Theatre and Healing. Ariadne's Ball of Thread. Jessica Kingsley London, und Workshops mit Sue Jennings.

Beitrag von Brigitte Spörri Weilbach

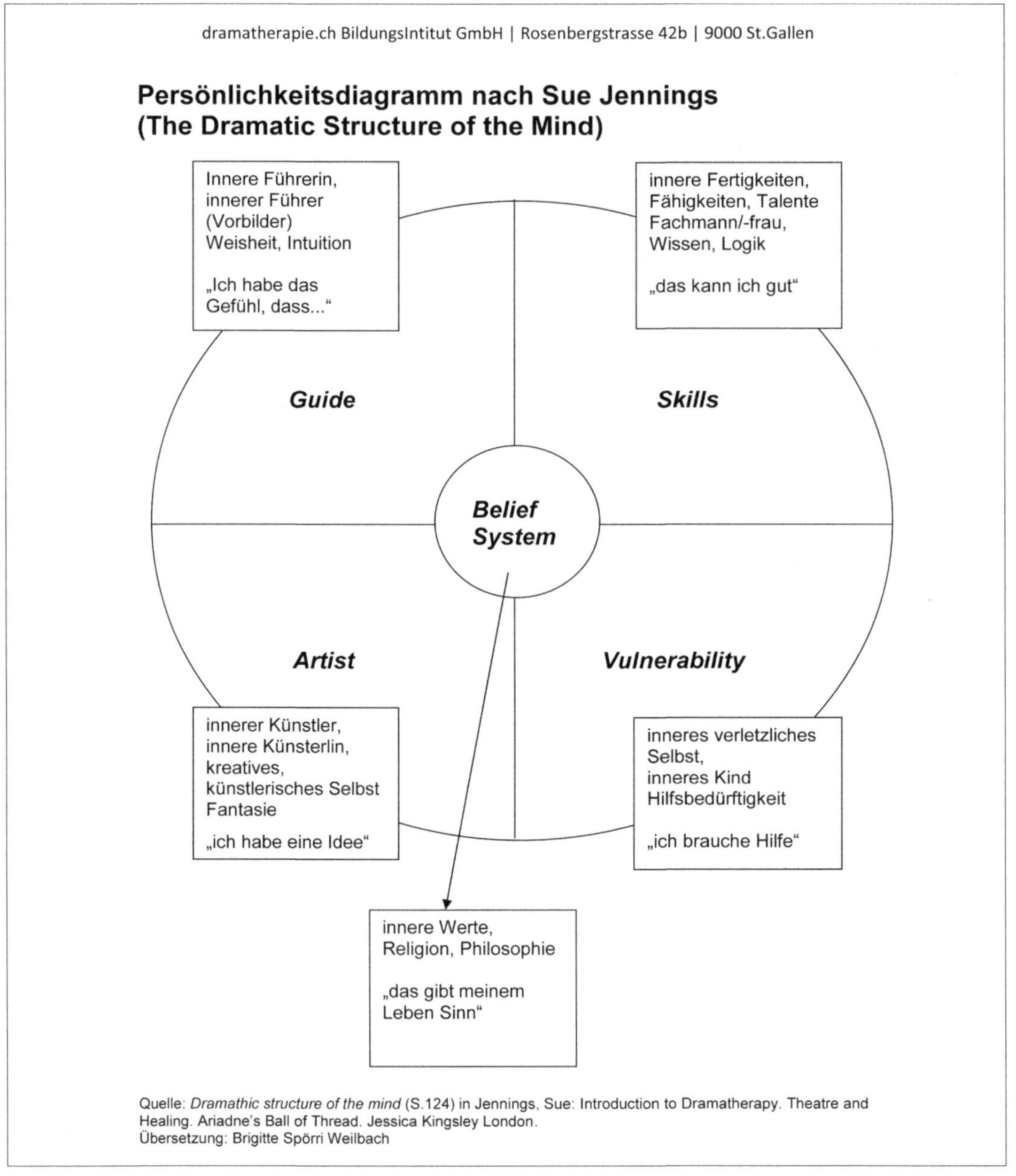

Anhang

Autorinnen und Autoren & Stichwortverzeichnis

Autorinnen und Autoren

Anklam, Sandra, Jahrgang 1972

Diplom- und Theaterpädagogin, Drama- und Theatertherapeutin, Heilpraktikerin (Psychotherapie), Systemische Supervisorin, Gestaltberaterin, Tanztherapeutin.
Seit 2002 Theaterpädagogin und Regisseurin am Schauspielhaus Bochum. Seit 2011 Drama- und Theatertherapeutin der LWL-Klinik für Psychiatrie, Psychotherapie und Psychosomatik in Herten. Diverse Theaterproduktionen mit Kindern, Jugendlichen und Erwachsenen, meist an der Schnittstelle von Kunst und Therapie. Beratung von Teams, Gruppen und Einzelnen; Lehr- und Weiterbildungstätigkeiten im Bereich Theater, Therapie und Systemische Beratung u.a. Universität Duisburg-Essen, Fachhochschule Bochum, Theaterpädagogische Zentren, Akademie Remscheid. Diverse Publikationen u.a. Schibri-Verlag, Uckerland.

„Schwerpunkt meiner Arbeit sind Inszenierungen an der Schnittstelle von Theater und Therapie, an der Grenze zwischen Kunst und Heilung. Mich interessiert, was der Mensch durch ästhetische Auseinandersetzung erkennen, erleben und erfahren kann und wie das Theater durch authentische menschliche Erfahrung über das artifiziell Theatrale hinausweist – Theater ist dann sehr viel mehr als die Summe seiner Teile – Theater ist dann eine Melodie konzentrierten Lebens!"

Kontakt: theater_machen@yahoo.de

D'Angelo, Corinna, Jahrgang 1964

Seit 1984 Tänzerin, Choreographin und Regisseurin in verschiedenen Theaterhäusern Deutschlands und Österreichs. Heute, neben Ihrer Tätigkeit als Theatertherapeutin in einer psychosomatischen Tagesklinik in Stuttgart, arbeitet sie außerdem als Coach und Kompetenztrainerin in unterschiedlichen Einrichtungen der Erwachsenenbildung und im Strafvollzug.

Ihr Verständnis: *„Theatertherapie erlaubt uns das Leben im Spiel auszuprobieren.*
Keine moralische Schranke wird vorgegeben, alles wird möglich und darf erlebt werden."

Kontakt: www.theatertherapie-stuttgart.de
info@theatertherapie-stuttgart.de

de Gruijter, Emilia, Jahrgang 1965

Diplom Dramatherapeutin und systemische Therapeutin (reg. NL), Diplom Supervisorin (reg. NL). Katathym Imaginaire Psychotherapie (KIP) und Voice Dialogue (VD).
Seit 1989 dramatherapeutische Arbeit in verschiedensten Bereichen, u. a. in der Erwachsenenpsychiatrie, in Kinder- und Jugendlichen-Beratungsstellen und Schulen für Kinder mit Autismus, Bindungsstörungen und ADHS. Heute tätig in eigener Praxis mit Familien, Ehepaaren und Kindern- und Jugendlichen. Dozentin und Supervisorin an der Hochschule Arnheim/Nimwegen. Leitet Workshops in den Niederlanden und im Ausland. Arbeitsschwerpunkt: Traumatisierung und Bindungsprobleme.

Emilia in einem Satz: Sie macht schwere Sachen leicht, ihr Herz ist warm und ihr Kopf kühl.

Kontakt: praktijkemilia@gmail.com

Dudek, Nina, MMag, Jahrgang 1982

Opernregisseurin, Spielleiterin, Theatertherapeutin und Theaterpädagogin. Seit 2011 lebt und arbeitet sie hauptsächlich in Budapest, Ungarn. Ihre theatertherapeutische Arbeit richtet sich vor allem an Kinder und Jugendliche in kulturübergreifenden und integrativen Projekten. Besonderen Wert in ihrer künstlerischen und therapeutischen Arbeit legt sie auf die Exploration der frühkindlichen Entwicklung ihrer TN, mit der sich für die Betreffenden resultierenden Sozialisation; einhergehend mit den spezifischen Konfliktwahrnehmungen, Verarbeitungs- und Umsetzungsmöglichkeiten im alltäglichen Geschehen.

„Als literarische und musikalische Grundlage meiner Arbeit dient mir oft eine (oder mehrere) ganz konkrete Oper(n), anhand derer ich verschiedene Themen und Thematiken mit den TN theatertherapeutisch erarbeite, dies geschieht im Sinne einer Gruppendynamik im Rollenspiel, in der dramatischen Realität."

Kontakt: E-Mail: dudek.nina@yahoo.de

Haage-Riedlinger, Annette, Jahrgang 1969

Systemorientierte Theatertherapeutin,Theaterpädagogin, Therapeutische Sprachgestaltung
Mit Praxis in Freiburg/Breisgau & Müllheim/Baden
Arbeit mit Gruppen und Einzelsitzungen in freier Praxis, Schulklassen, Lehrerausbildung und in der Psychosomatischer & Reha Kurklinik.

„Meine Kunsttherapeutische Arbeit beruht auf dem Verständnis, dass Sprache und Theaterspielen Grundbedürfnisse des Menschen sind, mit deren Hilfe er sich vom Kindesalter an entwickeln, ausdrücken und verwandeln kann. Mit Hilfe dieser Techniken suche ich den inneren Kontakt des Patienten zu sich selber herzustellen, um Vergangenes, Gegenwärtiges und Zukünftiges anzusehen, es zu verstehen und zu erfahren, um es in Einklang mit der inneren Sehnsucht nach Ganzheit zu bringen."

Kontakt: E-Mail: riedlinger@gmx.de

Heuer, Sascha, Jahrgang 1969

Studium Schauspiel, -pädagogik und -therapie an der FH Ottersberg.
Sieben Jahre tätig als Theatertherapeut in der psychiatrischen Tagesklinik Soltau. Gründung und Leitung des Theaters Grenzgänge (mit überwiegend ehemaligen Patienten der Klinik) im Landkreis Soltau-Fallingbostel. Seit 2005 ambulante Gruppentherapie mit theatertherapeutischen Elementen (psychiatrische Ambulanz). Theaterspiel mit Kindern, Jugendlichen, Erwachsenen, Langzeitarbeitslosen, Senioren und Ex-Junkies. Seit 2013 Aufbau eines integrativen Theaterprojektes „Stadtteiltheater Hemelingen" in Bremen.

„Zentral in der Theatertherapie ist für mich das Wechselspiel zwischen Expression und Impression, ein Ort des kräftigen Ausdrucks ebenso wie der feinsten Nachfühlung, eine Bühne für die Seele, nicht für die Selbstdarstellung."

Kontakt: E-Mail: saschaheuer@hotmail.de

Land-Boss, Ilil, M. A.

M. A. in Theaterwissenschaft, Studium der Völkerkunde und Allgemeinen Sprachwissenschaft, Drama- und Theatertherapeutin DGfT, Schauspielerin, Dozentin für Theater und Theaterpädagogik, Regisseurin. Zahlreiche Fortbildungen in Theater- und Tanzpädagogik, in Arbeit mit Traumatisierten, in Tanztherapie, dem LifeArtProcess von Anna Halprin u. v. m. Tätigkeit in Psychiatrie, JVA, Schulen und in der Weiterbildung von MultiplikatorInnen. Zurzeit Promotion. Besondere Interessensschwerpunkte: Todes-, Trance- und Initiationsriten, Trans- und Interkulturalität, Kontexte politischer Konflikte, kollektive Traumata.

Müller-Weith, Doris, Jahrgang 1952

War viele Jahre tätig als Schauspielerin, Theaterpädagogin, Theatertherapeutin, Gestalttherapeutin (DVG), Supervisorin und Yogalehrerin, sie ist Heilpraktikerin für Psychotherapie., Diplomierte Kunsttherapeutin ED, Fachrichtung Dramatherapie.
15 Jahre lang war sie tätig in einer eigenen Praxis in Bremen, dort als Gestalttherapeutin im Einzelsetting und theatertherapeutische Arbeit mit Kindern, Jugendlichen und Erwachsenen, mit Depression und Ängsten, Essstörungen, mit narzisstischen Persönlichkeitstrikturen und emotional instabilen Persönlichkeitsstörungen.
Ein dramatherapeutischer Schwerpunkt ist die Arbeit an und mit Gefühlen, gerne auch als Gruppenarbeit, die in eine Aufführung mündet. Derzeit untersucht sie die heilsame Erfahrung in und mit der Natur. Sie bietet seit 2010 auch Retreats an für Erholungsbedürftige und Burnout-Gefährdete in Costa Rica. Sie hat langjährige Erfahrung als Weiterbildungsdozentin für Drama- und Theatertherapie an verschiedenen Instituten.

„Immer wieder ergreifend, wie viel Leben und Lebendig sein sich mitteilt, wenn die Menschen in die dramatische Realität, ins Spiel eintauchen."

Kontakt: E-Mail: dmueller-weith@web.de
www.theatertherapie.de
www.yoga-costarica.com

Pendzik, Susana, Jahrgang 1958

PhD, RDT, senior Dramatherapeutin, Ausbildung in San Francisco, California. Sie ist durch die israelische Vereinigung für Kreativ- und Expressivtherapien akkreditierte Supervisorin, Mitglied bei NADTA (Nordamerikanische Vereinigung der Dramatherapeuten) und Dozentin der schweizerischen Dramatherapie Weiterbildung; ebenso tätig an verschiedenen Instituten weltweit. Sie ist Dozentin an der hebräischen Universität in Jerusalem und am Tel Hai akademischen College. Sie hat viele Artikel zur Theorie und Praxis der Dramatherapie veröffentlicht sowie ein Buch über Aktionstechniken in der Therapie mit missbrauchten Frauen. Sie ist zusammen mit David Johnson und Stephen Snow Mitherausgeberin des englischen Buchs Assessment in Drama Therapy (2011).

„Dramatherapie bestärkt die Menschen, weil sie die Kreativität des Menschen respektiert. So werden Menschen zu Autoren ihres Lebens."

Kontakt: E-Mail: pend@netvision.net.il

Spörri Weilbach, Brigitte, Jahrgang 1954

Dipl. Kunsttherapeutin ED Fachrichtung Dramatherapie, Supervisorin, Weiterbildungen in IBP Körperpsychotherapie und systemischer Therapie.
Seit 20 Jahren ist sie in der Aus- und Weiterbildung engagiert und hat die Pionierarbeit in der Berufspolitik mitgetragen, die im März 2011 zur Berufsanerkennung der Dramatherapie in der Schweiz geführt hat. Sie leitet das Dramatherapie Bildungsinstitut in St. Gallen. Die Paar- und Einzeltherapie (insbesondere auch interkulturelle Beziehungen) und die Arbeit mit Jugendlichen sind ihre Spezialgebiete in der Praxis. Dabei setzt sie das dramatische Spiel mit Überzeugung ein:

Wenn Erwachsene ein Thema in der Dramatischen Realität explorieren und transformieren, bereitet das Lernen Freude, und es wirkt stärkend auf den Selbstwert."

Kontakt: www.dramatherapie.ch/info@dramatherapie.ch
www.paarschule.ch/cibsg@paarschule.ch

Dr. Wührl-Struller, Klaus, Jahrgang 1959

Theatertherapeut (DGfT), Mediator, Kabarettist und begeisterter Familienvater. Theatertherapeutische Angebote zu Burnout- und Mobbingprävention, Arbeit mit schwierigen Jugendlichen, Menschen mit Krebs, Menschen mit Depression, verschiedene inklusive und integrative Projekte.

„Mein theatertherapeutischer Ansatz besteht darin, Menschen in ihrem jeweiligen So-Sein gewähren zu lassen und ihnen Räume und Zeiten für sich selbst zu öffnen."

Kontakt: E-Mail: kws@dr-eulenspiegel.de

Stichwortverzeichnis

1001 Karten (92)

Abgrenzung (12, 62, 74, 209, 224, 284, 302, 322)
Abhängigkeit (46, 221)
Abhängigkeit, gegenseitige (150)
Abschiedsphase (107)
Abschluss (158)
Abstand (236)
Achtsamkeit (14, 36, 42, 45, 46, 49, 52, 198, 272, 318)
ADHS (274, 308)
Aggression (326)
Aggressionsregulation (274)
Aktion-Reaktion (44)
Aktivieren (38)
Akzeptanz beider Rollen (232)
Akzeptanz von Gefühlen (250)
Andocken (32)
Anerkennung (86)
Angrenzen (62, 209)
Angst (72, 84, 100, 196, 200, 240, 284)
Angst nehmen (165)
Ängste (109, 154)
Angststörungen (221, 270)
Anker (98)
Anlehnen (56)
Annehmen (74)
Anorexie (294)
Anteile (128)
Anteile vom Selbst (86)
Antworten (44)
Archetypen (134, 156)
Aspekte der Persönlichkeit (316)
Ästhetik (250)
Ästhetisches Erleben (312)
Asymmetrie (238)
Atemschulung (28)
Atmosphäre im Raum (214)
Atmung (24, 49)
Auf Augenhöhe (238)
Aufmerksamkeit, lenken (198)
Aufstellung (264)
Aufstellungsarbeit (82)
Auftrag klären (234)
Auftritte, erste (130)
Ausdruck (314)
Ausdruck und Kontrolle von Emotionen (242, 300, 302)
Ausgrenzung (221)
Ausprobieren (244)
Ausstrahlung (40, 214)
Austausch (58)
Austausch, verbaler (326)
Autismus (206, 208, 218)
Autobiografisches Gedächtnis (190)
Automatisieren (208)
Autonomie (221, 224)

Balance (58)
Banane (56)
Bandbreite an Gefühlen (267)
Bearbeiten der Vergangenheit (182)
Bedürfnisse formulieren (74)
Befindlichkeit (209)
Befragung (132, 138)
Begegnung (58, 120, 130, 144, 238)
Begleiten (109, 209, 211)
Bei sich sein (238)
Beim anderen sein (238)
Beruhigung (28)
Besuchen (32)
Bewältigungsstrategien (146)
Bewältigungsstrategien, erkennen, entwickeln (70)
Beweglichkeit (36)
Bewegung (14, 22, 120, 134)
Bewegungsfreude (216)
Bewegungsmuster (253)
Bewegungsqualitäten (253)
Bewegungsrepertoire (20, 46)
Bewegungsumfang (46)
Bewegungswelten (62)
Bewerterin (89)
Bewusstseinsqualitäten (134)
Bewusstwerdung (139, 160, 314)
Bewusstwerdung der eigenen Kraft (28)
Beziehung (211, 224, 238, 280)
Beziehung Ich – Raum – Andere (45)
Beziehung zur Rolle (158)
Beziehungsgestaltung (238)
Beziehungsstörungen (272)
Beziehungsstruktur (150)
Bezug zueinander (18, 292)
Bezug zum Du (198)
Bilder, innere (100, 134, 156, 209)
Bindungsstörungen (182, 206, 208, 218)
Biografie (170, 320)
Biografie der Rolle (162)
Biografie-Arbeit (68, 172, 174, 176, 178, 182, 184, 186)
Bipolare Störung (12)
Bitten (58)
Blind (211)
Blindübung (209)
Blockaden (24)
Borderline (26)
Borderline-Störung (236)
Brainstorming (238)
Breitspektrum (270)
Bühnenbild (128)
Bühnenraum (40)
Bühnenspiel (76, 78, 80, 82)
Bulimie (294)
Burnout (200, 244)

Chakra (134, 324)
Charaktertypen (120)
Coaching-Themen (116)
Containment (86)

Das Dazwischen (304)
Dazwischen (268)
Deeskalation (326)
Demenzerkrankungen (200)
Dependente Persönlichkeit (284)
Dependente Störungen (221, 302)
Depression (12, 26, 72, 84, 100, 142, 154, 200, 240, 244, 284, 302)
Deutung, inneres Bild (80)
Deutung, Traum (80)
Diagramm (326)
Dialog (74, 158)

Differenzieren lernen (206, 208)
Distanz (58, 158, 250)
Distanz zum eigenen Erleben (180)
Distanz zur eigenen Biografie (190)
Distanz, ästhetische (186, 248, 286)
Distanz, breitere, ästhetische (204)
Doppel (154)
Drama (72)
Dramadreieck (150)
Dramatische Realität (132, 146, 148, 162)
Dramatisierung von Anteilen und Themen (78)
Dynamik (156)

Eigene Bedürfnisse (86)
Eigene Biografie im Kontext (170)
Eigenen Raum verteidigen (226)
Eigener Raum (32)
Eigenes Thema (184)
Eigenraum (58)
Eigenschaften (130)
Einblick (86)
Einfühlung fördern (154)
Einführen einer Spielebene (196)
Einführung (22)
Einführungsübung, Theaterspiel (94)
Einsamkeit (58)
Einsicht in die eigene Sozialisation (172, 174, 176, 178)
Einstieg (139)
Einstieg in Biografiearbeit (170)
Einzel- und Paararbeit (234)
Einzelarbeit (224)
Eis brechen (267)
Elemente (120, 152)
Eltern-Kind-Beziehung (188)
Embodiment (30, 44, 49, 224, 238)
Emotional instabile Persönlichkeiten (221)
Emotionale, körperliche und geistige Stärken (28)
Emotionales Gedächtnis
Emotionen (244, 248, 316)
Emotionen, versteckte (320)
Emotionsregulierung (172, 174, 176, 178, 308)
Emotionsstörungen (172, 174, 176, 178)
Empathie (50, 248, 278)
Empfindung, verbalisieren von (218)
Energetische Psychologie (276)
Energiekugel (62)
Energieniveau (48)
Entdecken, einander (86)
Entkoppelung von Körperausdruck und Emotion (253)
Entlastung (154)
Entspannung (49)
Entwicklung von Rollenrepertoire (242)
Erdung (28, 64)
Erfolgserlebnis gemeinsam (146)
Erinnerungen aufarbeiten (186)
Erkundung einer persönlichen Frage durch eine ästhetische Distanz (104)
Erlaubnis (58, 252)
Erleichterung der sozialen Interaktion (242)
Ermöglichung von Umdeutungen (180)
Erneuerungsprozesse (107)
Erstes Vertrauen (267)
Erwachsene (221)
Erweiterung der Handlungsfähigkeiten (242, 300, 302)
Erweiterung des Selbstbildes (230, 270)
Essstörungen (12, 154, 236, 246, 294)
Exploration von Material zu einem bestimmten Thema (76)
Externalisierung von Anteilen und Themen (78)

Familien (310)
Familientherapie (146)
Fels (56)
Feuerplatz (102)
Figuren (130, 142, 288, 306)
Flaschendrehen (152)
Flexibilisierung (256)
Flexibilität (198)
Folgerolle erfahren (50)
Formen, einfache und komplexe (211)
Foto (250)
Fragen (139)
Freie Bewegung (120, 134, 268)
Freies Spiel (94)
Freiheit (102, 252)
Fremdbild (282)
Fremdwahrnehmung (16)
Fremdwert (214)
Frieden schließen mit dem Erlebten (102)
Frustrationstoleranz (209)
Führen (232)
Führungsrolle erfahren (50)
Fürsorge (74)

Geben und Nehmen (58, 224, 326)
Geborgenheit (98)
Geburt (113)
Gedicht (238)
Gefühle (16, 72, 125, 128, 244, 246, 250)
Gefühle, archaische (162)
Gefühlsausdruck (248)
Gegenabhängigkeit (252)
Gegensätze (268, 304)
Gegenstand (125)
Gegenteil (252)
Gegenübertragung (89, 160)
Gelingende Konfliktklärung (272)
Gemeinsam phantasieren (92)
Gemeinsamkeiten (wieder)erkennen (234)
Gemeinschaft (111, 286)
Gemeinschaftsspiel (92)
Gesamtgruppe (286)
Geschehen lassen (180)
Geschichte erzählen (190)
Geschichte gemeinsam erfinden (146)
Geschichten (74, 109, 156)
Geschichten entwickeln (84, 86, 142)
Geschichten machen (86)
Geschichtenerfinden (78, 82)
Gesichtsausdruck (250)
Gewalt (258)
Gewissensentwicklung (308)

Glaubenssystem (326)
Gott (152)
Grenzen (34, 218, 224, 226, 228)
Grenzüberschreitungen (226)
Größenselbst (304)
Grundgefühle (240)
Grundregeln (92)
Gruppe, schwierige (196)
Gruppen (84, 142)
Gruppendynamik (280, 282, 286, 288)
Gruppengefühl (54)
Gruppenhalt (216)
Gruppenkohäsion (46)
Gruppenkörper (216)
Gruppenübung (230, 270)

Halbmasken (296)
Halten (200)
Haltung (214)
Haltung, innere (160)
Haltungswechsel, innerer, äußerer (214)
Handlungsspielräume entdecken (80)
Hauptteil (270)
Hauptübung (221)
Heilsame Szene (113, 184)
Held, Hindernis (109)
Hemmend (244)
Hemmnisse (259)
Hindernisse (211)
Hingeben (56)
Höflichkeit (258)
Humor (248, 294)

Ich-Du-Raum (198)
Ich-Raum-Phase (14)
Identifikation (162, 312)
Identifikation mit Gegenstand (100)
Imagination (28, 102, 104, 139, 320)
Improvisation (42, 130, 144, 248, 280, 286)
Improvisation, strukturierte (152)
Improvisationselemente (94)
Impulskontrolle (18, 76, 292)
In Bewegung kommen (20, 34, 42, 48, 52, 54)
Innen-/Außenwelt (12)
Innenleben ausdrücken (154)
Innere Bilder (109)
Innere Natur (60)
Innere Verbindung (26)
Innerer Konflikt (202)
Innerer Prozess (102)
Innerer Zensor (20)
Inneres Kind (192)
Inneres, sichtbar machen (264)
Ins Spiel bringen (259)
Ins Spielen kommen (22, 52, 54, 248, 262)
Integration von Gegensätzen (316)
Interpersonelle Beziehungen (267)
Interpretation der eigenen Biografie (180)
Interview (138)
Intuition (218)
Invasor (226)
Ist-Situation (234)

Jugendliche (221)

Karikatur (294)
Kennenlernen (38, 125, 240, 242)
Kennenlernen, untereinander (96)
Kinder (274, 306, 308)
Kinderlied (324)
Kinesphäre (62)
Klang (322)
Klare Entscheidung (232)
Klärung (138)
Klärungsinstrument (264)
Kleinkindalter (113)
Klingen (209)
Klinik (196)
Kombination verschiedener Rollen (144)
Kombination von Sprache und Handlung (48)
Kommunikation (74, 272, 282, 310, 322)
Kommunikationsanleitung (272)
Kommunikationsschwierigkeiten (282)
Kommunikationsstrukturen (150)
Konflikte (72, 152, 228, 310)
Konfliktlösungsmöglichkeiten spielerisch ausprobieren (72)
König (288)
Konstruktiv, unterstützen (92)
Konstruktives Ausdrücken (272)
Kontakt (14, 45, 49, 50, 236, 240, 256, 278, 280, 322)
Kontakt mit anderen TN (20)
Kontakt mit sich selbst (60)
Kontakt zum eigenen Körper (24)
Kontakt zum Körper (246)
Kontaktfähigkeit, Steigerung der (300)
Kontaktschwierigkeiten (12)
Kontemplation (312)
Kontemplation, Stabilisierung (298)
kontemplativ (100)
Konzentration (52, 230, 312)
Konzentration fördern (48)
Konzentrationsfähigkeit (198)
Kooperation (280)
Koordination (48, 236)
Körper (14, 294)
Körper-Psyche-Wechselwirkung (16)
Körperarbeit (62)
Körperausdruck (122, 246, 296)
Körperbewusstsein (34, 44, 64)
Körperbewusstsein schulen (216)
Körperempfinden (16, 26, 218)
Körpergefühl (36)
Körperkontakt (18, 292)
Körperkontakt, mit/ohne (30)
Körperliche Ebene (256)
Körperraum (62)
Körperspiel (122)
Körpersprache (232)
Körperwahrnehmung (28, 42, 52, 139, 238, 314, 318)
Körperzentren (134)
Kraft (60)
Kraft schöpfen (298)
Krafttier (111)
Kreativität (96, 221, 230, 320)
Kreativität aktivieren (107)

Landschaft (100, 128)
Leben, eigenes (165)
Lebensstationen (186)
Lichtenergien (64)

Lichtstrahl/Szenenspiel (74)
Liebe (102)
Lieblingsmärchen, aktuell (70)
Lieblingsmärchenfigur (146, 148)
Lieblingsrolle (136)
Loslassen (116, 180, 230)
Lösungsansätze (86)
Lösungswege selber finden (68)
Lust und Spaß (30)

Machen statt reden (30)
Macht (288)
Machtkampf (232)
Märchen (68)
Märchenfiguren (144)
Masken (216, 296)
Mentor (109, 111)
Minderwertigkeit (304)
Miteinander reden (272)
Mitteilen (184)
Mobbing (282)
Monate (152)
Monty Python (30)
Muster, Auflösen von (310)
Muster, Verflüssigung (256)
Mut zu großen Gefühlen (72)
Mutterqualitäten (113, 192)
Mythen (156)

Nachmachen (22, 128, 216)
Nachnähren (113, 182, 192)
Nähe (50, 58)
Nähe und Distanz (46, 56)
Nähren (107, 200)
Nährung (318)
Name (320)
Narzissmus (294, 304)
Narzisstische Störungen (200)
Naturerlebnis (312)
Neue körperliche/emotionale Verbindungen entstehen (253)

O.k./Nicht o.k. (214)
Öffnung (26)
Opfer, Retter, Verfolger (150)

Paararbeit (224)
Paarbeziehung (224)
Paare (56, 74, 86, 156, 232, 272)
Persönlichkeitsanteile (139, 326)
Persönlichkeitsaspekte (144)
Persönlichkeitsstörung, emotional instabile (154)
Persönlichkeitsstörungen (142, 172, 174, 176, 178, 196, 284)
Perspektivenwechsel (190, 306)
Phantasiegeschichte (86)
Phantasiereise (100, 102, 113)
Phantasiereise, in Bewegung (111)
Playback (202)
Polaritäten (58, 221, 258, 268, 304)
Postkarten (92)
Präsenz (198)
Präsenzübung (40)
Präzision der Bewegung (296)
Problemlösungsstrategien entwickeln (148)
Projektionen (86)
Projektivtechnik (74, 86, 224, 234, 238, 272, 326)
Protagonist (136)
Provokation (228)
Prozess stangiert, der (86)
Psychodynamik (162)
Psychologische Geste (162)
PTDS (200)
Puppen (308)

Qualitäten (120)
Qualitäten herausarbeiten (148)
Qualitäten, verschiedene (130)

Raum gestalten (32)
Raum, eigener (224)
Raumgefühl (45)
Raumlauf (128, 198)
Raumwahrnehmung (42, 322)
Reaktionsmuster (244)
Realität, dramatische (89, 100)
Reflexion (158)
Requisit (125)
Resonanz, dramatische (202)
Ressourcen (14, 28, 60, 86, 109, 139, 314)
Ressourcen entdecken (142)
Ressourcen entwickeln (146)
Ressourcen finden (84)
Ressourcen stärken (148)
Ressourcen-Pool (326)
Ressourcenarbeit (107)
Ressourcenentwicklung, symbolisch (70)
Retter/Retterin (89, 160)
Rhythmen, natürliche (298)
Richter (160)
Ritual (28, 111, 186)
Rolle ablegen (158)
Rolle als Schutz (125)
Rolle, literarische (162)
Rollen (132, 138)
Rollen gemeinsam entwickeln (142)
Rollenentwicklung (70, 84, 148)
Rollenfindung (286)
Rollenrepertoire, Entwicklung von (300)
Rollenspiel (232)
Rollentausch (74)
Rollenübertragung (306)
Rollenvielfalt (144)
Rollenwechsel (232)
Rückzug (58)

(Selbst-)Erkenntnis (116)
Sammeln (200)
Schamanisch (111)
Schattenseiten (154)
Schizophrenie (196)
Schloss (286)
Schulung der Wahrnehmung (42)
Schutz (296)
Schutz der Gruppe (54)
Seelenbilder (156)
Seelische Ebene (256)
Selbstakzeptanz (102, 120)
Selbstbestimmung (107, 221, 242, 270, 284, 300, 302)
Selbstbild (282, 294)
Selbsteinschätzung (12)
Selbsterfahrung (288)
Selbsterkenntnis (120)
Selbstfürsorge (74)
Selbsthilfe-Mechanismen (98)
Selbststärkend (211)
Selbstverantwortung (150, 224)
Selbstverständnis (156)
Selbstvertrauen (278)

Selbstwahrnehmung (16)
Selbstwert (26, 38, 214, 242)
Selbstwertstärkend (226)
Selbstwertsteigernd (102)
Senioren (221)
Sensibilisierung (170)
Sich führen lassen (232)
Sich verbinden (198)
Sich zeigen (214)
Sicherer Ort (34, 98, 322)
Sicherer Raum (34)
Silly walks (30)
Simulation (258)
Singen (318)
Sinn (165)
Sinne anregen (100)
Sonnenbrillen (216)
Soziale Interaktion, Erleichterung der (300)
Spaltung (304)
Spannungen lösen (318)
Spiegeln (86, 314)
Spielaufbau (107)
Spielen (296)
Spielen, miteinander (146)
Spieler, nicht so geübte (100)
Spielfreude (48, 49, 54, 96)
Spontaneität (42)
Stabilisieren der Lebenslinie (180)
Stabilisierung (98)
Standbilder (18, 292)
Stärken (314)
Stärken, eigene (139)
Stärkung der Selbststeuerung (270)
Statue (326)
Statuentheater (18, 292)
Status (16)
Steigerung der Kontaktfähigkeit (242, 270)
Still werden (298)
Stimme (49, 318)
Stimmungen, verschiedene (74)
Stormingphase in Gruppen (288)
Strategien (226)
Stress (272)
Strukturdominante, psychodynamische (134)
Strukturieren (232)
Sucht (200, 284)
Süchte (154)
Symbiose (150)
Symbolebene (306)
Symbolische Ebene (148)
Symmetrie (238)
Szene (184)
Szene spielen (136)
Szenen (148)
Szenen, gemeinsam (146)
Szenenentwicklung (76, 136)

Tabu (165)
Tanz (12, 60, 120, 134, 186, 216, 268, 314)
Temperamente, griechische (128)
Theatererfahrung, keine (259)
Theatergrundübung (94, 259)
Themenfindung (18, 292)
Therapeutische Vertiefung (82)
Tiere (152)
TN, instabile (196)
Tod (165)
Töne (24, 49, 318)
Tönen (209)
Totem (111)
Training (211, 296)
Trance (111)
Trauma (84)
Traumatherapie (98, 172, 174, 176, 178)
Traumaverarbeitung (80)
Triadenarbeit (62)
Trost (182)
Trotz (252)

Überanpassung (154)
Übergänge (304)
Überraschung (86)
Umdeutungen (306)
Umgang mit (288)
Unausgesprochenes (74)
Unerfüllte Wünsche (192)
Ungewöhnliche Bewegung (30)
Unsichtbar sein (40)
Unterhaltung mit Körperteilen (216)
Unterschiedliche Bedürfnisse (272)
Unterstützung (56)

Vaterqualitäten (113, 192)
Veränderter Bewusstseinszustand (111)
Verantwortungsübernahme (234)
Verbinden (38, 200, 304)
Verbindung (236, 268)
Verbindung des Persönlichen mit dem Universalen (204)
Verbindung mit der Natur (298)
Verena Kast (156)
Verflüssigung von Mustern (76, 253)
Vergebung (102)
Verhaltensstörung (274, 308)
Verhaltensweisen (244)
Verhältnis Körper – Gefühle (246)
Verkrustungen, emotionale, Verflüssigung (256)
Veröffentlichen (184)
Verständnis (102)
Verständnis für die eigene Person (188)
Verstärken (314)
Verstecken (216)
Vertrauen (38, 49, 50, 200, 209, 236, 278)
Vertrauen in die Gruppe (180)
Vertrauensbildend (211)
Vokale (324)
Vorlage (162)
Vormachen (22, 216)
Vorschläge (209)
Vorstellen von dramatherapeutischen Techniken und Herangehensweisen (96)
Vortänzer (216)

Wahrnehmung (86, 280)
Wahrnehmung der Gruppe/des Raumes (52)
Wahrnehmungsschulung (50, 196, 218)
Warming-up (12,14, 36, 38, 45, 48, 49, 52, 54, 64, 107, 116, 216, 221, 230, 242, 270, 276, 278, 284, 300, 302)
Wechsel (132)
Weiterbildung (89)
Weiterbildungsteilnehmer (160)

Wertschätzung (86)
Wetter (152)
Wichtig sein (40)
Widerstand (252)
Wirkung (40)
Worte, letzte (165)
Wunsch-Situation (234)
Wunschszene (136)

Zeitlupe (326)
Zentrieren (200)
Zeugung (113)
Ziele (234)
Zielfindung (234)
Zitate, berühmte (165)
Zitrone (56)
Zufall (139, 144)
Zug um Zug spielen (258)
Zugehörigkeit (96, 104, 184, 202, 221, 284)
Zuhörfähigkeit schulen (89, 204)
Zurückweisung (58)
Zusammenarbeit der Gruppenmitglieder wird gefördert (104)
Zusammenhalt (221, 284)
Zusammenspiel (154)
Zustände (209)
Zwangsstörungen (221, 284)